· 刘敏如女科承传医文集选 ·

基础论

女科医典

传承新编

主编 刘敏如

执行副主编 黄玉环

编委 刘敏如 黄玉环 余梅芳

中医古籍出版社
Publishing House of Ancient Chinese Medical Books

本丛书由成都中医药大学学术著作出版基金资助出版

图书在版编目（CIP）数据

基础论 / 刘敏如主编. -- 北京 : 中医古籍出版社, 2025. 1

（女科医典传承新编 / 刘敏如主编）

ISBN 978-7-5152-2720-7

Ⅰ. ①基… Ⅱ. ①刘… Ⅲ. ①中医妇科学 Ⅳ. ① R271. 1

中国国家版本馆 CIP 数据核字 (2023) 第 147782 号

女科医典传承新编

基础论

刘敏如　主编

策划编辑　杜杰慧

责任编辑　于　佳

封面设计　王　磊

出版发行　中医古籍出版社

社　　址　北京市东城区东直门内南小街16号（100700）

电　　话　010-64089446（总编室）010-64002949（发行部）

网　　址　www.zhongyiguji.com.cn

印　　刷　廊坊市鸿煊印刷有限公司

开　　本　710mm×1000mm　1/16

印　　张　18.25　彩插12面

字　　数　270千字

版　　次　2025年1月第1版　2025年1月第1次印刷

书　　号　ISBN 978-7-5152-2720-7

定　　价　128.00元

《刘敏如女科承传医文集选》

编委会

曾　倩　游向前　谢克蓉　蒙　宇　赖志刚　蔡　通

蔡晓梅　谭万信　黎嘉莉　潘力弛　潘学才　魏绍斌

工作助理：（按姓氏笔画排序）

吕　蓉　刘雅馨　杨　丽　佘少东　张　静　张瑞静

罗　天　涂晓颖　蒋　勇

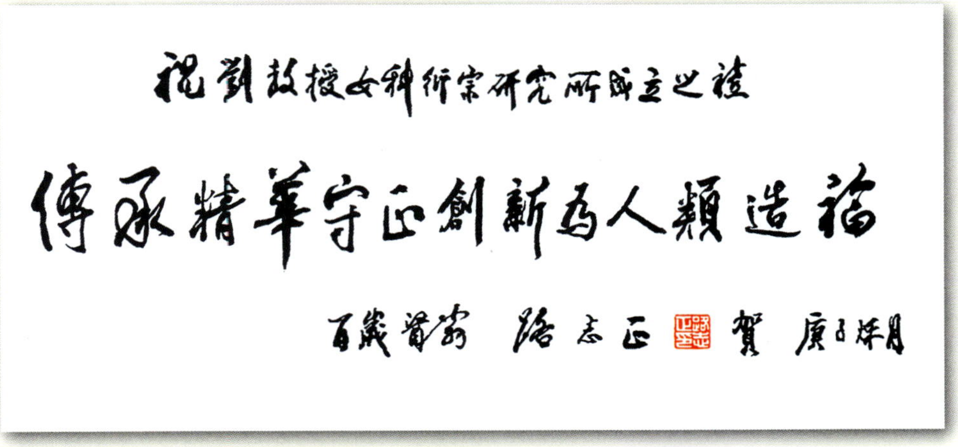

国医大师路志正题字

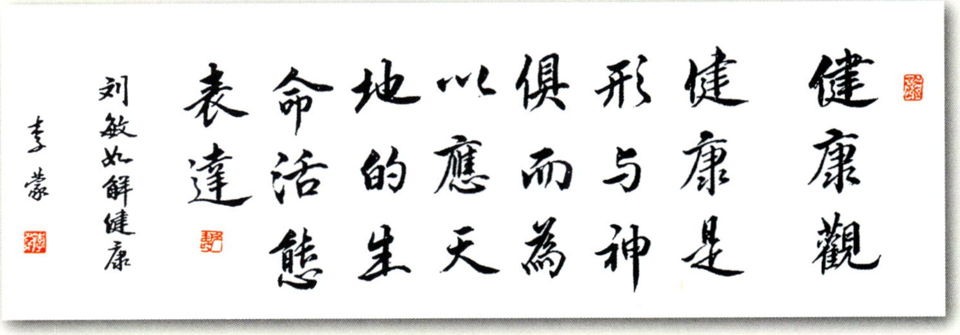

中国人民政治协商会议第十届全国委员会副主席、中国农工民主党中央原常务副主席李蒙题字

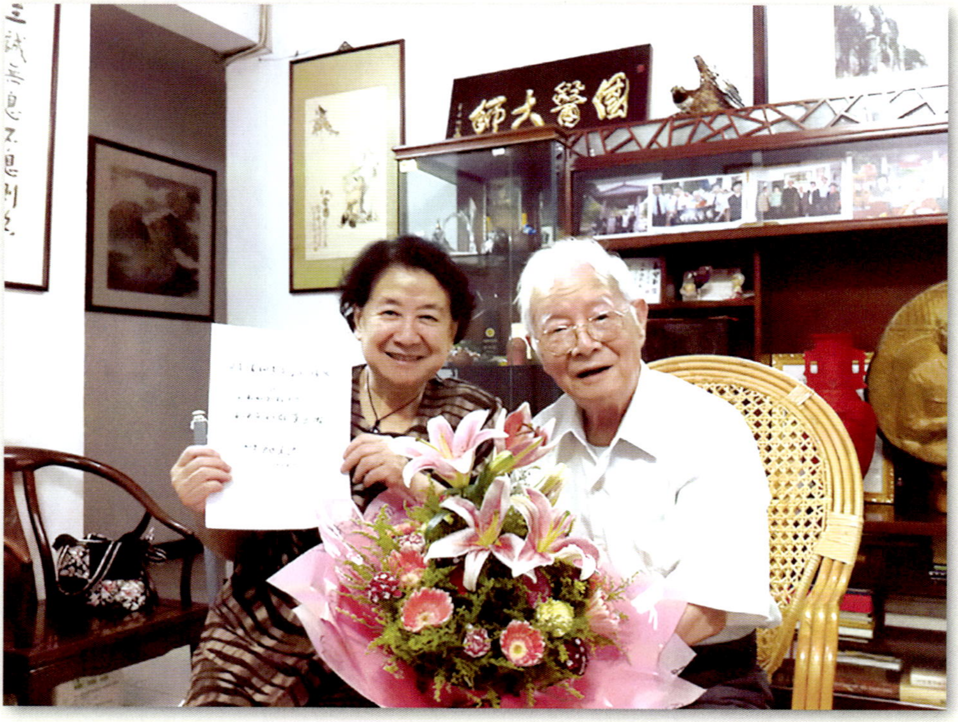

2012年刘敏如教授与国医大师邓铁涛合影

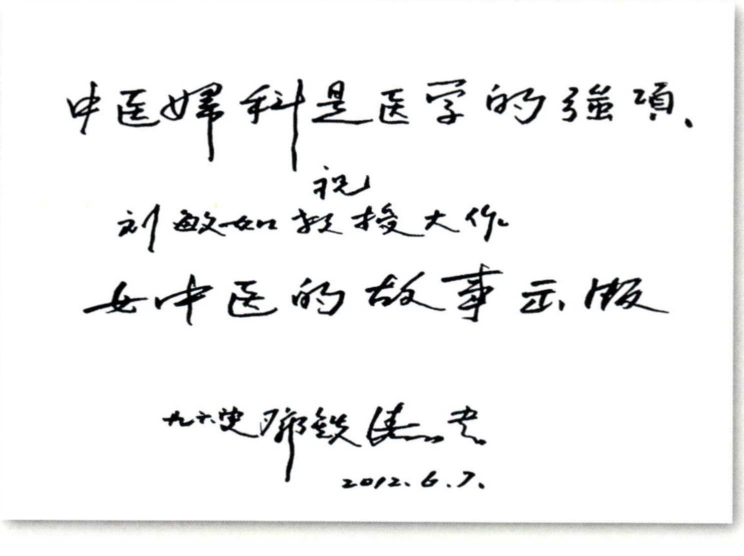

国医大师
邓铁涛题字

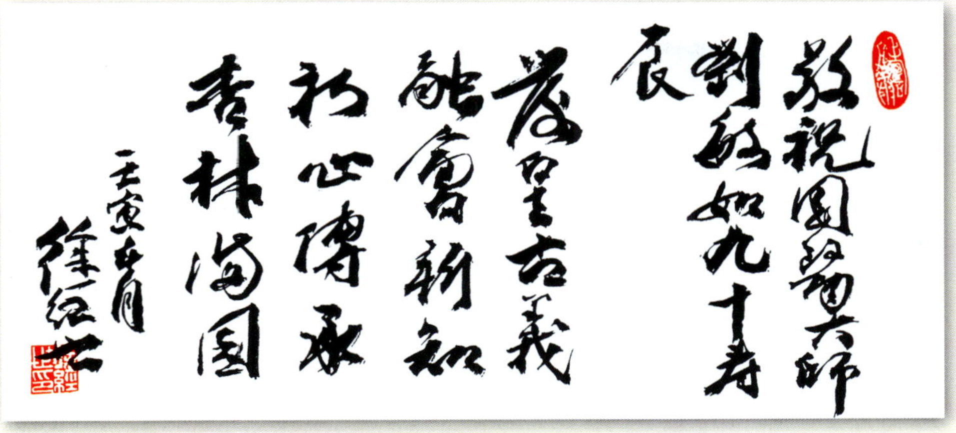

国医大师徐经世题字

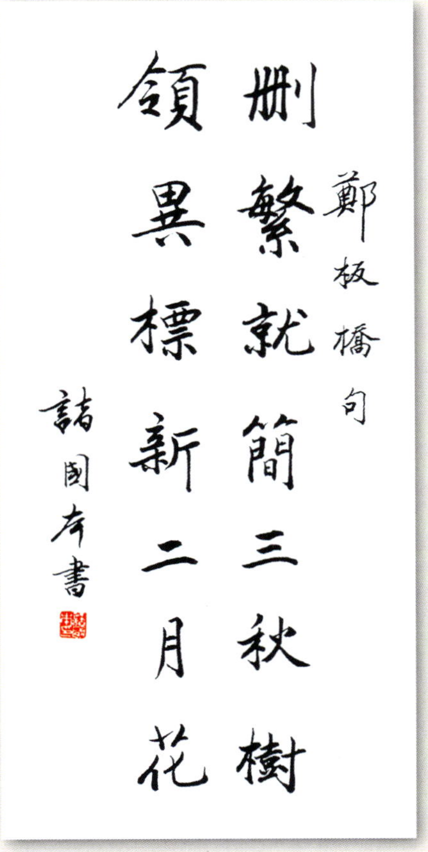

国家中医药管理局原副局长诸国本题字

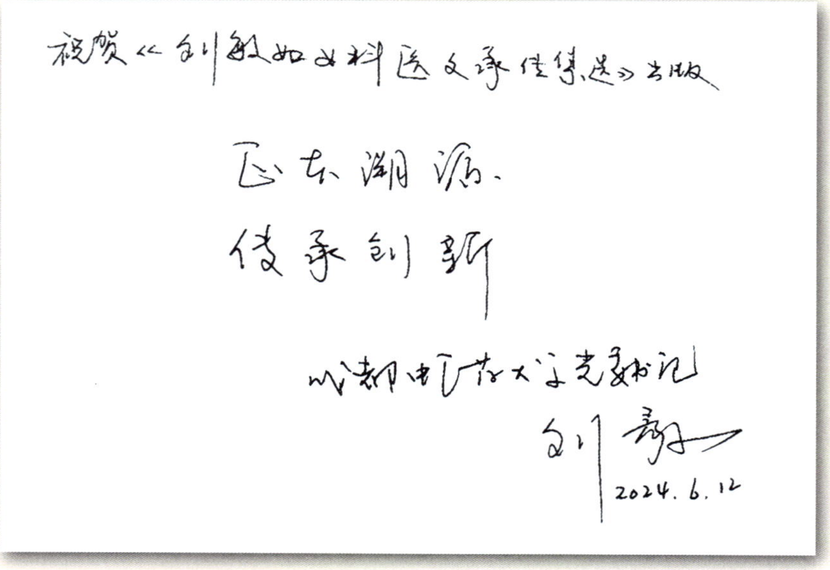

成都中医药大学党委书记刘毅题字

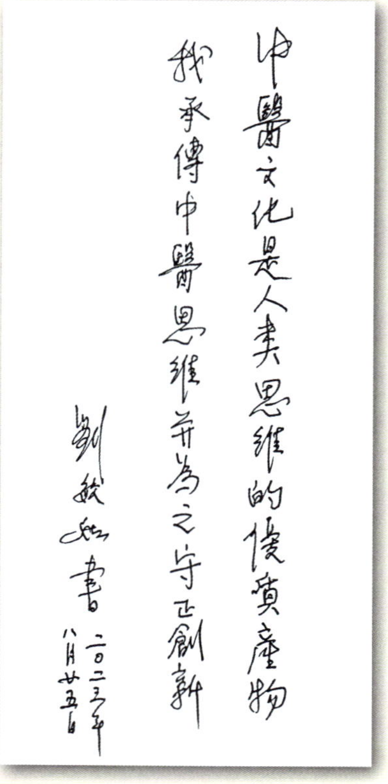

国医大师、成都中医药大学终身教授刘敏如书

刘敏如（1933—），女，四川成都人，中国共产党党员、中国农工民主党成员。成都中医药大学终身教授、博士生导师、主任医师。曾任第八、九届全国政协委员，全国妇联常委，中国农工民主党第十一届中央常务委员会委员；中国中医科学院学部委员、中华中医药学会终身理事、中华中医药学会中医妇科专业委员会荣誉主任委员、中国针灸学会妇科生殖专业委员会名誉主任委员、世界中医药学会联合会养生专业委员会终身名誉会长、国家药品监督管理局药品评审中心古代经典名方中药复方制剂专家审评委员会委员、全国老中医药专家学术经验继承工作指导老师，澳门特别行政区卫生局中医药顾问、澳门中国中医药文化研究促进会首席专家、澳门中华中医药学会荣誉会长。获全国中医药杰出贡献奖、中华中医药学会成就奖、四川省科学技术协会颁发的“优秀科技工作者”称号，享受国务院政府特殊津贴。2014 年被授予第二届“国医大师”称号。

刘敏如专攻中医妇科学，提出了“脑 - 肾 - 天癸 - 冲任 - 胞宫”是调整生殖周期的轴心及“脏腑、经络、气血、胞宫是调节生殖周期的生理基础”的理论。多年来进行妇产科同一病种的中西医对应研究，提出女阴白色病变证（外阴营养不良改变）、经水早断诸证（卵巢早衰）、胞中脂膜壅塞诸证（多囊卵巢综合征）等中医病名。她提出的妇科十大证，体现了中医病证结合、“同病异治，异病同治”法

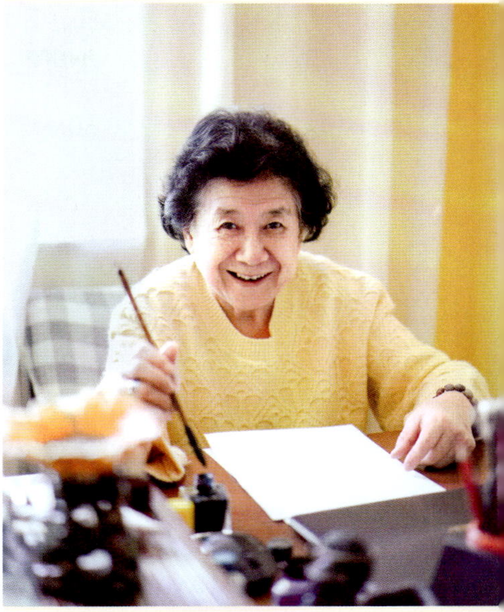

总策划

刘敏如

《刘敏如女科承传医文集选》

则。她以“肾气为根，保阴为本”的中医妇科临床观点，对痛经、崩漏、不孕症、妇科郁症、妇科肿瘤等疑难病的中医机理和临床论治进行研究，且颇具心得。发表论文 30 余篇，主编高等院校妇科教材和专著 17 部。

一、学医之路

刘敏如出生于四川成都一书香世家，自幼受到系统的基础教育及医学专业教育，1951 年考入华西大学医学院（现四川大学华西医学中心）西南委托班专科，开了医学之蒙。经过 3 年的学习，毕业后被分配到云南省干部疗养院（现云南省保健康复中心）从事医疗保健工作，任医务组组长，其间在云南大学医学院进修营养学和西医内科学。工作 3 年后，响应国家“青年向科学进军”的号召，刘敏如被单位推荐考入成都中医学院（现成都中医药大学）医学系，从此开始了她的中医之路。经过 6 年的本科学习，她作为首届毕业生以优异的成绩于 1962 年毕业并留校任教。

刘敏如受卓雨农、王渭川、唐伯渊等中医名家师传，将学校教育和师承教育相结合，经实践锻炼，一路走来，奠定了扎实的知识基础，使她成为中医界难得的医、教、研、管复合型人才，是当代中医女科承上启下的代表人物。

二、成才之道

刘敏如教授本着宗古为发展、继承为创新、临床是根本的原则，在中医医、教、研、管等方面耕耘70余年，在工作中锻炼，在锻炼中树才。刘敏如教授说："事业的成功不仅靠个人奋斗，也是很多因素助力而自然获得的。"所谓"自然"，是指她个人的勤奋、知识的积累，当然也离不开外力因素。她从小接受普及教育和专业教育，是她获得成功的重要因素。她忘不了她的小学——拥有百年历史的成都市实验小学的校训"堂堂正正做人，勤勤恳恳做事"，这是她终身践行的准则，也是使她成为一名尽职尽责的医生、宽严有度的教师的指引。

（一）悟开智，勤思维

提升悟性是刘敏如教授最为强调的人生素质训练，她说悟性是人生成功的要素。人的悟性虽与先天有关，但后天熏陶亦是关键，可从文化沉淀、社会磨炼中提升悟性，如此方能开智。她不仅十分注重自己的脑力训练，更是在中医传承工作及教学中重视弟子、学生的悟性培养与锻炼。如今92岁的她仍保持着悟性常新，思维灵敏。

（二）挖根源，创新说

刘敏如教授的中医科研观：研究中医不离本。"本"就是中医原创理论，发现问题必须正本清考，以本为根，否则就是空中楼阁。她不时告诫学生，在学术上要认真思维，注意发现问题。一经思考后发现了问题，就需研究、解决问题。例如发现了中医妇科在理论方面的明显缺如，就不能采取简单的"沿袭旧说"或"回避不谈"的态度，应在系统整理的基础上，通过溯源、去伪存真，进行拓展、提炼、升华，形成新的假说、推理、论点，然后通过临床或研究进行论证，最终得到学术界的认同，取得进展、突破、创新。她说："任何事物都是在传承中求发展，生物的存在都是在传承中生存，何况人类。中医文化的传承路径就是学习中医精华，传递临床思维，提升理论水平、临床疗效。传活、传实、传精、传深，代代相传，代代坚守，做好中医传承人。"

（三）学到老，做到老

刘敏如教授学到老，做到老，老而不老；学术创新，从不保守；新生事物，从不拒绝；年逾九十，依然满腔热血。她为毕生从事的中医妇科事业投入了巨大精力，习医、行医、科研、任教、行政管理 70 余年。她说："学习是终身积累的过程，不管是否有名，不管处于何种职位，都要虚心学习。怎么认识的疾病，怎么带学生，怎么搞科研，怎么坚持学习，怎么面对病人，理论实践相结合，时常革新，持续学习。"这正是刘敏如对她自己提出的"形与神俱而为，以应天地的生命活态表达"健康观的最好诠释。

（四）重实践，下基层

刘敏如教授还在读大学时，就经常下基层实践和锻炼。当时正值解放初期，农村地区产妇分娩大多靠产婆，破伤风、产后出血等发病率高。在医学院学习西医的刘敏如，假期时就随着老师下乡宣传、培训新法接生。乡村医生也具有很多实践经验，刘敏如教授跟随他们到缺医少药的乡村去服务，得到了不一样的见识。刘敏如教授常说："不能只到条件好的地方去为病人服务，条件不好的地方更需要医生。"她坚持面向基层，数十年如一日。如今已是 92 岁高龄的她，仍坚持带领弟子下基层，先后走进四川遂宁及绵阳北川、乐山沐川、德阳罗江、阿坝、广元，宁夏银川，安徽亳州，陕西延安，广东肇庆、珠海横琴等地，通过义诊、查房、讲座、业务指导及学术交流等多种方式传经布道，深入基层、了解基层，助力基层中医的业务发展，受到当地群众的好评。同时也受邀赴海外参加中医学术研讨会，传播中医文化。她经常说："我们要自豪地向国际宣扬，只有我国有两种主流医学——中医和西医，共同发展，为人民健康服务，这就是中国卫生事业的特色！"她曾前往西雅图、洛杉矶、都灵、伦敦、巴黎、墨尔本等城市，以及意大利、马来西亚、泰国等国家参加国际学术活动，进行中医学术交流，起到了传播中医文化的作用。

三、学术之精

刘敏如教授对中医妇科基础理论及疾病学等方面进行了系统梳理、规范、创新与补遗性研究，力倡中医学发展须在继承传统经典理论的基础上，注重创新与再发展，致力于中医妇科学学术发展的同时，为临床实践的开展提供有力的理论支撑。例如，她首先概括了中医的健康观（健康是形与神俱而为，以应天地的生命活态表达），并据此做了多项研究，如围绕女性生理期的健康维护等。又如，她系统整理了经、带、胎、产、乳等中医生理观，提出了“月经周期调节机理中医观”，进一步阐述了中医生殖理论，概括为“脏腑、经络、气血是调节女性生殖周期的生理基础，脑－肾－天癸－冲任－胞宫是生殖调节轴心”，丰富了中医妇科生殖轴的基本理论。据此，她对中医妇科尚未涉及的证、病进行了梳理和重新认识，归纳为妇科十四证，包括血证、痛证、带证、癥瘕、热证、呕吐证、汗证、痒证、郁证、乳证、疡证、抽搐证、急证；对西医妇科提出而中医妇科尚未涉及的一些新病种及疑难病，从病名至理、法、方、药进行了对应性研究，如盆腔疼痛诸证、经水早断诸证（西医称卵巢早衰）、胞中脂膜壅塞诸证（西医称多囊卵巢综合征）、女性骨疏诸证、女阴白色病变证等，补充了中医妇科疾病学病种的缺失。

（一）深入研究中医生殖理论

1. 脏腑、经络、气血是女性生殖周期的生理基础，脑－肾－天癸－胞宫是女性生殖周期调节的轴心

刘敏如教授根据古今人们对天癸的认识及“脑为元神之府”和“肾藏

精，精生髓，脑为髓海，肾与脑相通”的原创理论，在其《中医天癸古今论》一文中进一步提出了“脑－肾－天癸－冲任－胞宫”是女性生殖周期调节的轴心，阐述了脑与肾的关系，指出肾主生殖的功能是由天癸来表达的。“脏腑、经络、气血作用于胞宫是产生月经的生理基础”，由此发展了中医生殖学的相关理论，丰富了中医妇科学女性生殖轴的内涵。她建议界定胞宫为女性特有的内生殖器官，而子宫即是当今解剖上所称的子宫，得到了教材采纳。

2. 阐释月经周期调节的中医模式

既往中医妇科教材论“月经周期”只提及月经产生的机理，而未涉及月经周期的调节机制。刘敏如教授带领其研究生开展了“月经周期气血变化”“月经失调患者气血变化”和“补肾填精促卵泡发育与排卵”等临床实验研究，初步验证“月经周期是阴阳消长、气血变化节律的体现 ”。“月经周期气血变化呈月节律”“月波动的现象”等研究内容的客观存在，深化了对月经失调病机的认识，在此基础上形成的中药周期疗法，广泛应用于月经不调、崩漏、闭经、月经前后诸证等患者，颇具疗效；为中医“月亏勿泻”“月满勿补”之说提供了初步的客观依据，也为研究月经周期调节机理提供了佐证资料。刘敏如教授提出“月经周期的形成是‘应月’”“月经周期源于先天”等理论，深入探讨了月经的周期节律。她认为，月经周期是女性生殖生理过程中阴阳消长、气血变化节律的体现。在月经的产生过程中，随着阴阳的消长、气血的盈亏变化而有月经期、经后期、经间期、经前期的生理节律，从而构成了月经周期。

月经周期中，脏腑、经络、气血是调节女性生殖周期的生理基础，脑－肾－天癸－冲任－胞宫是生殖调节轴心。它们由脑、肾主宰，天癸表达，与自然界相应，形成生殖周期，表现为月经周期的 4 个阶段。这 4 个阶段的连续与再现形成了月经周期节律，故称“月经”“月事”“月汛”“月信”等，说明其周期性，即按月而至。正如《血证论·男女异同论》所说：“夫新生旧除，天地自然之理，故月有盈亏，海有潮汐。”

（二）提出“肾气为根，保阴为本”的防治观点

刘敏如教授在中医健康观、中医生殖观等学术见解的基础上，提出了“肾气为根，保阴为本”“产后多虚多瘀”等学术观点，指导临床，提高某些妇科病证的疗效，如采用补虚（气阴双补）化瘀（活血逐瘀）法作为产后治未病大法；研制新药“产泰”，有助于产褥复旧，防止产后病的发生；以气阴双补法为主治疗崩漏（功能失调性子宫出血），以及相关妇科血证；研发出“益宫宁血口服液”，提高了对妇科血证的疗效；以补肾填精为思路，研发“资癸女贞丸”“资癸元阳丹”“滋阴荣颜丸”及“养精壮本丹”等药，有助于更年期男女状态调理及青年男女体质改善。

（三）补遗研究中医妇科病机

1. 充实崩漏病机

崩漏曾泛指一切妇科出血。刘敏如教授指出，既然将崩漏列入月经疾病，则应排除其他疾病，如妊娠、肿瘤、感染等导致的阴道出血，所以应从学术上澄清崩漏的概念。崩漏属月经疾病的阴道下血，为妇科疑证、难证、急证。她提出“崩漏是一种病因复杂、因果相干、多脏受累、穷而及肾”的月经疾病，其出血期的病机特征在于“阴血外泄，气随血耗，终至气阴双亏”，所以气阴双亏是“崩漏出血期的共同的主体病机”，主张将气阴双补贯穿崩漏治疗的始终。

对于崩漏的辨证，刘敏如教授提出不能简单地将临床现症概括为几个证型而施治，而应根据病机参合现症，辨识崩漏的证型；强调其发病有在气、在血、在脏、在经的不同，但终归病变在于脏腑、气血、经络、胞宫之间功能维系失常，或冲任二脉直接受损；无论病起何脏，四脏相移则必归于肾，肾气不固，固摄无权，阴虚失守，冲任不能制约经血，最终导致气阴双亏。

刘敏如教授认为，崩漏急在暴失阴血，出血是“本”病的见症，仅以治疗“标”证试图止血是难期良效的，崩漏论治当根据病机求治本之法。肾虚是致崩漏之本，病变在冲任失于约制，故治本当固本治肾、调固冲任。用方

遣药宜相对稳定，组方宜平正，以防动血，亦便于灵活化裁。

刘敏如教授拟定益气养阴、固冲止血的治法，并结合个人用药经验，研发出中成药“益宫宁血口服液”（人参、麦冬、五味子、北沙参、制何首乌、女贞子、茜草、海螵蛸、补骨脂、赤石脂、益母草等），用于塞流止血，目前已上市投入使用。

2. 痛经病机新解

在痛经病机方面，刘敏如指出前人有关痛经“不通则痛”“不荣则痛”的致痛机理不能完全解释痛经为何随月经周期而发，而非经期不见疼痛。她解释为女性经期的生理环境是痛经发病的内在条件，一定的素体因素是发病的潜在因素，致痛病因是发病的决定因素。由于痛经患者未行经时，冲任气血尚平和，致病因素不及引致冲任气血瘀滞或不足，故不发生疼痛。在经期或经期前后，由于血海由满溢而泻至暂虚，冲任气血变化较平时急骤，此时胞宫易虚易实，因而易受致病因素的影响，致冲任、胞宫瘀滞或失养，便可发生痛经。经净后冲任气血渐至调复，故平时不发生疼痛。痛经发病究其本源，实者多责之肝，虚者多责之肾，病位在冲任、胞宫，变化在气血，表现为疼痛，“夹虚者多，全实者少”。这些研究丰富了痛经的病机内容。

3. 阐释生殖疾病的中医基本病机

刘敏如教授在深入研究中医生殖理论中，初步验证了绝经前后诸证的主要病机为肾气虚、天癸竭。补肾法可调整“脑–肾–天癸–冲任–胞宫”轴，改善绝经前后诸证；肾精不足是卵泡发育障碍的基本病机，填补肾精是促卵泡发育的主要治法；研发补肾复方“资癸女贞胶囊”，可改善子宫血流、内膜厚度，提高子宫内膜容受性和卵子质量，提高临床妊娠率和活产率；发现补肾中药复方可保护大脑皮质及海马区神经细胞。这些研究结果也初步说明中医生殖理论对临床具有一定的指导作用，有待后继接力研究。

4. 生理带下机理的梳理

张山雷在《沈氏女科辑要笺正》中述及：“带下女子生而即有，津津常润，本非病也。”生理带下具有月水样的周期性，故称为“信水”。刘敏如教授根据中医生理观念，梳理带下机理，认为肾主水，人体精、津、液、血皆由肾所施泄调控，以供生理之需，故今称为生理带下。生理带下由脾胃水谷之津所化，入肾禀藏、施泄，转输统摄于脾，任脉主司，带脉约束。当肾气充沛，肾精盛实，天癸泌至，脾气健运，任脉固，督脉强，冲脉充盈，带脉调节，阴液泌淖于胞中，施于前阴空窍，成为生理带下，与生殖生理有关。故妇女的生理常态中，青春时期肾气始盛，天癸泌至，冲任通调，月事有时，带下可常润阴中；月经期前或妊娠期中，气血下聚，冲任血盛气充，带下的量较平时稍有增加；经绝以后，肾气渐衰，真阴渐亏，天癸竭止，月经绝断，带下亦涸竭，阴中失润。这些自然生理现象说明，生理带下的泌淖与涸竭，直接同肾气的盛衰、天癸的泌至与竭止有密切关系。刘敏如教授对生理带下的机理梳理，为病理带下的研究提供了生理依据。

5. 提出产后多虚多瘀生理论证

刘敏如教授总结："月经为血所化""胎元由气所摄，由血所养"，产时"气血调顺，推动分娩"，产褥期"蓄精推恶露，促产创复原"，乳汁由气血生化，"故女子一生易伤于血，以其故脱于血而当重于血"。由此可知，产后"亡血伤津，百脉空虚"，元气受损，自当排恶露逐瘀生新。故而，产褥期生理上呈现出"多虚多瘀，易生产后诸瘀"的状态。为此，刘敏如教授带领其研究生率先进行多项研究，证实产后多虚多瘀的生理状态，提出补虚化瘀是防治产后诸疾的大法，开发了"产泰"等产品。她说："中医文化很重视保护产妇健康，有坐月子的民俗，这体现了一个国家的文明程度。"

6. 泌乳与肾的生理关系新解

中医学对泌乳机理的阐释较为笼统。肾主生殖，肾气盛，天癸调，气血和，故其可以调节胞宫藏泄功能，使乳汁化生得到保障。刘敏如教授从"补肾中药对女性生殖轴的影响"等相关实验研究中观察到补肾可促乳房发育与乳汁分泌。在肾气主导下，肝疏脾健胃和，血气旺盛，促乳汁产生而充足。故治疗缺乳常加入补肾药，如山茱萸、淫羊藿，临床以补脾益肾组方治疗，较之单纯补脾为主疗效更佳。

（四）研讨中医妇科疾病学病种缺如

刘敏如教授认为，随着自然界的变化和社会的发展，人类疾病谱也发生了变化，新病种不断出现，中医学也应随之不断发展，以适应防治疾病的需求。她强调应开展中医妇科疾病学新病种、疑难病研究，从中医病因病机认识出发，为临床新病种命名，如此才有利于中西医学术对话，体现中医治疗特色。刘敏如教授回忆，她的师辈卓雨农先生早在 20 世纪 60 年代就注意到这类病种缺如现象，如更年期综合征（围绝经期综合征），既往中医学无此病名。在 1963 年全国高等院校中医药统编教材《中医妇科学》编写会议中，他建议以“经断前后诸证”病名与“更年期综合征”相对应开展研究。卓雨农先生的观点经教材收录后沿用至今，是中医妇科学病种发展的一个范例。

刘敏如教授认为中医妇科学病种研究滞后，于是她着手进行中医新病种研究。自 1964 年以来，她进行过多个新病种研究。如她根据中医学“有诸内必形诸外”“审证求因”“异病同治”等观点，结合临床所见，将外阴皮肤出现的非正常白色病变和伴随症概括为“女阴白色病变证”，并据此阐述其发病机理，进行辨证论治。该病名的提出既具有中医特色，又参考了西医“外阴营养不良障碍”的临床证候，有利于中医学病种的拓展。

1988 年，刘敏如教授提出“盆腔疼痛证”并被确立为中医新病名，列入《中医妇科学》教学参考书。盆腔疼痛证为发生于女性盆腔部位、与妇科有关的非周期性疼痛，实际上是多种妇科疾病引起的慢性病变，在病因病机上分为湿热邪毒（急性疼痛）和血瘀气滞（慢性疼痛）。中医“异病同治”具有治疗优势，因而本病立为中医病名具有临床意义。直到 1998 年，由刘新民等主译的《现代妇产科疾病诊断与治疗》中才出现“慢性盆腔疼痛症”的论述，其临床表现与中医妇科的“盆腔疼痛证”中的血瘀气滞证类似。这应该视为中医学在盆腔疼痛方面研究的先行一步，且病名不谋而合。其后，刘敏如教授又提出胞中脂膜壅塞诸证（多囊卵巢综合征）、经水早断诸证（早发性卵巢功能不全）、女性骨疏证等病名，与西医有关病种对应研究。

刘敏如教授认为应当从临床对应研究中医妇科疾病病名，以及与中医相关的理、法、方、药，因此她做了相应研究。如中医病名“胞中脂膜壅塞诸证”对应“多囊卵巢综合征”、中医病名“经水早断”对应“卵巢早衰”，这丰富了中医疾病学内容。刘敏如教授认为：“如果仅以西医新编病种行中医治疗，久之则有可能导致中医疾病学的衰退。”她从中医病因病机角度出发，补遗临床新病种，对中医妇科疾病学的发展具有指导意义。

四、专病之治

（一）无子症（不孕不育）

刘敏如教授明确提出：“肾主生殖由天癸来表达。”天癸属精，藏于肾，女子以血为本，血属阴，因此她提出女子当重肾保阴，“肾气为根，保阴为本”的学术观点。

不孕不育关系到女方或男方，或与男女双方均有关，治疗上应有所侧重。她生动地形容男女诸外之象：“在女子，以阴为本，阴主藏，主守，其形在外，以阴柔之质为态，故女子重在不伤阴血，而育阴当扶阳；在男子，以阳为纲，阳主动，主泄，其形在外，以阳刚之气为表，故男子重在不伤阳气，但扶阳必配阴。”这些理论具有重要临床意义。

1. 治疗心得

①刘敏如教授在临床治疗不孕不育症时，首先“衷中参西，审因为先”，让男女双方进行检查，明确原因所在，再结合临床辨病辨证，有针对性地进行调治。如女性先找出有无任何内分泌因素、输卵管因素、子宫因素或免疫性因素，再有针对性地测知预后，调治其相关病理状态。

②以补肾养阴贯穿治疗始终，在“脑 – 肾 – 天癸 – 冲任 – 胞宫”生殖轴

理论指导下，以“肾气为根，保阴为本”学术观选方用药，补肾以营脑髓、资天癸、养精血、调冲任。

③注重“用药平和，通调气血”。刘敏如教授在临床上极少用附子、肉桂等大温大热或辛温燥动之品，常提示用药宜于调补，阴虚不可过于滋腻，以防阻遏阳气；阳虚者不可过用辛燥，过则耗损阴津。特别是现代研究提示伤胎儿的中药当慎用之。

④秉持“药物论治与身心并调”的原则。发挥中医临床望、闻、问、切优势，从心理、社会方面重视心理疏导。

⑤提倡“不孕不育男女同治”。刘敏如教授认为对于不孕不育，不应刻板地划分为女方不孕症或男方不育症，主张凡成年男女双方在未避孕而有正常性生活 12 个月以上仍未怀孕者，可诊为无子症，建议双方共同检查、治疗。

2. 治疗特色

“顺应月经 4 个阶段，择期论治”是刘敏如教授治疗妇科疾病的特色之一。她认为，治疗不孕与治疗月经病的分期治疗原则一致，但用药各有侧重，补肾贯彻治疗始终，应充分发挥中医药的特色与优势，调整受孕内环境以达到助孕的目的。

（1）经后期（卵泡期）

血海空虚，阴阳气血不足，当平补肾阴肾阳为主，以促进精血恢复，肾气充盛，方可选左归丸。如患者兼有其他妇科病，例如子宫肌瘤、子宫内膜异位症、子宫腺肌症、多囊卵巢综合征等，经后期亦是治疗关键，治疗佐以活血化瘀药物，常用柴胡、枳壳、橘核、荔枝核、山楂、益母草、薏苡仁、仙鹤草、夏枯草、莪术、王不留行等。

（2）经间期（排卵期）

此期是阴阳转化，排出卵子的关键时期，当平补肾阴肾阳，以促天癸充盛，佐以活血化瘀通络之品，促进阴阳转化，以利卵子排出，方选归肾丸加淫羊藿、王不留行、皂角刺、丝瓜络、葛根等。

（3）经前期（黄体期）

阴阳气血俱盛，为孕育提供条件，为孕卵着床做准备，当补肾健脾，填补肾精，常用寿胎丸合四君子汤加淫羊藿、肉苁蓉、黄精、熟地黄、山茱萸，或用槐花、黑豆、黑芝麻，食之有利于黄体健康，改善子宫内环境，提高孕育的成功率，但不可轻投活血化瘀药物，以免误伤早期胎元。

（4）月经期

血室正开，经血以排出为畅。如无明显不适，月经期可予以停药。若明显痛经或经血量多，则以痛经或妇科血证论治。此期若出现异于平常的阴道出血或腹痛，尤当注意早孕流产的可能性。

3. 用药规律

刘敏如教授认为肾藏精，精化气，精气即肾气，寓元阴元阳，是维持人体阴阳的本源，是女性生理活动的根本；强调女性不孕症的基本病机为肾虚，补肾应贯穿于不孕症的治疗始终，主张补肾气、营脑髓、资天癸、调冲任治疗不孕症。

①主张辨病与辨证相结合治疗不孕症。《诸病源候论》记载："夹疾无子。"指出不孕症常是许多妇科疾病导致的后遗症和结果。刘敏如教授临床治疗不孕症，常以西医方法协助，诊断出不孕的基本原因，确定根源在男方或在女方，了解其生殖功能指标，然后运用中医生殖理论进行辨病辨证治疗。对中医病机需特别着眼于肾气虚损、天癸失调，但也不可忽视邪犯所致。用药组方重视补肾填精，以平为期。

②以"肾气为根，保阴为本"为指导，采用气阴双补法、补肾培精法。刘敏如教授治疗不孕症处方中出现频次较高的药物主要为补益类，补益药物有北沙参、黄芪、枸杞子、菟丝子、山茱萸、当归、黄精、白芍等。

刘敏如教授强调不孕症病机根本在肾，并开展了一系列补肾中药对女性生殖轴调控的实验和临床研究，证实补肾中药可以有效调控女性生殖轴。在临床用药方面，刘敏如教授重视气阴双补，高频药物以补气类、养阴类为多。

刘敏如教授治疗不孕症的药物组合以山茱萸－枸杞子、菟丝子－枸杞子、北沙参－枸杞子、麦冬－北沙参、北沙参－五味子等多见，其核心药组具有补肾、益气、养阴的特点。选药性温而不燥，补而不峻。

③用药平和，重视气血流通。刘敏如教授治疗不孕症用药平和，多选用

温、微温、微寒之品，如山茱萸微温，北沙参微寒等，少用肉桂、附子等大辛大热或黄连等苦寒之品；强调“脾胃为后天之本”，食疗重于药疗，故所选药物大多药食同源，能较长时间服用，如西洋参、枸杞子、麦冬等；注重药物的选择和配伍，强调中药口味应调整至患者易于接受，才能坚持治疗。她指出气血贵在流通，在治疗不孕症的过程中，从肾虚的根本病机出发，以补益为主，佐以枳壳、柴胡等行气类药物，使其补而不滞，故高频药物中除了补益类药物就是行气类药物。

④喜用参类药物。在刘敏如教授治疗不孕症的组方中，参类药出现频次较多，如北沙参、花旗参、明党参等。她强调女子以阴为本、以血为用，血足则易于受孕养胎。《傅青主女科》记载：“生气以助生血，则血生自然迅速。”一味补血易致凝滞不行，气生血，兼能行血，故临床用药配伍中常用参类以补气生血、滋阴养血。

刘敏如教授根据患者气阴不足症状的偏重，随证选用参类。如北沙参为伞形科植物，味甘、微苦，性微寒，归肺、胃经，较其他参类更长于入胃经，有益胃生津、养阴清肺的功效，用以滋补脾胃，补益气血生化之源；且北沙参价格低廉，口味甘甜，常用于食疗，易于患者长期坚持服用。花旗参为五加科植物，味甘、微苦，性凉，归肺、心、肾经，长于女子补气养阴。明党参为伞形科植物，味甘、微苦，性微寒，归肝、脾经，长于补气养阴兼清热。明党参以润肺化痰、养阴和胃解毒为功效，补益之力较花旗参弱。

⑤多用生脉散、五子衍宗丸为基础方加减治疗不孕症。刘敏如教授治疗不孕症多用麦冬、五味子、北沙参、山茱萸、菟丝子、枸杞子，分别为生脉散和五子衍宗丸的组方雏形。生脉散可益气生津、敛阴止汗，药味虽简，但补气养阴功效显著。因人参入口味苦，价格高昂，故她临床常以北沙参、花旗参等代替人参使用。现代临床研究也证实生脉散加味治疗排卵障碍以及无自觉症状不孕症颇有成效。五子衍宗丸原名“五子守仙方”，首见于道教《悬解录》，被称为“古今种子第一方”，补肾为主，气阴兼顾，补而不滞。植物种子为植物的精华，具有圆润灵动之性，取义以子补子。研究发现五子衍宗丸较左归丸、右归丸改善卵巢功能疗效更佳。二者的运用体现了刘敏如

教授治疗不孕症“肾气为根，保阴为本”的学术思想。

4. 加减

不孕不育症病因复杂，治疗又需辨证与辨病相参，病证结合，临床审清原因后对因立法。例如功能性无排卵以肾精不足为主；多囊卵巢性不孕以肾虚为本，兼有痰湿阻滞；子宫肌瘤或子宫内膜异位性不孕多气滞血瘀；输卵管不通性不孕以湿浊阻滞为主等。因此在治疗上，以补肾填精为主，兼理气活血，随证化裁，养血活血，或疏肝解郁，或清热利湿，或健脾益气等。正如《景岳全书·妇人规》所说：“种子之方本无定规，因人而药，各有所宜。”

对于兼夹脾虚或痰湿阻滞者，刘敏如喜用参苓白术散、温胆汤、三仁汤及豆蔻、淡竹叶、车前子、白茅根等；兼夹肝郁者，喜用四逆散、逍遥散及合欢皮等；兼夹湿热者，喜用知柏地黄汤、四妙丸、三仁汤等；兼夹血虚者，喜用四物汤及枸杞子、桑椹、大枣等。补肾方面，刘敏如除喜用左归丸，亦推崇用五子衍宗丸，取其补中有行之性，无补而留邪之嫌。按肾阴肾阳偏衰之别及月经周期所处之阶段，亦灵活选用二至丸、六味地黄丸、归肾丸、右归丸、寿胎丸等，选加淫羊藿、肉苁蓉、巴戟天、鹿角霜等。

（二）经水早断诸证（卵巢早衰）

经水早断即西医妇科学所称的卵巢早衰，在中医亦是妇科疑难病，以未及绝经期而出现卵巢功能低下导致月经不调、闭经、不孕等，甚至出现绝经期表现为特征。本病虽未被列为中医独立病种，但患者常求治于中医。中医临床则根据出现的症状和西医生殖内分泌诊断进行辨证论治而获得一定疗效。由于中西医理论体系不同，仅采用西医诊断、中医治疗似有说理不清之弊。因此，刘敏如教授认为，有必要将经水早断作为中医妇科疾病学的独立病种进行研究，与时俱进地补遗中医妇科病种，为中医临床、科研、教育提供参考。

1. 中医病名论证

《素问·上古天真论》首次记载了月经初潮及绝经的年龄；《素问·阴阳应象大论》提出早衰之龄以 40 岁为界；唐代王焘《外台秘要·卷三十四》说明了因产后出血而血脉虚竭、血脉不通，致天癸早耗，经水早断，闭经难复;《傅青主女科》首次提出“经水早断”之名，可视为与今所指卵巢早衰临床吻合。

根据中医生殖理论，刘敏如教授论证经水早断的年龄界限确定在40岁以前，与当今西医卵巢早衰的年龄界定一致。她明确提出经水早断是女子在40岁以前出现月经稀发不定甚至断绝，受孕困难或不孕，兼有经断前后诸证的临床表现。

2. 病因病机

经水早断诸证主要是先天因素导致肾气不足，肾水不济，精气不盛，冲任失充，天癸衰少失调；或后天多种致病因素，损耗肾气，多态变化以致天癸早耗，不能施化月经，导致“妇人年未至七七之期而经水早断”。肾气益弱，精血流通受碍，则肾气不开；肾水不足，不上济于心，则水火不能相济；肾虚不能温煦于脾，则脾失运化，湿阻清阳；肾精耗损，肝失滋养，肝气郁结；肾气失开则肺气失调。由此可见发生经水早断的病机复杂，肾施化受碍，故《辨证录》言经水早断，实关肾水不足、三经齐郁所致。

（1）病因

先天禀赋不足，肾精本亏；劳神过度，耗伤阴精；久病及肾，阴精难复；房劳产伤，肾精虚衰。或因六淫时毒内侵，如腮腺炎病史、结核病史、免疫性疾病病史；化疗、放疗，使用化学药物，长期服用抗风湿药物雷公藤等；过用促排卵药、服用避孕药、吸烟吸毒；环境污染；或妇科手术史、腹腔手术史等，伤肾而及天癸、冲任及胞宫，出现天癸早竭诸证。

（2）病机

主要是先天不足或后天损伤，导致天癸早竭。肾精亏虚日久，则精不化气，精亏气衰，精气两虚；肾气不足，可导致脾失健运，化生乏源，天癸匮乏；精不生血，则经血乏源；肝阴失养，则肝阴虚少，肝失疏泄，气滞血瘀，冲任不通；肾水不上济心火，心火不下温肾水，心肾不交；精亏阴虚，可虚火内生，又或虚火蒸液为痰，痰凝血瘀。

3. 辨病论治

参考西医卵巢早衰的研究和临床积累，卵巢功能衰竭的临床表现多样、病因复杂且呈进行性发展（包括隐匿期、生化异常期、临床异常期、卵巢衰竭4个阶段）。卵巢早衰的概念有一定局限性，难以体现疾病的进行性发展和多样性，仅代表卵巢功能衰竭的终末阶段。这一认识为研究经水早断诸证提供了借鉴。结合中医对经水早断病机的认识，在辨证上分为“肾气不足，天癸不裕”“肾气亏虚，天癸早耗”两种情况，最终均至天癸早竭，经水不复。

（1）肾气不足，天癸不裕（早发性卵巢功能不全）

临床表现：40岁前出现月经稀发，间而停闭不复，或伴见绝经前后诸证，或有第二性征发育不全，脉沉弱，苔薄白。实验室检查符合早发性卵巢功能不全（POI）诊断。POI是指女性在40岁以前，卵巢出现内分泌或生殖功能失全。在1～2个月内重复检测血清促卵泡素（FSH）、促黄体素（LH）及雌二醇（E_2），水平在绝经后范围内。

治法：补肾气，调气血。

处方：

①左归饮、右归饮（《景岳全书》）。

左归饮：熟地黄9～15克，山药6克，枸杞子6克，炙甘草3克，茯苓6克，山茱萸3～6克（胃酸者少用之）。

右归饮：熟地黄6～9克，炒山药6克，山茱萸3克，枸杞子6克，炙甘草3～6克，杜仲（姜制）6克，肉桂3～6克，制附子3～9克。

②芪韭杞太极膏（刘敏如自拟方）。

（2）肾气亏虚，天癸早耗（卵巢早衰）

临床表现：月经停闭不复至，或有产创失血史、绝经前后诸证，情志不舒，或无明显症状，纵欲。脉弱，或舌淡多津、苔薄白，或舌红少津、苔薄黄或苔厚腻。实验室检查符合卵巢早衰（POF）诊断。卵巢早衰是一直被临床广泛使用的专业术语，指女性40岁之前出现闭经，伴有FSH水平升高（FSH＞40U/L）、雌激素水平降低等内分泌异常及绝经症状。

治法：补肾资癸，填精益髓。

处方：

①溢经汤（《辨证录》）：熟地黄10克，白术10克，山药10克，当归

10克，白芍10克，生酸枣仁6克，牡丹皮6克，沙参10克，柴胡6克，杜仲6克，人参6克。水煎，连服8剂补以通之，散以开之。

②资癸女贞丸合资癸元阳丹（刘敏如自拟方）。

4. 辨证论治

（1）肾阴虚、肝气郁证

临床表现：月经推迟、稀发、量少，甚或停闭数月；平时带下少，阴道干涩，性交疼痛，受孕困难，腰膝酸软，头晕耳鸣，失眠多梦，皮肤瘙痒或如虫爬，或烘热汗出，五心烦热，盗汗。舌红少苔，脉细数。

治法：滋肾清肝解郁。

处方：

①滋水清肝饮（高鼓峰方）：熟地黄10克，当归身10克，白芍10克，酸枣仁10克，山茱萸10克，茯苓10克，山药12克，柴胡6克，栀子10克，牡丹皮10克，泽泻6克。

②生脉五子复经汤（刘敏如自拟方）：枸杞子、菟丝子、覆盆子、五味子、车前子、川芎、当归、丹参、西洋参、麦冬、山茱萸、黄精。

（2）肾阳虚、脾不运证

临床表现：月经稀发，三五月一至或停闭，经量少质清稀，色暗。腰膝酸软，四肢不温，或畏寒浮肿，痰多舌白，倦怠气短，饮食欠佳，或大便稀，夜尿多，舌暗、苔薄白或白腻，脉沉。

治法：补肾温脾。

处方：

①右归饮合补中益气汤：黄芪15克，白术10克，陈皮6克，升麻6克，柴胡6克，人参6克，甘草3克，当归6克，熟地黄10克，山药（炒）10克，山茱萸10克，枸杞子10克，甘草（炙）3克，杜仲（姜制）10克，肉桂3克，制附子3克。

②滋肾育胎丸（罗元恺方）：菟丝子、砂仁、熟地黄、人参、桑寄生、阿胶（炒）、何首乌、艾叶、巴戟天、白术、党参、鹿角霜、枸杞子、续断、杜仲。

（3）肾水亏、心血不足证

临床表现：月经停闭数月乃至1年以上，阴中干涩，心悸、心累，腰痛，骨痛，眠差，胸闷，舌质淡、苔薄白，脉沉弱或迟或起伏不定。

治法：滋水益气养血。

处方：

①生脉散合补心丹：党参、麦冬、远志、生地黄、玄参、天冬、丹参、茯神、酸枣仁、五味子、柏子仁、桔梗、当归，以蜜为丸。

②续补汤：人参10克，当归10克，白芍10克，柴胡6克，麦冬12克，北五味6克，白术10克，巴戟天10克，炒酸枣仁10克，红花5克，牛膝6克，沙参10克。

③左归饮合五子衍宗丸（刘敏如习用方）：熟地黄10克，山药10克，炙甘草6克，茯苓10克，山茱萸10克，枸杞子10克，菟丝子（炒）10克，覆盆子10克，五味子（蒸）6克，车前子（盐炒）10克。

（4）肾精虚、髓海空虚证

临床表现：月经停闭数月乃至1年以上，经水量少黏稠，阴中干涩，头晕耳鸣，眼干，健忘或口渴，伸展不利，大便或干结，小便或黄，阴中或灼热，舌红、苔薄黄，脉细数。

治法：养精气补脑髓。

处方：

①花旗参10克，麦冬10克，枸杞子10克，五味子6克，黄精10克，山茱萸10克，肉苁蓉10克，当归6克，生地黄10克，槐花15克，核桃仁10克，黑芝麻6克，甘草3克。

②知柏地黄丸合五子衍宗丸（刘敏如习用方）：知母6克，熟地黄10克，黄柏10克，山茱萸（制）10克，山药10克，牡丹皮6克，茯苓10克，泽泻10克，枸杞子10克，菟丝子（炒）10克，覆盆子10克，五味子（蒸）10克，车前子（盐炒）10克。

5. 治疗心得

（1）问病史

末次月经，盆腔手术、放疗或化疗的病史，POI家族史，家族脆性X染色体综合征，自身免疫性疾病，肾上腺皮质功能不全，甲状腺功能减退等。

（2）检查

单纯的原发性 POI 患者没有体征。显著异常或严重 POI 患者可见雌激素缺乏引起的萎缩性阴道炎、卵巢萎缩，甚至无法触及卵巢；POI 患者经常间歇性地产生雌激素，因而可能没有表现出雌激素缺乏的体征，故宫颈黏液及盆腔检查的结果未必能排除 POI 的诊断；卵巢肿大提示可能患有淋巴细胞性卵巢炎或类固醇生成酶缺陷。

（3）检测项目

妊娠测试，如 β－人绒毛膜促性激素（β－HCG）；诊断 POI，1 ～ 2 个月内重复检测 FSH、LH、E_2 水平；澄清病因，例如染色体核型、卵巢抗体等；筛查 POI 患者中高发的其他疾病，如促甲状腺激素（TSH）、抗甲状腺过氧化物酶抗体、血清肾上腺抗体及扫描骨密度（DEXA 测定法）。

（4）诊断本病隐匿状态的患者

本病有时与某些疾病同时出现，如家族遗传病（46，XY 性腺发育不全）、原始卵泡禀赋不足、小儿先天性卵巢发育不全（X 染色体短臂基因缺失）、卵泡加速闭锁、甲状腺疾病、肾上腺皮质功能不全（见直立性低血压、色素沉着斑、腋毛和阴毛稀少）、免疫性卵巢炎（有胀大的卵巢）、雌激素水平低下（可见萎缩性阴道炎、卵巢很小甚至无法触及）。

（5）鉴别诊断

停经患者当与妊娠及其他妇科类似症状疾病鉴别，不可轻易下经水早断（卵巢早衰）的诊断，可借助实验室检查。经水早断不属世医所谓的血枯经闭，乃是肾气本虚，与心、肝、脾之郁有关。一旦有郁，则肾之气郁而不宣，不能盈满、化经水外泄。治法必须散心、肝、脾之郁而大补其肾水，同时仍大补其心、肝、脾之气，则精溢而经水自通矣。

6. 病案举例

患者，女，38 岁。2016 年 3 月 1 日初诊。

主诉：未避孕 5 年余，月经周期时前时后停经 2 年余。

现病史：纳可，睡眠欠佳，梦多，无潮热，盗汗，大小便正常，口干口苦，舌红、苔白，脉沉数。

个人史：G1P0，3 年前行人流 1 次。初潮 13 岁，经期 5 ～ 6 天，周期 20 ～ 25 天，末次月经（LMP）2016 年 2 月 3 日，上上次月经（PMP）2016 年 1 月 13 日，服雌二醇片后月经来潮。

检查：甲状腺功能正常。性激素六项：2015 年 3 月 26 日查 E_2 165mg/mL，FSH 39.4U/L，LH 22IU/L；2015 年 7 月 2 日查 E_2 605mg/mL，FSH 6.6U/L，LH 5.1IU/L；2015 年 7 月 4 日查 E_2 691mg/mL，LH 5.3IU/L 。输卵管未查。

诊断：续发不孕症，卵巢早衰（POF）。

处方：淫羊藿 12 克，枸杞子 12 克，当归 6 克，黄芩 12 克，肉苁蓉 10 克，杜仲 15 克 ，熟地黄 10 克，菟丝子 15 克，覆盆子 12 克，西洋参 6 克，麦冬 10 克，北五味子 6 克 。7 剂，2 日 1 剂，分 2 次服。

医嘱：①建议输卵管检查。②丈夫精液常规复查（禁欲 5 日）。③月经第 3 天复查 FSH 、LH 、E_2 、P。

二诊（2016 年 4 月 25 日）：4 月 18 日来月经。舌红、苔白，脉滑。

2016 年 4 月 20 日性激素六项：LH 24.11IU/L，FSH 15.8U/L，E_2 145mg/mL，P 0.63ng/mL。

处方：①经后期方：淫羊藿 12 克，山茱萸 12 克，黄芪 20 克，枸杞子 15 克，菟丝子 15 克，桑椹 15 克，白芍 15 克，当归 6 克，川芎 6 克，肉苁蓉 15 克，柴胡 6 克，炙甘草 6 克。7 剂，每日 1 剂，分 3 次服。②非经期方：定坤丹 3 克，每日 2 次。

三诊（2016 年 5 月 24 日）：月经周期恢复，自然来月经第 2 天伴痛经，色正常、量偏少，余无特殊，舌红、苔薄白，脉滑数。LMP 5 月 23 日，PMP 4 月 18 日。

处方：黄芪 20 克，枸杞子 15 克，淫羊藿 12 克，山茱萸 12 克，玉竹 12 克，菟丝子 15 克，枳壳 10 克，川牛膝 10 克，柏子仁 15 克，砂仁 6 克，艾叶 6 克，白芍 12 克。10 剂，每日 1 剂，分 3 次服，先服 2 剂，余药经净后服。

四诊（2016 年 6 月 29 日）：LMP 5 月 23 日，经期 8 天，量少，腹痛，因牙痛未服定坤丹，苔中部腻，脉沉。

处方：北沙参 20 克，麦冬 10 克，北五味子 6 克，玉竹 12 克，黄芪 15

克，枸杞子 15 克，山茱萸 15 克，肉苁蓉 15 克，王不留行 15 克，丹参 15 克，白芍 15 克，罗汉果 1/4 个。7 剂，2 日 1 剂，早晚各 1 次，分 4 次服。

五诊（2016 年 7 月 25 日）：服药后 6 天月经来潮，本次月经 7 月 22 日，量中等，脉平。PMP 7 月 7 日，经期 7 天。

处方：北沙参 15 克，麦冬 10 克，黄芪 20 克，菟丝子 15 克，枸杞子 15 克，山茱萸 15 克，肉苁蓉 15 克，百合 15 克，淫羊藿 15 克，北五味子 6 克，丝瓜络 15 克，藿香 10 克。7 剂，每日 1 剂，分 3 次服，经净后始服。

六诊（2016 年 9 月 6 日）：LMP 7 月 22 日，PMP 7 月 7 日，经期 7 天，伴绞痛。

处方：当归 10 克，黄芪 20 克，淫羊藿 15 克，山茱萸 15 克，肉苁蓉 18 克，鹿角霜 15 克，紫河车 6 克，石斛 15 克，川芎 10 克，生地黄 10 克，白芍 15 克，柴胡 6 克。10 剂，每日 1 剂，分 3 次服。

七诊（2016 年 10 月 17 日）：情绪一般，纳可，睡眠欠佳，梦多，二便调，月经未潮 96 天，LMP 7 月 22 日，舌红少苔，脉滑数。

诊断：月经后期，月经量少，证属冲任不足。

处方：北沙参 20 克，黄芪 20 克，枸杞子 15 克，砂仁 6 克，百合 12 克，菟丝子 15 克，竹茹 12 克，枣皮 15 克，车前子 15 克，陈皮 6 克，淫羊藿 15 克，五味子 10 克，白芍 12 克，紫苏叶 10 克，覆盆子 12 克。7 剂，2 日 1 剂，分 2 次服。

嘱患者明日复查激素六项 +HCG。

八诊（2016 年 11 月 3 日）：月经未潮，停经 113 日，排除怀孕，情绪焦躁，手足心稍热，汗出，阴道分泌物少，口微干不苦，舌红少苔，脉滑数。

11 月 3 日性激素六项：LH 43.92IU/L，FSH 54.22U/L，E_2 155mg/mL，P 0.62ng/mL。

处方：黄芪 15 克，枸杞子 15 克，王不留行 15 克，菟丝子 15 克，车前子 15 克，川芎 6 克，当归 6 克，山茱萸 12 克，巴戟天 12 克，淫羊藿 12 克，三七粉 3 克，鹿角霜 10 克，黄精 10 克，石斛 15 克。7 剂，2 日 1 剂，每日 2 次，药渣煎水泡足。

九诊（2016 年 12 月 5 日）：黄体酮胶囊 10 毫克，每日 2 次。5 日后阴道出血，现为出血第 4 天，量中、色深红，无痛经，纳可，眠安，二便调，潮热较前好转，舌红少苔，脉滑尺沉。

处方：北沙参 15 克，麦冬 10 克，北五味子 6 克，枸杞子 15 克，石斛 12 克，知母 6 克，鹿角霜 15 克，槐花 12 克，菟丝子 15 克，覆盆子 15 克，淫羊藿 15 克，怀山药 15 克 。10 剂，每日 1 剂，分 3 次服，药渣煎水泡足。

十诊（2017 年 2 月 7 日）：B 超示右侧卵巢 19mm × 9mm，左侧 19mm × 9mm，内见 1 ～ 2 个细小卵泡，未见较大卵泡。LMP 2017 年 1 月 10 日（7 日）。月经第 3 日雌激素检查：FSH 34.1IU/L，抗缪勒管激素（AMH）0.04ng/mL，LH 9.5IU/L，孕酮（PROG）0.3nmol/L，泌乳素 3.9μg/L，雄激素 34ng/dL，游离甲状腺素（FT_4）1.2pmol/L，甲状腺激素 0.35μIU/mL。月经第 8 天复查 FSH 72.4U/L，E_2 25pmol/L。

处方：山茱萸 10 克，巴戟天 10 克，淫羊藿 15 克，枸杞子 15 克，鸡血藤 20 克，黄芪 20 克，当归 6 克，川芎 6 克，王不留行 15 克，熟地黄 12 克，枳壳 12 克，牡丹皮 10 克，西洋参 10 克，紫河车 6 克（另包，后下）。每日 1 剂，分 3 次服，经期停服，每剂药渣再煎水，晚上睡前浴足。

建议平时服用维生素 E，以助孕酮的分泌。

十一诊（2017 年 3 月 24 日）：LMP 3 月 2 日，5 日净，量极少，PMP 1 月 10 日，7 日净，量多。

检查：3 月 4 日查 LH 8.67IU/L，FSH 10.2U/L，E_2 131mg/mL，PROG 5.64nmol/L。3 月 11 日查 E_2 146pmol/L，LH 37.2IU/L，FSH 7.4U/L。3 月 12 日取卵 1 颗，并已成功受精保存待用，纳眠可，近 3 个月经前面生痤疮，二便调，舌淡红、苔薄白，左脉沉细、右略滑。要求在行试管婴儿技术前调理身体。

处方：淫羊藿 10 克，巴戟天 10 克，山茱萸 15 克，枸杞子 15 克，鸡血藤 15 克，黄芪 20 克，麦冬 15 克，石斛 15 克，熟地黄 12 克，当归 6 克，川芎 6 克，白芍 12 克，西洋参 6 克，北五味子 6 克，紫河车 6 克（另包，后下）。煎法、服法、用法同上。

随访告知怀孕。

按：本案表现为不孕，西医确诊为卵巢早衰，中医诊为不孕（经水早断），经西医内分泌治疗，月经偶来潮或闭经（监测排卵，未发现成熟卵），要求中医治疗。以“肾气为根，保阴为本”思想指导该患者治疗，经坚持中药复方论治1年余，共十一诊，监测发现优质卵子而行体外受精－胚胎移植（试管婴儿）成功。追踪随访小孩已5周岁，身体健康。

五、方药之长

（一）常用方剂

刘敏如教授常用方介绍如下：

补肾滋天癸：左归丸，右归丸，五子衍宗丸，归肾丸，寿胎丸。

补血：四物汤，当归补血汤。

补阴：二至丸，六味地黄丸。

健脾益气：四君子汤，参苓白术散。

气阴双补：生脉散。

活血化瘀：桃红四物汤，桂枝茯苓丸，生化汤。

疏肝理气：四逆散，逍遥散。

化痰除湿：二陈汤，三仁汤，温胆汤，藿香正气散，苍附导痰丸。

清热利湿：四妙散，甘露消毒丹，甘露饮。

清热解毒：五味消毒饮。

消食化脂：保和丸，防风通圣散。

临床上辨证施治，根据病因、病位、病机的不同，对方药灵活加减化裁，可以有很多组合。如五子衍宗丸合六味地黄丸、生脉二至六味丸、逍遥五子左归丸、四逆归肾丸、逍遥四妙散、生脉五子四物汤等。

刘敏如教授临床上最常用逍遥五子左归丸加减治疗妇科疾病，多能取得理想的疗效。

逍遥五子左归丸的功效为疏肝健脾补肾，对于月经先后无定期、月经量少、经行不畅、卵巢功能下降、绝经前后诸证、不明原因不孕、复发性流产、工作或求子压力大而焦虑紧张、“试管婴儿”周期前 3 个月调治，具备肝郁脾虚肾虚证者，均可加减使用。

【典型病案】

刘某，28 岁，2019 年 8 月 17 日初诊。

主诉：初潮后月经量少 12 年，发现幼稚子宫 8 年。2011 年因月经量少，在深圳市某医院行 B 超检查，提示幼稚子宫（双侧卵巢大小正常，子宫 4cm×3cm×2cm）。行人工周期治疗 1 个月，因为服药出现恶心、呕吐等胃肠道反应，无法耐受而停药。近年来间断服中药治疗。2019 年 6 月 3 日复查 B 超结论同前，妇科内分泌检查（D_3）无异常。月经 5 日 / 35 ～ 40 日，量少，色暗红，无血块。经前 3 日乳房胀痛，情绪波动，或烦躁，或低落哭泣。LMP 2019 年 8 月 11 日。平素焦虑，担心无法怀孕。胃纳一般，多食易腹胀、恶心，进食凉性食物易腹泻。入睡可，多梦，夜醒 1 ～ 2 次，半小时内可再入睡。晨起腰酸，口略干，无口苦。白带量偏少，无阴痒。舌淡红、苔薄白，脉弦细、尺脉沉。

辨证：脾肾不足，肝郁血虚。

治疗：予以疏导情绪，嘱患者放松情绪，有规律同房。逍遥五子衍宗丸加减。

3 次复诊后，情绪波动明显好转，胃纳可，无明显腹泻。

四至九诊予以逍遥五子左归丸加减，经期停服。

十诊（2019 年 10 月 11 日）：患者昨日查尿 HCG（+）。疲倦，腰酸，大便偏烂。舌淡红、苔薄白，脉略数、尺脉不沉。予四君子汤合寿胎丸加减。

2019 年 10 月 25 日 B 超见胎心。孕中后期因间发宫缩，间断服药，于 2020 年 5 月 21 日顺产单胎女，母女平安。

按：本案诊断为幼稚子宫，临床治疗难度大。患者因担心无法生育而焦虑紧张，影响临床疗效，每次诊疗都予以情绪安抚。患者体型瘦小，脾胃较虚弱，一至三诊予逍遥五子疏肝健脾，略加补肾，待脾胃功能恢复；四至九诊加强补肾的力量，予逍遥五子左归丸，渐达肝气疏、脾肾强、精血旺而胎成。

妇科病（尤其是不孕症、复发性流产）不可忽视精神因素导致的身心俱累。临床治疗中，医生应仔细询问病史，分析化验报告，给患者合理解释，舒缓精神压力，灵活辨证施治。正如《伤寒论》中所言："虽未能尽愈诸病，庶可以见病知源，若能寻余所集，思过半矣。"又言："观其脉证，知犯何逆，随证治之。"肝主疏泄，脾胃为气血生化之源，肾主生殖，肝、脾、肾功能协调，胎孕乃成。逍遥五子左归丸能疏肝健脾补肾，统治三脏，在临床中灵活运用，可以获得理想疗效。

（二）活用药物

刘敏如教授治疗重视补肾，同时注重气血双补、气血同调、气血贵在流通的思想。常用药对拆解介绍如下：

山茱萸 + 淫羊藿：山茱萸滋肾阴，淫羊藿补肾阳，共同使用具有调整肾阴肾阳之功，有助排卵期之阴阳转化。刘敏如教授常言这组药对有促排卵的功效。

菟丝子 + 枸杞子 + 五味子：菟丝子、枸杞子补肾阳、益精血，五味子补肾固涩，皆为种子，取"以子补子"之义，治疗不孕症。

川牛膝 + 桔梗：这是刘敏如教授治疗妇科、内科及其他科疾病喜用的经验药对。《本经逢原》记载："丹溪言牛膝能引诸药下行。"《本草求真》云："桔梗……可为诸药舟楫，载之上浮。"两药共同配用，一上一下，使气血通调达利。

枳壳 + 益母草：枳壳行气，益母草活血，气血并调，有助气血的运行，常用于气滞血瘀证或癥瘕一类的疾病。

山茱萸 + 麦冬 + 熟地黄：滋肾阴。

牡丹皮 + 黄柏：除肾热，治相火。

茯苓 + 白术：健脾祛湿。

蒲公英 + 马齿苋 + 薏苡仁 + 仙鹤草：马齿苋善解痈肿热毒；蒲公英清热

解毒，消肿散结；仙鹤草消痈散结，解毒补虚，消中寓补；薏苡仁利水渗湿，解毒散结。如此配伍，可使活血散结之功增强，同时兼顾脾胃，使祛邪而不伤正。

橘核＋荔枝核＋山楂＋枳壳：行气散结，常用治于癥瘕一类疾病。

六、 读书之法

刘敏如教授认为读书可分为初读、深读、深研几个层次。

在诸多的中医启蒙书中，教科书是集大成的代表，可作为入门书籍之一。中医药领域拥有数以万计的医著传承至今，《黄帝内经》《伤寒杂病论》《神农本草经》《本草纲目》等经典著作为世界所瞩目，是学医必读之书。尤其是《黄帝内经》，虽托名黄帝所作，实际上是我国古代劳动人民长期与疾病作斗争的经验总结和智慧结晶。它不仅仅是医书，更是以医书为依托，以生命为中心，从宏观角度论述了天、地、人之间的相互关系，从医学、哲学、政治、天文等多方面描述宇宙奥秘、生命起源的百科全书。

在中医妇科方面，刘敏如教授作为承上启下的传承人，推荐初读《医宗金鉴·妇科心法要诀》与《傅青主女科》，深读《景岳全书·妇人规》，下功夫深研《金匮要略》妇人病三篇，即《妇人妊娠病脉证并治》《妇人产后病脉证并治》及《妇人杂病脉证并治》。《医宗金鉴》为清代皇家御制的医学教材，为医学界创立了规范的教科书，也是一部现代学习中医的重要读物。其中的《妇科心法要诀》，简明扼要，提纲挈领，朗朗上口，便于记诵，主要讨论了中医妇科四大证（胎、产、经、带），内容涉及疾病的病因、症状、诊断、治疗等方面。《傅青主女科》由清代傅山所撰，体现了中医妇科学的底蕴，论述了妇人经、带、胎、产诸疾，共计八十症，病立一案，案列一方。

诊断辨证以肺、脾、肾三脏立论，治则以培补气血、调理脾胃为主，为妇科病的辨证论治提供了新方向。其条分缕析，言简意赅，有独到的经验。《景岳全书·妇人规》为明代张景岳所著的妇产科专章，内含很多与中医妇科密切相关的中医理论。其提出“妇人之病，本与男子同，而妇人之情，则与男子异”“月经之本，所重在冲脉，所重在胃气，所重在心脾生化之源耳”，认为天癸是人体后天滋养而产生的阴液，为无形之水，妇科病证当首重调经等。《金匮要略》（亦称《金匮要略方论》）被誉为方书之祖、医方之经，为治疗杂病的典范。各代医家对《金匮要略》的整理阐释是对原文的再创造与发展，形成了疾病学雏形，其中妇人病三篇所述的理论和方药，可以说是中医妇科疾病学的鼻祖，其分经、辨证（具有鉴别诊断意义）及方药均具有临床真实性、实用性，是后世治疗和研究妇科临床疾病的准绳。

刘敏如教授总结出学习经典的心得：学习经典必须通读原文，注意与其他经典（如《黄帝内经》《伤寒论》等）的联系，学会对经典条文进行归纳分析，时常重温才能感受到经典的“经典性”。

刘敏如教授经常说：“思维传承是高层次的传承。”思维传承是她的特色。 比如刘敏如教授在研读《金匮要略》妇人病三篇时，追溯该书与《伤寒论》的渊源，认为二书内容彼此独立，又有密切联系。《金匮要略》以脏腑经络学说为基础，《伤寒论》以六经病学说为理论框架。再如刘敏如教授发展了中医的生殖轴学说，提出“肾气为根，保阴为本”的学术观、“形与神俱而为，以应天地的生命活态表达”的健康观等。这些成就都来源于《黄帝内经》，反映出刘敏如教授对经典融会贯通的修为。学习中医经典著作应吸收经典思想并运用于临床，而不应死记硬背。

对于读书，她建议最好以需求为导向进行学习。除专门研究某本、某类书籍外，最好重视经典，博览百家，擅于取舍，这样才能“由博返约，自出心裁手眼，吸取精华而用之”。对于前人的学术观点，需要具体情况具体分析，不可拘泥于古，要学其所长，避其所短。除了接受书籍经验外，还要在实际用药中进行创造，真正服务于临床。她的治学态度是“要有通功，才有专功”。

她认为作为中医人，应具备的知识结构是先做“通才”，才有“专才”，即重视基础，先有宽厚的理论基础和通科临床实践，才能谈得上专科攻尖，也就是金字塔“底”与“尖”的关系。

七、 大医之情

（一）以情历世

刘敏如教授经常对家人和弟子们说：医生是个特殊职业，是良心职业；做事先做人。人生两个字，“情”与“悟”，没有情就融不入社会，没有悟就开不了智。爱国情、事业情、亲友情、尊师情、师生情、忘年情、同窗情，还有医患情，贯穿她的一生。刘敏如教授以情动人、以情感人、以情诲人、以情施术、以情齐家、以情历世，正是这些数不尽、道不完的情，让我们见证并感受到她真善美的心灵。

1.爱国情

刘敏如教授爱国情深，感染着周围人和后代。无论身在何处，她永远抱有一颗爱国心，从不崇洋媚外。每当在中医药国际会议上发言时，她总是积极争取中医的话语权。她说：“爱国是做人的前提，爱我中华心，兴我国医。”

2.事业情

这是刘敏如教授 70 余年来对医教事业灌注的情怀。她一生以创新中医学为己任，奋斗不息，体现了她一生承、传、扬学术思想的溯源立新。特别突出的是她年轻时期即在中医妇科临床上耕耘不辍，在教学、科研的同时带学生，入田间、到工厂，为工农阶级群众服务。如今，92 岁的她依旧带着弟子们深入基层，进行临床服务，会诊妇科疑难杂症。

3.亲友情

这是刘敏如教授事业与生活最大的支柱。冯光宇先生（刘敏如教授的丈夫）1958 年写给刘敏如教授一段深情的诗："我知道，我留在你的心上，一如你在我的心中，过去和现在，我们，我和你一样，一直是个不能分离的生命，无论顺境或者挫折，都不会改变，从生命的开始，直到它逐渐凋零，任死亡或早或晚，这最早的情谊将把我们系到最后一天！"这是刘敏如教授家庭的感情支柱。刘敏如教授说："我和他吵吵嚷嚷 60 年，苦苦乐乐一辈子。"他们有一双儿女，她对儿女、孙辈爱之濡，培之严，在她预设与丈夫合穴的墓碑上刻有："寄语家人：人生之重，悟、格、为。悟开智，格有则，为在行。开悟，遵格，善为，行之指南也，做人之要也。"这反映了她对后人的要求。她的儿孙已成长为优秀之才。不仅如此，刘敏如教授对亲朋好友无私帮助，对晚辈们也是关爱有加。

4.尊师情

刘敏如教授的尊师之情，值得我们众多学生学习。她对中医妇科专家卓雨农、唐伯渊、王渭川、曾敬光等先师全心聆听教诲，守候临终；对李斯炽、吴棹仙、凌一揆、邓绍先、陈达夫、胡伯安、冉品珍等老师传授的中医精华学习运用至今；或是校外前辈廖蓂阶、黄绍芝、韩百灵、哈荔田、罗元恺、蔡小荪、邓铁涛、颜德馨、路志正、朱南孙等名中医，以及乐以成、张光圩等西医妇产科教授，均十分爱戴敬重，并向他们虚心学习。诸位先师在世时，她恪尽弟子、后学之礼，凡有师长驾鹤西游，她都尽可能亲临灵堂或追悼会致哀，重情感人。她曾说："我在 91 岁的今天，记下直接教过我的这些专业老师的名字，是为了永远怀念恩师之情。"

5.师生情

刘敏如教授的学生称誉她是"教学上的严师，生活中的慈母"，她在学校以严与宽著名。有一次她为外国学生授课，有人将两脚翘在课桌上，她马上严肃地说："我们中国尊师重道，把你的脚放下去！"发现教室不整洁时，她会说："十分钟内做好清洁，我再回来上课。"她常常不定期地召集学子们到家中去谈天说地，有针对性地就学术或研究等内容提出问题，让学生们回答。有时问题层次深，学生们来不及充分思考，回答欠佳，她就会严肃地当面指导，显得现场有些难堪，但学生们事后回味，往往发现就是这些看起来不经意的谈话，解答了学科发展方向的某些前瞻性问题，发现了学术理论中的某些缺如，开拓了临床诊疗中的新思路。

对于研究生，刘敏如教授不仅经常关心他们的生活起居、清洁卫生，甚至他们的恋爱、结婚、生育，以及子女的户口入籍、上幼儿园、进小学等问题均深切关心和尽力帮助。她会帮助有困难的研究生买假期回家的火车票。她的子女说："妈妈更关心她的学生。"刘敏如总是幽默地回答："谁叫你不学医，不是我的同行！"研究生们都记得，每逢教学或科研实验耽误了吃饭时间，她都会叫上学生去她家，无论早晚，不管是面条、饺子、抄手（馄饨）、米饭，有什么吃什么。大家围成一桌，或坐或站，有说有笑。看到学生们无拘无束，吃得开心，笑得欢畅，她也惬意地微笑。就这样，他们在教学和生活交流中建立了深厚的师生之情。有几位如今已逾八旬的学生，还经常回忆起当年年轻的刘敏如老师的宽严态度和师生融洽之情。他们说："刘老是我们的恩师，亦师、亦母、亦友，情深难忘。"刘敏如教授说："中医发展希望寄托在他们身上，我和他们教学相长，传承互进。他们是我的忘年交朋友。"

6.同窗情

刘敏如教授特别重视她从小到大的同窗。"一朝同窗缘，一世同学谊"，对于同窗好友，她做到了有难就帮。特别是上了年纪后，她与周围众多从小学到大学的同窗好友经常互助关心，但凡得知友人弥留，她必去探望，如遇病故都要亲自写挽联或悼词。如邓明仲（大学同窗）病逝，刘敏如十分悲痛，写下"堂堂男儿病无情，一生清骨留后人"的挽词，遥寄哀悼之情。唐德言（大学同窗）中年患病，在住院期间刘敏如经常到医院看望他。每逢同学聚会，无论她身处何地，总是推开一切活动，参加聚会。她的中学同学写给她 80 岁生日祝词："80 年，人生路，你一路开跑不停步。60 年，医学路，你洒下了多少汗水，饱尝了多少酸、甜、苦、辣和眼泪。光荣而艰辛的历程锤炼了你、造就了你，让你能始终发散正能量，实现了你人生的价值。我们是同龄人，我们还记你儿时的情景：调皮逗人，活泼甜美，豪爽大方，热情善良，上进自尊。长大了，你成为一位拥有仁爱、仁术、仁德、仁心的好医生；你的品德魅力是我们友谊长青的基石。老了，你有颗不老的心，还在继续跑步，向医学高难度攀登。让我们共渡耄龄，同祝自己：永葆童心，大爱永恒。”如今这些好友多已辞世，但真切之情仍鼓舞着 92 岁的刘敏如为健康传业。

7.医患情

这是刘敏如教授治疗疾患中最重视的感情。她行医 70 余年，在理论与实践结合的引导下，积累了丰富的临床经验。她把自己的医学智慧、学识和大半生精力奉献给了事业和患者。临证诊病，四诊合参而首重问诊。她总是耐心倾听患者叙述病情，不轻易打断，但也不时予以有针对性的提问。对疑难病证，她常常从患者口述内容中仔细寻觅有价值的资料，作为辨证求因的依据。有的病例，她又将中医学传统四诊与现代检查诊断相结合，将中医学的病因病机与西医学的生理病理观相结合，进行分析、求因论治。临床立法严谨，立方继承古方、重视验方，用药既强调中医传统理法方药的一致性，也不时参照中药药理研究加减，临床疗效良好。

对待患者，刘敏如教授总是着眼于疑难病患者和经济困难患者的救治与帮助，她总是尽心救治和设法解决困难。不少事实不胜枚举，所以她的医患关系很好。

（二）文化修养

刘敏如教授在专业学习之余的兴趣多样。她修读文史、弹琴唱歌、下棋绘画，更是写得一手漂亮的书法。但是她说：“都是表皮，算不了修养。”她总是散发出青春的朝气。一位熟悉她的国医大师、院士在视频中祝贺她 90 岁诞辰时说道：“我们的刘老师要精气神有精气神，要风采有风采，要活力有活力，要魅力有魅力。可以说她这几十年来唱的是一支青春之歌……刘老师在我们行业内有很多的浓墨重彩。她不仅是国医大师，更是巾帼英模……她在中医妇科方面的贡献尤其多，主编过多部《中医妇科学》，影响深远，科研硕果累累，不仅在国内有诸多影响，为香港培养中医人才，还到过许多国家讲学。这些都表现了她无论是在学识成就，还是在中医药方面都有诸多贡献……她获得了中医药的全国基础人才奖。我和刘老师经常一起开会，感受到她思维活跃，站位很高。每每说到中医药如何发展，她就慷慨激昂，给我们很多的感动。我们借这个机会，祝刘老师永远年轻，给我们中医药继续做出贡献。”90岁的刘敏如教授笑着说：“过奖了！差远矣！但能得到诸方鞭策，追求美丽人生亦是幸事！”

刘敏如教授体会到，中医药具有浓郁的传统文化特色，是中华儿女在同疾病作斗争的过程中积累的经验总结，在世界医学发展的道路上起了不可估量的作用。两千多年来，中医药在不断的发展和提高中，形成了独特的理论体系和诊治方法。她深刻感受到中医文化是中国传统文化的精髓，是中国传统医学的根基，也是中医药走向世界的本钱。因此她时时告诫弟子们，务必了解什么是“文化”，为什么称“中医文化”，“中医文化”的内涵是什么，以及这些为什么是中医药学术讨论与研究的前提。中医工作者要把“传承精华，守正创新”作为发展中医的守则。

对于“文化”二字，历来有各种精辟的理解。《辞海》指出：“人类社会的生存方式以及建立在此基础上的价值体系，是人类在历史发展过程中所创造的物质财富和精神财富的总和。”的确，世界文化内容深广，不是简单的文字可以概括出来的。刘敏如教授在《辞海》注解的基础上理解：“文化”是人类生存进化所必需，是在社会历史长河中不断造就的一种行为表达形式。至今，我国优秀的传统文化是我国文化的主体，它是中华民族对生命、宇宙现象、社会进步、天文地理、政治经济等无所不包含的历史发展的表达。人类创造文化，文化记录传承认知，促进思维，观察事物，提高创造性解决问题的能力。所以文化是人类生存发展的必然产物，文化作用的本质是传承创新，文化的发展促进了各种事物的发展，提高了人类生存的质量，促进了人类社会的发展。各种事物都要依赖于文化传递、交流、发展，所以文化是人类生存依赖的根本，是一个国家发展的灵魂。

人类生存的本质是生命，生命体现在健康上。疾病损及健康、威胁生命，因而出现救治知识。随着社会文化的进步，逐渐形成了医疗行为，随文化发展而产生医学。中医即是我国原始的医疗行为中依托中华文化发展起来的、一门独具中华文化特色的医学，所以中医文化就是研究中医药学术的根，也是最本质的探讨。

近几年，社会上经常提及中医文化。什么是中医文化?

关于“中医”的称谓，要从 1840 年鸦片战争说起。西方文化进入中国，也带来了西方医学。为了区别于我国固有的医学，从此称西方医学为“西医”，称我国固有的医学为“中医”。

那么，什么是“中医文化”？简单地说，就是促进中医学、中药学传承创新的文化。中医师、中药师的行为文化，是在中华文化孕育下建构的一种原创的、独特的、具有系统理论和临床特色而发展的一门医学。中医文化本身不是文学文化，也不是哲学文化，但文化构建又是以文学和哲学为基础。要用这种辩证关系认识中医文化。文化起源于人类的思维，为什么人类才能产生文化? 因为人的思维是高级的活态思维。即便智能机器人可以拥有大量的数据，拥有比人脑容纳更大量信息的智库，但它不具活态，所以它也比不上人类的智慧。所以，中医文化是建立在中华文化基础上的一种医学文化。为此，刘敏如教授深有体会：“中医文化是人类思维的优质产物，我承传中医思维并为之守正创新。”鉴于此，她与弟子们的交流不局限于一方一药，而是中医理念的传承。

中医文化形成的中医学具有它独特的理论体系及医疗实践作用，其主要思维方式包括整体宏观、天人合一，主要特点包括审证求因、辨证论治。中医学的基础理论是阴阳学说、五行学说、精气学说、运气学说，以及藏象、经络、气血津液、病因病机、辨治学说等内容。它的认识论“有诸内必形诸外”；诊断方法有望闻问切四诊、八纲辨证；治疗方法有内治、外治等，包括中药、方剂、针灸、推拿、按摩、气功，以及民间的单方、验方和各种简易疗法。

在中医药文化背景下，中西医应共同发展，不要耗在无谓的争端上，在发展变化中以开放的心态不断去接纳新事物与新知识，让传统中医与现代科学成为共同体。中医药经历了千年辉煌，百年沧桑，70 余年的崛起发展之路，近年来也在“西方科技霸权”的影响下，经历了各种干扰，在中医政策的保护下而得到发展，并纳入了国策，成为我国主流医学之一。中西医并重，共同发展，肩负着我国 14 亿人口的健康事业。没有哪一个国家具有这样两种主流医学的服务特色，也可以说这是世界上独树一帜的医疗卫生服务模式。这是我们走向国际的资本，应予大力彰显。

同时，随着现代科学技术的发展，生物、化学、分析等领域的新技术、新手段层出不穷，这也为中医药的发展插上了新的翅膀。刘敏如教授经常说："我要尽力把我的教训、经验传授给弟子，为中医药发展服务，为健康中国服务。在临床上每开出一个重病方，就拿到大数据库中筛选一次，看看我的理法方药和大数据的符合率有多少，用筛选出来的方子在基因靶点上打靶，看在基因学方面可以打中哪些内容，再评价效果。我发现这个方法比较适合中医研究。我们要把中医药服务女性大健康的体系完善起来，促进健康中国早日实现。"

八、养生之智

刘敏如教授几十年孜孜不倦的耕耘、求索，形成了"形与神俱而为，以应天地的生命活态表达"的健康观。这高度浓缩了她对健康的理解、对治病的追求和对患者的责任感，继而影响和奠定了她的人生观、世界观和职业观等。

刘敏如教授的健康观中，"形"是指人体外在的形态。《素问·宝命全形论》云："人生有形，不离阴阳。"《素问·生气通天论》云："阴平阳秘，精神乃治。""神"是指人体内在生理活动形于外的精、气、神的活态表达。"为"是指人的作为、行为、行动，以及适应自然环境、社会交往的能力。生命的全息加生命的活态便是生命的健康。

为什么要"以应天地"？《灵枢·岁露》云："人与天地相参也，与日月相应也。”“以应天地”，强调我们生活在一定的环境中，要根据自然环境的变化而改变，针对不同体质、不同气候和不同地域，运用不同的方法主动适应自然界的环境和变化，顺应自然、适应自然，这是天人合一观的重要部分之一，是健康的重要原则。现在常说的大健康指个人生理、心理、社会、环境相和谐的状态，被称为“四要素健康”。而中医对健康状态的解读包括：①形体健康。《素问·宝命全形论》记载：“人生有形，不离阴阳。”阴阳平衡和谐，形则健康。②心理健康。这是一种比形体健康更高层次的健康要求，属中医“神”的范畴。③社会适应性健康。这是人体健康的高级状态，是中医整体观念的体现。④道德健康。这属于健康的高层次范畴，《备急千金要方·养性序》中提到，道德可使百病不生，道德健康胜过服用药饵。品德高尚的人能遵守社会道德准则，正直仁义。如此，则可健康。

刘敏如教授虽已鲐背之年，却依然体态挺拔、精神矍铄。刘敏如教授把自己对生活的态度，总结为3个“自”，即自在、自律和自为。自在，即在生活中做到心态宽松，减少心理负担，兴趣多样，随性自在。自律，即生活上求自在，行为上却要自律。不是任性行为，要有底线，把握好自在和自律之间的尺度。自为，即自己要有所作为，和谐人际，有助他人。三者协调则是养生秘诀。

作为地道的成都人，刘敏如教授有着典型“川妹子”的豪爽之气。在生活起居方面，该睡，她就不拘泥于睡觉的时间、地点，到了九旬高龄依然是说睡觉就睡觉，说熬夜就熬夜。如果困了，就会马上放下自己的工作去睡觉；如果有工作必须加班，她甚至可以彻夜工作。她乘坐任何交通工具都能做到随时入睡，以养精蓄锐；当医生值夜班时，被喊醒立刻起床，事过倒头便入眠。在饮食方面，她可谓“百无禁忌”，并不像大家想的老年人就必须少盐少肉，她是想吃什么就吃什么，但不过量；保证基本营养摄入，每天吃鸡蛋、喝牛奶，保证身体蛋白质的摄入，而晚餐会多吃蔬菜水果，帮助消化；她平时也注意补充膳食纤维和维生素；不喜欢的食物，只要身体需要就不挑食，但也不会过食。

刘敏如教授认为，养生是综合的、动态的、自在的、宽松的、发展的，是在自觉或不自觉中形成的，没有什么固定的、硬套的养生方法。每个人的情况不一样，要因人而异、因地制宜，找到适合自己的养生方法。

九、 传道之术

（一）人才培养方法

刘敏如教授在中医妇科教学方面颇具匠心，她参与历次中医高等院校教材建设，先后授业于成都中医药大学（原成都中医学院）本科班、大专班、成人教育班，以及全国中医妇科高师班、进修班、海外学习班，培养硕士研究生、博士研究生等不同层次的教学对象。她能因地制宜，因材施教，致力于提高学生独立思考、分析、解决实际问题的能力。她严谨灵活的教学方法深受学生欢迎，曾荣获教育部颁发的“巾帼建功奖”。她在全国中医妇科师资班的教学中，提出“师资班双线教学法”，在中医教学界颇有影响。在她的带领下，成都中医药大学中医妇科学科被评为国家级重点学科，是教育部授予的首批中医妇科博士点之一，刘敏如教授也被评为中医妇科首批博士生导师。她培育硕、博研究生重质不求量。成都中医药大学与香港东华三院于2020年联合开办特色中医妇科人才培养班——“刘敏如班”，强化中医经典教育，鼓励学员参加中医经典等级三、四、六级考试，国家级中医经典类比赛等，并为通过的同学提供奖励，以激发学生主动学习中医经典的积极性，养成诵习中医经典的习惯。同时，“刘敏如班”注重学生学术意识、创新思维和创新能力的培养，营造浓厚的科研及实践氛围，配备妇科优秀师资，鼓励及指导学生发表人类生殖疾病方面的专业性学术论文、申请人类生殖疾病方面的研究课题等，并对学生的科研学术成果进行奖励。被评为国医大师后，刘敏如教授担负传承使命，改革传授模式，积极支持刘敏如女科医系研究院

（深圳）、北京刘敏如中医女科研究所等的创建工作。她说："这是整合传承的新形式。"旨在进行女科医系教育文化、临床实践、新药开发等研究。以"直线式"（中医妇科临床思维与实践课程传承）与"方圆式"（周边辅助学科支撑）、近距离和远程辅导相结合的方式，在学术、临床、实践、做人等方面传思维、传理念，要求传活、传实、传精，为大家开悟、传道。她经常谦虚地说这是教学相长。对于培养传承弟子，她考核严格，传承内容宽深精实。她对招收传承弟子很严格：①单位推荐，经主管部门培养计划输送者；原培养已毕业的硕、博研究生愿再为弟子者。②经师父考核。③有淘汰制和延迟毕业制。④毕业时限 4 ～ 8 年。教学方式以在原职岗位学习为主，包括线上、线下授课，结合教材自学，定期参与临床，由成都中医药大学国医大师传承工作室与公证处发放入学通知和毕业证。拜师弟子不收取任何费用。拜师仪式上，弟子们需朗读大医精诚医训，而她自费赠送传承戒指，并告诫大家要"戒谀，戒伪，戒妄"，不忘初心。

（二）人才培养成果

她培养的硕、博研究生和 75 名传承弟子多已是岗位上的骨干力量，多服务在临床第一线，成绩斐然！其中，包括国家中医药管理局重点学科学术带头人 5 名，中华中医药学会妇科分会主任委员 1 名，副主任委员及常委数名，岐黄学者 3 名，获全国名中医称号者 5 名。

刘敏如教授 2002 年受聘前往香港东华三院、香港大学临床教研中心，任顾问中医师 13 年，在香港起到了传播中医的作用。香港中医界至今与之来往密切。为此，刘敏如教授成立了"刘敏如国医大师工作室"，与成都中医药大学共同举办"刘敏如班"，至今已 4 期，在成都中医药大学九年制学生中进行选拔，每期 20 人，教学工作情况良好。对于"刘敏如班"，刘敏如教授从班级的策划到学生的遴选，再到学生的教学计划制定及传道授业，无一不亲力亲为。截至目前，"刘敏如班"共计招生 4 届，成员 80 名。该班将院校教育与师承教育结合，是做好活态传承的一个重要举措，能够加强内地与香港中医药人才的交流。

刘敏如教授一辈子教书育人，桃李天下，现传承人和已拜师弟子123人，学生、弟子遍布美国、加拿大、意大利、澳大利亚等国家，以及我国香港、澳门、北京、山东、河北、广东、陕西、江苏、浙江、福建、贵州、四川等地，在中医妇科科研、教学、临床、中医药开发与研究、中医文献整理与挖掘、中医药与基因结合研究、中医药服务女性大健康等领域各有建树。做到了真正的传承精华，守正创新，造福社会。

（内容摘自《国医大师传承录》第二辑353—381页）

刘敏如学术传承谱

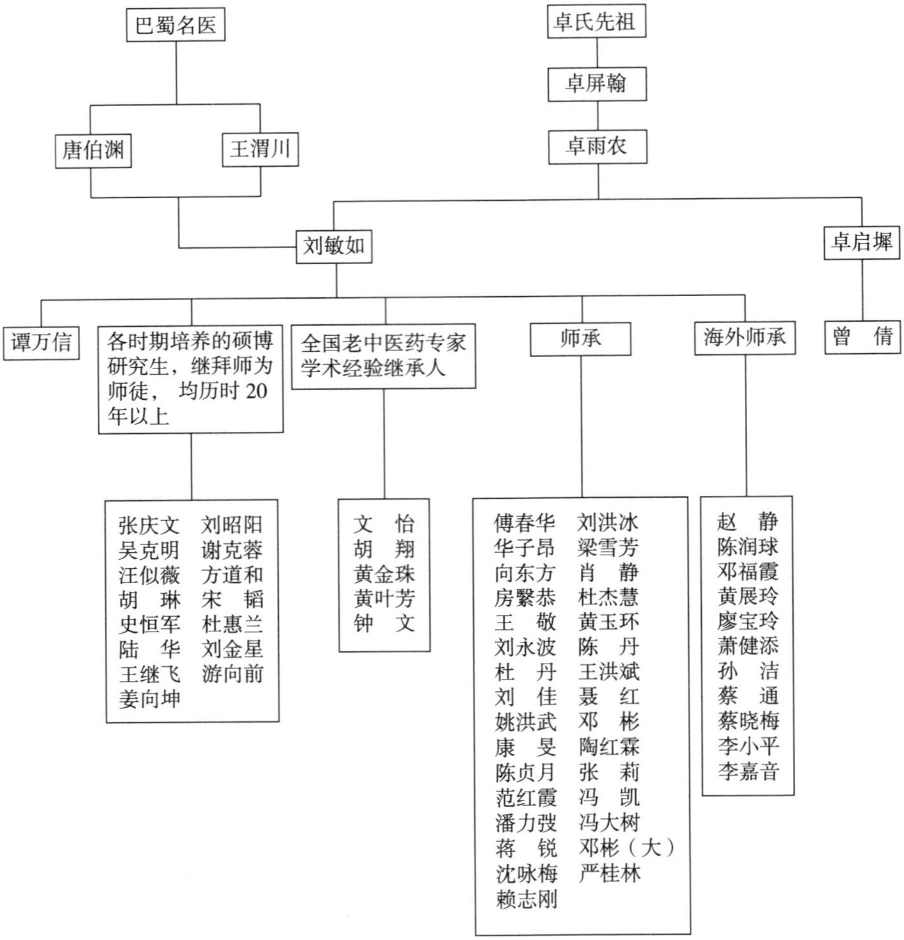

注：
一、刘敏如传承弟子来源有三方面：
1. 从 1984 年起硕博点培养又从师者；
2. 刘敏如获国医大师后公立单位推荐招收的、具有博导资历的传承人；
3. 国家中医药管理部门分配的继承人。
二、每位弟子经 4 ~ 8 年间断临床跟师和学术培养及大师考核，由成都中医药大学刘敏如国医大师工作室考核发出师证，并经国家公证处公证为传承人，其传承人均有任务。
三、现已出师传承人 75 名，尚有 48 名学生继续跟师。

（张庆文、胡翔整理，王爽编辑）

序

李克光

倏忽间，吾与刘敏如同志相识六十余载，对其耿介直爽之性、钻研开拓之功颇为赞赏。早年，吾奉调任教成都中医学院时，她刚毕业留校不久，尚在历练之中。因其勤勉好学善于思考，性格率直敢于发问，在卓雨农、王渭川、唐伯渊等女科名家的潜移默化及悉心指导下，教研水平提升甚速，堪称日新月异，渐形成自己的医教研特色，为其日后的成就奠定坚实基础。尤可贵者，她在管理方面也展现出颇强能力，给我留下了深刻印象。故而在二十世纪八十年代，四川省中医药管理局筹建之际，吾力荐她任副局长，她欣然应允。在其任上，为四川省中医药发展做出很大贡献，值得肯定。

“万事云烟忽过，百年蒲柳先衰”。遥记十年前，吾曾与她在围棋协会一晤，相谈甚欢。耄耋相聚，畅论养生延命之术，兴之所至，我将老年养生愚得“静宁观世态，淡泊养身心”书赠与她 ，“ 以介眉寿”。《礼记》言：“七十不与宾客之事。”如今吾已过百岁，日常深居简出，闭门谢客。但吾尚关注着她的信息，据悉她一直在全国各地为中医女科的传承和发展而奔走，做了很多实事，吾为之欣慰。

前些时，门徒马烈光专程诣吾寒舍，带来刘敏如同志的托付和资料，言其将再创新作《刘敏如女科承传医文集选》。吾闻之不胜感慨。

“莫为之前，虽美而不彰”。中医发展莫不赖传承，传承乃中医受术之基。吾之术，即源自家传及董师等前辈；刘敏如之术，源自建校时各位女科前辈大家。薪火相传，遂得永续不绝。中医之传承，在文，在悟。一部《黄帝内经》，研读者不同，所得亦不同，遂能分出伤寒、温病及其他学派。故中医传承亦重“文以载道”，集文以示前人论述之原貌，可供后人各自体悟，各有发挥，多路突破，齐头并进。因此，刘敏如新作，以集选形式成书，契合中医传承特色，嘉惠后学，其功匪浅，洵乃中医女科传承之宝也。

大作付梓之际，不揣鄙陋，爰志数语以贺之，并寄传承之望！

李克光

甲辰季秋

序

诸国本

医学女科的重要性，首先应该从人类学的角度去考察和认识。

38 亿年前，地球上出现了单细胞生命体。经过漫长的演变过程，生物从氤氲中消长，人类从进化中成形，终于走在生命世界的顶端，以男女形态和交媾方式繁衍成长。中医学的天人合一观念，重视人与自然的相应联系，在医学女科中体现得尤为明显，对医学女科的发展具有根本性的指导意义。

从人类学的角度认识人体，中医女科是生命科学的源泉。一切对女性的探索、保护和合理调摄，促进了人类的繁荣与进步。然而长期以来，某些传统观念对女性社会地位及身心健康的束缚，对女性在恋爱、婚姻、生育、养老及家庭生活等方面的种种干扰，都造成严重不良后果，至今留有余痕。女性问题是一个国家和民族发展的根本问题，研究、关注和维护女性的生存健康是对人类文明进步的不可或缺的贡献。

早在殷商的甲骨文中，就有“育疾”（即妇女生育疾病）的记载。《史记·扁鹊仓公列传》讲述了战国时期名医扁鹊和仓公的故事：“扁鹊名闻天下，过邯郸，闻贵妇人，即为带下医；过雒阳，闻周人爱老人，即为耳目痹医；来入咸阳，闻秦人爱小儿，即为小儿医；随俗为变。”这不仅说明扁鹊的医术高明而且全面，也反映了当时的医学已有基本的分科。扁鹊对妇科、老年科、五官科、小儿科的疾病都能随时出诊，应对自如，以至誉满天下，载于史册。

之后，从长沙马王堆汉墓出土的《胎产书》，到唐代孙思邈《备急千金要方》的“妇人方”，宋代陈自明的《妇人大全良方》，明代王肯堂的《女科证治准绳》，明末清初的《傅青主女科》等，仅仅是女科一类，其古籍浩如烟海。这些古籍为中医女科奠定了基础。

近几十年来，随着社会发展和医学实践的积累，中医女科迎来了新的发展机遇，也取得了历史性的发展成就。其中，《刘敏如女科承传医文集选》系列的出版，站在人类进化的历史高度，以社会进步的宽阔视野审视女性大健康问题，为继承发展中医学提供了具有时代特点的学术思想和实践经验，是中医学基础理论守正创新、中医女科临床汇通求变的具有代表性的标志之一。

刘敏如今年已届 91 岁高龄。年轻时受教于成都中医药大学，受卓雨农、唐博渊、王渭川、黄绍芝等老一辈中医专家的亲自教诲和临床指导。在以后 70 余年的中医医业生涯中，深刻感受到中医文化是人类智慧的优质产物。中医学是我国的原创医学，为人类健康做出了不可磨灭的贡献。秉承扎实的中医基本功，在中医全科基础上，她专攻中医妇科学。她紧跟中西医学的前沿知识，以衷中参西思想为核心，在学术思维、学术内涵、学研方法上取得不少具有特色的创新成果。

中医的医学文献，存量巨大，汗牛充栋。但精华极多，糟粕也不少。既有不少遗漏，也有良莠不分，或错引错解。今天全面继承古训，首先要做一番系统整理工作。于是她在文献学研究的基础上，从整理女科文献开始，与助手黄玉环历经 8 年时间，编著完成《女科医典传承新编》一书。在编著时，刘敏如接受历史教训，实事求是，谨慎从事，克服“医籍鉴别难度大，创新评估标准少”等困难，不雷同于既往的医籍文献整理，体现了以“承”为先，承传统、溯源流、启发展的精神，达到回溯源头、去伪存真、去粗存精、正本澄源、发展创新的目的。

近两百年来，西学东渐。中医学与西医学互相碰撞，团结合作，各展所长。中医发皇古义，融汇新知，不少临床思维和学术观念需要深入讨论，取得共识，升华为理论，进入医学教育。刘敏如系统地梳理了她的学术观和健康观，认为“形与神俱以应天地是生命活态的基本表达”。在前人研究的基础上，提出“脑－肾－天癸－冲任－胞宫”女性生殖轴调控理论；“以肾为根，保阴为本”“以血为证”。她鉴于中医妇科疾病学发展滞后，提出盆腔疼痛证、盆腔瘀血证、女阴白色病变证等中医妇科新病种；对西医发现而中医尚未论及的新病种，主张做相应探讨，如西医妇科的“卵巢早衰”，她首先论证属中医妇科的“经水早断”；西医妇科的“多囊卵巢综合征”，她论证取名为“胞中脂膜壅塞诸证”，等等。她特著《中医妇科病种补遗研究》，从中医基本理论层面发展中医妇科疾病学。她的老师卓雨农主编的《中医妇科治疗学》，是刘敏如一生的专业指南。她专门撰写《卓雨农中医妇科治疗学方剂解读研新》一文，做了别开生面的创新解读。她的弟子整理她平生数万例医案，编著了《刘敏如医案实录》。按刘敏如的要求，其中既有有效验案，也有失败案例和不全记录案例，她一一做了求实分析。其他如《衷中参西大妇科学》《刘敏如柳丝杂记》等十几部著作，她都亲策亲力，和弟子团队教学相长，传承相长，努力完成她的传承使命。

刘敏如从事教学、科研、医疗工作70余年，是医、教、研、管复合型人才，是中医界承上启下的代表人物。她自幼受到全程普及教育、10年的医学教育及不同岗位的工作锻炼，为她的文化素养和专业修养奠定了基础。

在传承教学上，刘敏如提倡全面继承，立体带教。以导师为中心，老、中、青围成圆圈，医、教、研相互沟通，知识呈放射状散发，主题成圆心般凝聚。她认为，做学问志趣要高，基础要牢。练好通功，才有专功；建好塔基，才有塔尖。她认为一个人的教养决定其对事业的追求。人首先要有思想，有主见，有风骨，能独立思考，不随波逐流。中医的现代化，继承而不泥古，发展而不离宗。可以衷中参西，但中医不能西化。正所谓守正创新，守正就是要守住底线，防止异化，使创新有根有据。

凭借几十年的医学耕耘成果，特别是在中医女科领域取得的成就，刘敏如获得国家以及地方授予的多项殊荣，包括国医大师、中国中医科学院学部委员等。但她谦虚地说，人生重在贡献，不必看重浮名。她认为迄今为止编写的系列著作尚为粗浅之作。她注重实际，反对浮华。成为国医大师以后，她提出不让岁月走过场，不把“大师”当资本，不把“大师”当花瓶，把主要精力放在学术传承方面。她认为学术继承主要是传递思维、理念和基础理论，传经验要传活、传实、传精、传深。她主张因材施教，有教无类，打破门户之见和流派之别，接收不同专业基础的学生，以便于中医学的多学科研究，取得教学相长的效果。她十分重视学生的人品、文品、医品，提出戒谀、戒伪、戒妄的“三戒”原则，要求自己和弟子在人品、学品、医品上互督互勉。她思想解放，思维敏捷，兴趣广泛，善于合群。她老而康泰，忙而有序，动静有度，养生有道。她庄谐自若，医患如亲，桃李芬芳，下自成蹊。学生们誉她是“教学上的严师，生活上的慈母”。

在艰苦曲折的特殊年代，每个人脚下的路都是不平坦的，但刘敏如的一生，基本上是幸运的。她生于成都，攻于女科，立于讲坛，成于改革，临风而不着雨，盛名而不居功。晚年的她，非常欣赏著名英国记者、国际旅游诗人莫里斯的人生态度。有人问莫里斯，人老了是什么感觉？莫里斯回答说：“伴随着年老而来的宝贵的自由，如果我愿意，我可以看书、玩电脑一直到凌晨四点，然后再一觉睡到过午；如果我愿意，我可以独自一人听着五六十年代优美的旋律而翩然起舞；如果我愿意，我可以为我逝去的爱情一洒伤心之泪……”刘敏如的率真、洒脱、任性、执着，都很像莫里斯。她把她的学问、思想、作风甚至脾气全都传给了她的弟子。她的团队有功力和活力，更有风格和风采，像一股早春的清流，活泼而富有生机。

当代中医药的发展，面临很好的机遇，也存在诸多困难和问题。中医学术的守正创新，说来容易，实现甚难。既要防止丢失退化，也要防止效颦异化。面向世界，面向未来，刘敏如“爱我中华，兴我国医”“健康中国，从我做起”，将毕生心血凝聚在《刘敏如女科承传医文集选》系列著作中。这套著作以女性大健康为背景，以中医女科为核心，贯通古今，环视中西；总结自我，纵横团队；前承师友，后启来人；其内容浩繁宏博，结构奇中有正，策划匠心独运，最后达到立德、立功、立言的目的。刘敏如在多个场合呼吁，中医学发展要在传承传统经典理论的基础上，创造中医学的新观点、新学说、新理论。她在中医女科领域率先垂范，垒字成书，认真做到了这一点。当新书付梓之际，吾乐而为之序。

诸国本
2024 年 11 月 19 日

序

余曙光

我在四川省中医药文化发展促进会刘敏如中医传承研究专委会成立暨第四届成都中医药大学“刘敏如班”开班仪式上，见到我校终身教授、91岁的刘敏如国医大师。她一如既往健康美丽，思维敏捷。她在讲话中说：“我还有劲做好传承工作……”我深受感动，深表敬意！作为现任校长的我对她甚是了解。

《刘敏如女科承传医文集选》系列丛书即将陆续出版，邀我为序。为前辈书作序乃是重任，思之再三，认识到于公之责，于私之敬，应对老教授予以支持。经过学习了解，我深感这是一部刘敏如教授历经20余年策划、亲任总主编的中医妇科书，一套符合“传承精华，守正创新”精神的系列著述，“体现中医学术高度的真实性、传承性、实践性，具有与时俱进的活态‘象’”。我深受教益！

刘敏如教授从医传道授业70余载，桃李满天下。作为中医领域的杰出代表，她不仅医术精湛，更是医德高尚。作为我国首位女国医大师，刘敏如教授在中医妇科领域的卓越贡献和深厚造诣，不仅为无数患者解除了病痛，更为中医的传承与发展树立了典范。近年来，刘敏如教授身负传承使命，改革传授模式，以中医妇科临床思维与实践传承为主线，以多学科交叉融合为支撑，深研与普及相结合，教学相长，提高了传承效果，引领中医传承模式的创新发展。这是她步入老年却文思喷涌、著述丰厚的基础。

承岐黄薪火，传国医精粹。这是我们中医药事业经久不衰、创新发展的要诀所在。刘敏如教授和她的弟子的系列著述，独具学术特色，为中医学术思想和临床经验传承提供了多维空间和崭新舞台，搭建好刘敏如教授学术思想传承的平台，进一步巩固和提升中医妇科医、教、研、管综合能力，不断推进与创新中医传承人才培养模式，不断促进复合人才及学科建设的发展壮大，是我们共同的责任，是四川省推进国家中医药综合改革示范区和中医药强省建设的学术支撑，也是著书立说的目的所在。

中医药的传承与发展任重而道远，更是新时代赋予我们的责无旁贷的历史使命。刘敏如教授是中医妇科领域的领军者，其学术思想与精髓是中医药宝库中的珍贵财富。

成都中医药大学将一如既往地支持中医药的传承创新工作，刘敏如中医传承系列丛书与传承研究专业委员会相得益彰，携手并进，共同努力，为中医药事业的繁荣发展贡献力量。

岐黄之志，薪火相传，国医精髓；千秋伟业，悬壶济世，福泽人间。

特此敬以为序！

余曙光

2024 年 11 月 20 日

INTRODUCTION 前言

《刘敏如女科承传医文集选》（以下简称《承传集选》）是当代中医大师刘敏如教授担任总策划的一套系列丛书。它不是单一的专著，但它比丛书集中，比选集宽泛，比专著系统。刘老特别强调：冠以“刘敏如女科”，不是“门派”属性，而是在守正中医学基本理论和临床实践的基础上，突出中医女科带有时代特征和独立见解的学术内涵。

刘敏如教授说：“我年轻时候，老师卓雨农告诉我，学习中医要正本溯源，取其精华，去其糟粕。尽管我在中医教、研、医工作中体会到中医文献的传承意义，但直到我步入老年，方才悟到卓老师教导的分量，可惜我至今未能做好！在内容认知、承传方法上，存在不少空白。还有大量的难题和困惑，迫切需要研究和整理，从中医文献、理论探索和临证实践中寻找答案。”

因此，刘老从 70 岁至今 92 岁的 20 余年间，著述 10 余种，以广阔的视野和深刻的经验，力求体现中医学术的真实性、实践性和传承性，喷涌内在的中医思维，描绘独特的活态“象”，展现与时俱进的风采。她不无感慨地说：“20 余年来，我在写作时需要大量的查新、记录、收集、整理等工作，全靠众多弟子和‘义工’志士组成的学术团队的努力配合，否则不可能有如此的学术累积。同时还依靠有关领导、海内外友好人士及忘年之交的多方支持。”总之，这套丛书是在刘老 70 余年辛勤耕耘的基础上，依靠学术团队绵绵不断的集体奋斗所结出的丰硕成果。除了体系完整、传承创新、结构独特、信息量大之外，具有聚焦集成、编辑新颖等学术特点。

《刘敏如女科承传医文集选》的第一部《女科医典传承新编》，

其先行的六部（《本草论》《基础论》《痛经论》《外治论》《不孕论》《闭经论》）重在溯源中发掘精华；《卓雨农妇科治疗学方剂解读》（上下册）承读师著，发挥研新；《刘敏如女科医案》实录经验，融会新知；《中医妇科病种补遗研究》是一部突破固步的首创著作，具有中医病种发展的意义；《衷中参西大妇科学》是女性大健康的学术支撑；还有《刘敏如中医之路七十年》是当代中医发展的历史见证；《刘敏如女科习用方》乃女科必备之书。这些著作均体现了承传集在中医女科学术上的承、传、扬一以贯之的逻辑思维。同时，书中不避讳传承创新存在的主客观问题，如医籍鉴别难度大、创新评估标准少等。这些问题都待今后深入研究。尽管如此，编者们不辞劳苦，广取资源，放眼未来，根于实践，不拘一格，不纠缠于各书体例不统一，编写格式不雷同等形式问题。目前已编著四部出版，六部紧跟完成，其余的将陆续完稿。我们深信，这套系列丛书是著者、编者和助力者对真实世界的贡献，具有承上启下的现实意义，有利于女性健康和新一代幸福生活，是一项千秋万代的事业。

由于全书内容庞浩，古籍近著兼收，编著过程较长，其疏漏、错误及不足之处，望读者指正。

特别鸣谢有关人士给予本套系列丛书的鼓励。

有关领导：李蒙、王国强、殷大奎、诸国本、李大宁、屠志涛、朱丹枫、田兴军、刘毅、余曙光、郑川、万德光、国锦琳、杨明、高存亮、陶海霖、王国辰、罗建、刘峻杰、李俊德、刘志龙等。

资深学者：马有度、李兴培、刘元洪、何光鉴、杨实诚、徐经世、肖承悰、哈孝廉、张吉金、国培、哈孝贤、刘德齐、冯大庆、夏中和、张如宾、周训论，以及何嘉琳、钱丹凝、陈佳月、李春清、吕松涛、宋刚、李刚、杨慧芳、李元庆等友人。

港澳友好人士：王定一、陈跃莊、冯柏乔、吴维新、杨淑贞、杨超成、何超蕸、梁景芳、苏佑安、邓明慧、曾庆业、李爱清、王立恒等。

附：新书预告

《刘敏如女科承传医文集选》系列著述：

一、《女科医典传承新编》

包括《本草论》《基础论》《痛经论》《外治论》《不孕论》《闭经论》

二、《卓雨农妇科治疗学方剂解读研新》

三、《刘敏如医案实录》

四、《中医妇科病种补遗研究》

五、《衷中参西大妇科学》

六、《刘敏如学术发言视屏录》

七《刘敏如柳丝杂记》

八、《刘敏如医生的故事》

九、《刘敏如临床习用方手笔》

十、《刘敏如传承人心悟录》

十一、《刘敏如医教研管行踪记》

十二、《中医之路七十年见证》

《刘敏如女科承传医文集选》编委会

2023 年 11 月 28 日

PREFACE 序

《女科医典传承新编》相关的文献搜集、整理与数据分析工作始于2016年。其目的是理清女科医系的发展脉络，追溯女科特有理论的源与流，去伪存真，精准传承，促进女科医系的发展创新。

我们的研究工作是以某个问题或某个疾病为核心，纵向地、大范围地收集相关历史医籍文献，并进行系统性的梳理和研究。

研究的范围从使用药物汇总及特征分析、方剂的汇集与综合对比分析，到梳理理论的溯源及应用情况等。

研究方法与研究工具，一是"以点带面"的文献研究方法为主导，二是充分利用现代的数据分析方法与软件工具，将以往用人力无法完成的大量的数据对比与分析工作交由电脑完成，我们只需对结果做出分析。

在这一过程中，我们下的是苦功夫、慢功夫，一点点分析琢磨。针对某个病种或问题点，如痛经、肾功能等，依线索将所能寻找到的有价值的历史医籍文献一一罗列，再录入数据库，从用药、方剂组成、证型、治法、理论源流等方面进行分析和整理。如为了理清女科用药规律及女科用药在女科治疗理论发展过程中的演变，我们建立了一个含800多味中药的数据库，其中包括某一味中药所在不同历史时期的主要本草文献中的记录。如果我们要研究汉唐的方，我们就调取汉唐时代的本草文献记录；我们要研究宋元的方剂，就调取那一时代的文献记录。以这种方式来一点点地开展研究，力图展现并回溯那个特殊的历史时期的用药规律、理论渊源及医家写下并记录这些文字时的灵感闪现。这是一项有趣的工作，可以历久而不烦心，会在眼前渐渐呈现出一张清晰的历史脉络图。上面标识着中国医药历史发展进程与女科发展历史中，中医人耗心竭力而汇聚成的点点繁星，光耀后世。

我们用力最深、耗时最多的有两处：一是女科常用中药的整理；二是对女科主要涉及的、中医基础理论中的部分核心问题从源到流的整理与分析。

首先，对女科中药整理的基础是要先摸清楚女科疾病的用药规律。比如每个时代哪些中药是常用的？后代又有什么变化？它需要进行大量的基础数据录入、计算等工作。然后是对中国历代的本草文献进行梳理，理清其源与流，这样才能选取最有代表性的、某一时代的医家最可能参考的著作，防止做无用功，或是研究结果出现大的偏颇。偏或不全的问题是难免会存在的，我们只想尽力纠正这种偏，尽可能地全，而使其不断趋向于“正”。女科中药的研究整理，是对女科各病种所使用方剂进行分析的基础性工作。

对女科所主要涉及的、中医基础理论中的部分核心问题从源到流的整理与分析，是一项会不断产生惊喜与疑惑的工作。如肾、三焦的功能，冲任督带的作用。如“冲脉从动气生”“督脉过心”“任督相交”“三焦之气发腠理”等。单独看某一部文献中的记述，可能会发现问题，但将很多文献汇总起来再看时，它就会自动形成一条条解决问题的通路，令人欣喜。

在发现问题，并一步步解决问题的过程中，我们所发现的具有代表性的问题主要有以下几个：

一、中医发展历史进程中的“断层”现象

我们亦将之称为中医发展过程中的“非连贯接续”现象。当我们从历史发展的角度，审视中医发展进程，发现不管是中药，还是方剂，还是中医的

理论，都存在一个“非连贯接续”的现象，即“断层”。时间大概在“五代十国”，从唐末到北宋150余年的战乱时期，这一段时间新出现的东西少，且在这之前的理论和用药与在这之后的理论和用药差异较大。虽然都是在中医这个理论体系之内，但也有前后不能贯通之说。

这种现象在中药方面体现得比较明显，主要是对药物的认识不同。现以当归为例。

汉《神农本草经》：“味甘，温。主咳逆上气，温疟寒热，洗洗在皮肤中，妇人漏下绝子，诸恶疮疡，金疮，煮饮之。一名乾归。生川谷。”

汉《名医别录》：“味辛，大温，无毒。主温中，止痛，除客血内塞，中风痓，汗不出，湿痹，中恶，客气虚冷，补五脏，生肌肉。生陇西。二月、八月采根，阴干。”

二者皆成书于汉，内容有可见的相似性。

唐《新修本草》：“味甘、辛，温、大温，无毒。主咳逆上气，温疟寒热洗洗在皮肤中，妇人漏下绝子，诸恶疮疡，金疮，煮饮之。温中止痛，除客血内塞，中风，汗不出，湿痹，中恶，客气虚冷。”

该书为官修本草，被誉为“中国第一部由政府颁布的药典，也是世界上最早的药典”，与汉代本草一脉相承。

宋《本草衍义》：“《药性论》云：‘补女子诸不足。’此说尽当归之用矣。”

该书成书于宋，《药性论》成书于唐，但这里有引用错误，其完整的原文是“止呕逆，虚劳寒热，下痢腹痛齿痛，女人沥血腰痛，崩中，补诸不足”。“补诸不足”与《名医别录》的“补五脏”意义相近，但与“补女子诸不足”相去甚远。“补女子诸不足”应视为《本草衍义》作者寇宗奭的个人观点。

元《汤液本草》：“易老云：用头，则破血；用尾，则止血；若全用，则一破一止，则和血也。入手少阴，以其心主血也；入足太阴，以其脾裹血也；入足厥阴，以其肝藏血也。头能破血，身能养血，尾能行血。用者不分，不如不使。”

《汤液本草》作者王好古，为易水学派的创始人张元素的弟子。今人对当归的认识与此书有很深的渊源。

从以上文献中我们可以看到，当归的主治范围明显缩小，由汉唐时期的温中、发表、除痹、补虚、止呕、止痛、疗疮、可治妇人下血，变为宋金元时期的“活血养血”“补女子诸不足”。这个转变过程过于突然。中药方面这种例子还有很多，如地黄，《名医别录》中言其可“破恶血，通血脉”，到了宋元时期，就变成了“凉血补血，被肾水真阴不足”（出自《药类法象》）。前后文献记载的变化过程不够连贯，接续有困难。这一问题是否由于我们今天见到的文献亡佚较多所引起的呢？并非如此。因为虽有文献亡佚，我们仍能找到每个朝代的代表性本草著作。我们又对中医理论、辨证原则方面的文献进行汇总，汇总的结果佐证了这一“断层现象”的存在。它不仅体现于中药，还体现于中医理论的其他方面。

如以闭经为例。我们先统计了由汉至唐的文献中所有有关闭经的病因病机内容。那个时期是以辨病因、病机为主的，不会总结为后世我们常见的诸多证型。病因病机是立体的描述，辨证更倾向于病机发展过程中某个时期矛盾的集中体现和治疗切入点。统计后发现，提及因胃气虚导致闭经的内容只有 1 条，涉及经脉（主要是冲任、胞络、手太阳经、手少阴经）的占大多数；其他脏腑未有提及，仅提到了“肝脉”，这属于脉法的内容。

到了宋金元时期，虽前代医书仍存世，也有记录，但在闭经的病因病机分析与治疗上开始重视脾胃等脏腑。最关键的是整体辨证思路的改变，从以经脉入手的病因病机分析，突然转变为从脏腑的角度进行分析。这样的转变其背后存在着对于人体运行机理的不同认识。女性的生长发育、孕育胎产等过程与经脉的关系非常紧密。在汉唐时期，人们常常是从经脉的角度来认识、分析这些问题的。从宋金元起，转而从脏腑入手。

如果我们再进一步去研究中医一些基础理论中的概念在各个不同历史时期的文献记录，这一“断层现象”的演变线索会变得更为明晰。例如：

在早期的中医理论中，“命门 – 肾间动气 – 冲脉”是一个密切联系的轴。这一理论在唐代的影响较大，《黄帝内经太素》中有非常多的相关论述。从这一理论出发来解释冲任、胞宫、胞络等的关系比较容易。冲为血海，为五脏六腑之海，而冲脉从动气生……同样是命门、元气之类的概念，两宋、金元时期多论“命门 – 相火 – 三焦”，又引入了丹田、君火、相火、水之精、坎之气等理论要素，务要使中医生理活动的运转过程与术数理论中坎离、君相之说相符合。这就由务实转为务虚，脱离了人体的经脉体系，很难解释命门、相火、冲任的关系。它们与女性经带胎产、生理病理变化过程的关系很难直接讲清楚。医生只能从命门、肾、脾、胃、元气、肝、胆等的相互关系中间接地去解释这个问题。

产生这一现象的原因，百余年战乱与割据引起的医籍亡佚与人员（医生）、物资（药物）的交流困难是大的时代背景因素，某些医家所代表的医学流派及重要典籍的“消失”可能是主要原因。如《汉书·艺文志》所记载的《扁鹊内经》《扁鹊外经》《黄帝内经》《黄帝外经》《白氏内经》《白氏外经》《白氏旁篇》，今天我们只能看到《黄帝内经》，余书皆已亡佚。而北宋时期的医家比我们能看到的还要少，仅能看到《黄帝内经》中的《素问》。《灵枢》在北宋以前亡佚不传，至北宋元祐年间才由高丽回归，此即今流传的《灵枢》之祖本。而直到南宋时期，史崧所献《灵枢经》二十四卷本，才使此书得以再次广泛流传。众所周知，《灵枢》所载内容多与经脉相关。这或许可以解释上述中医发展过程中的“非连贯接续”现象，即“断层”现象产生的一部分原因。另外，《黄帝内经太素》这一体现唐代医学理论水平的重要医籍在宋金元时期也是没有广泛流传的，很可能当时已经亡佚。现在我们看到的《黄帝内经太素》一书是在民国初年，由中国驻日大使馆官员杨守敬由日本手抄带回中国。因医籍之亡佚，交流之困难，宋金元时期的医家不得不另辟蹊径，或许这也是我们今天的中医理论体系得以丰富的原因，抑或是“断层”现象产生的原因。

二、如何更深入地理解古医籍中的方剂与药物

我们分析一个方剂和其中的药物，目的是学习其治疗方法及用药思路，或是进一步探究其与辨证、病因病机之间的关系。这就要求我们了解其时代背景。这里面又包括很多细节，如某位医家在创立这个方时，他能看到的本草医籍可能有哪些，那个时代的中医理论有哪些基本的特色，他可能受到哪些医家的影响。或者更深入一点，那个时代的工艺水平、炮制方法等。更有甚者，还需关注某个历史时期的社会中有哪些特殊的“喜好”，如魏晋时期的服金石之风。如此既需细致，又要广泛，需要我们不断地花时间去探索、去总结。

例如，《金匮要略》的方剂，需参看《神农本草经》与《名医别录》。《备急千金要方》的方剂可参看《新修本草》或《千金翼方》的本草部分。宋金元的方剂，《珍珠囊》及《汤液本草》是重点，其次是《本草衍义》。明清的方子，如果医家本人写过本草学著作，则参看其本人作品，无则可先参看《本草纲目》。这一时期的本草学著作较多，作者阐发的角度多有不同，但仍建议以《本草纲目》为起始点。《本草纲目》未载的药物则看《本草纲目拾遗》或《滇南本草》等地方性本草学著作。

研究李东垣，需同时参看张元素和王好古的著作，他们有师承关系。可能一本书未讲透的点在另外一个人的著作中会写到。钱乙不仅仅是一位儿科专家，他的立方思路对整个时代都有影响。他用五脏五行的方式来辨证立方，精于术数。这在《宋史》上有相应的记载。

汉代的炙甘草，之所以叫炙甘草，因为真的是以“烤”来炮炙。那个时代还没有铁锅来炒甘草，所以与后世之蜜炙甘草不同。橘皮在唐代不分新、

陈，也未有陈皮一说。见到“桂心”一说，当知它实际是去掉了粗皮的“肉桂”，而不是桂枝。金石类药物的运用在唐代是一个高峰，这是受魏晋服食之风的影响。金石类药物药性悍烈，但用之得当也确有奇效。后世文献的追寻，在道医类文献中较多，一般的本草书中则记载较少。

最不应出现的一个错误就是用现代中药学中的归经理论去分析汉唐及宋金元时期的中药，原因是归经理论始自张元素，但他的归经理论是与药物的阴阳理论相衔接的，并且是以药物的阴阳理论为基础的，更倾向于升降浮沉之说。如论某药是阳中之阴或阴中之阳，然后才是引经报使。与后世的某药入某经，实为药物作用的归属部位的观点有很大不同。

药物的功效是理论总结的结果，但谈中药既需要看功效又要了解主治。部分药物主治的内容并不在药物功效所概括的范围内，如白术可“利腰脐间血”，此记载出自《名医别录》，有医者用大剂量白术治腰痛，已验证有效。早期本草文献中所列“主治”是值得重视的，是临床经验的总结。

三、冲、任、督、带四脉不仅是通路，更有其特殊功能

奇经八脉的独特性主要体现在两点：一是它们的走行。它们的走行不像十二经脉那样的规律，更为复杂，所经历之脏腑更多，还会出现与十二正经并经而行的现象，尤以冲脉最为明显。冲脉分为三支，其上行的一支和下行的一支都会并少阴经而行。在走行过程

中，任督二脉还会出现同时走身前和身后，形成环形相交循环往复的现象。这部分中医文献可与丹道修行的相关文献相互印证，《奇经八脉考》中也有记载。它们的走行是与其功能相配合的。二是它们并不像十二经脉一样，主要是作为气血的通路和联络的媒介，反而像脏或腑一样具有自己独特的功能。这部分的内容是有确切文献记载的，主要是在《灵枢》和《黄帝内经太素》之中，其他隋唐时期的文献也有涉及。以冲任为例：

1.任脉

①《黄帝内经太素》曰："此脉上行，为经络海，任维诸脉，故曰任脉。"

②唐代杨玄操曰："任者、妊也，此是人之生养之本。"

2.冲脉

①《黄帝内经太素》曰："冲脉从（肾间）动气生。"

②《黄帝内经太素》曰："冲脉，气渗诸阳，血灌诸精。"

③《灵枢》曰："夫冲脉者，五脏六腑之海也……渗诸阳，灌诸精。……渗三阴。"

④《灵枢》曰："冲脉者，为十二经之海。"

⑤《脉经》曰：冲脉者，阴脉之海也。

3.冲任共同作用的功能

①《黄帝内经太素》曰："二脉并营心包……任冲二脉气血俱少，精气尽，子门闭，子宫坏，故无子。"

②《诸病源候论》曰："此二经（手太阳经、手少阴经）之血，在于妇人，上为乳汁，下为月水，冲任之所统也。"

③《灵枢》曰："冲任不盛，宗筋不成（杨上善注：宗筋即二核及茎也）。"

④《黄帝内经太素》曰："任冲之血独盛，则澹聚渗入皮肤，生毫及毛。毛，即须发及身毛也。"

可见生殖功能的完成，无论男女，皆与冲任二脉关系巨大。它是与人体"肾间动气"直接相关的。冲脉是从动气生。冲乃盛壮之意，"其气壮盛，故曰冲脉"（《黄帝内经太素》）。因其气壮盛，故才可以"气渗诸阳，血灌诸精”“渗三阴”。人们习惯上认为奇经八脉之气血是从十二经脉、十五络脉满而溢出。这种观点与诸多汉唐时期的文献记载有不相符之处，值得深入思考、研究、印证。

四、三焦功能与元气的关系更为密切

三焦功能的重要性，在于其通行“元气”，为“元气之别使”“经营五脏六腑”。它不仅是通路，更是发挥作用的场所。它不是一个单纯的腑，更是贯通上下、内外，联系了诸多脏腑功能的作用集中点。而它之所以有这样的功能，核心仍是“元气”。元气有着引导、推动的作用。上焦与心肺的功能、中焦与脾胃的功能、下焦与肝肾的功能是相互交叉在一起的。重新认识三焦，有助于深入认识并理解五脏六腑功能的相互配合与统一性。

三焦重要性的另一点体现是它与心的关系，三焦与“心主”相表里（《难经》）。心主即“心主之脉”，心之包络。三焦又源于肾间动气。在一定程度上，可以说三焦沟通了肾与心、精与神。

五、脏腑辨证与八纲辨证之外的新思路

一个新的辨证视角、治疗方法的起点，往往对我们是新鲜的，

但对中医漫长的历史而言可能是有人经行的，是可以顺着前人的脚步前进的。

①从辨证转为辨病因和辨病机，细究疾病的产生和发展过程，推荐《诸病源候论》。这本书记录了那个时代人们的辨病思路，并掺杂了今人未必清楚、了解的一些基础理论内容。

②选择组方药物时，要注意其历代本草中曾列出并反复出现过的“主治”。如麦冬“止烦躁”，薏苡仁“主筋急拘挛，不可屈伸”，五味子“强阴，益男子精”，旋覆花“消胸上痰结唾如胶漆，心胁痰水，膀胱留饮”，槐角治“子脏急痛”，柴胡“主心腹肠胃中结气，饮食积聚”，川芎“疮家止痛”等。

③从经脉的角度重新思考疾病病位与传变过程，尤其适用于女科。如某医治疗乳汁过多，从很多角度治疗皆无效，后采用了养心之法治愈。依汉唐时期的理论，“手太阳小肠经、手少阴心经之血上为乳汁，下为月水，皆冲任之所统”，乳汁和月水的问题是可以从心来论治的。

④五行理论虽然贯穿于中医的基础理论之中，但用药方面比较难以把握。有两部书在依五行而用药方面比较精当，一本是钱乙的《小儿药证直诀》，一本是敦煌遗书《辅行诀脏腑用药法要》。

在整理古籍完成《女科医典传承新编》中所发现的这些问题，不只存在于中医女科领域，可能是中医各科的普遍性问题，希望有更多的中医药研究者深入这些领域进行探索和研究。我们在这里做的工作主要是抛砖引玉，希望对研究者有所启迪。

《女科医典传承新编》编委会

2023 年 8 月 18 日

编写说明

中医药学是在中华文化长期锤炼中不断汲取各时期的哲学、天文学、数学、地理、军事等知识而传承发展起来的，中医药历史文献整理是继承发展中医药的首要任务。有关中医药文献整理研究历来受到中医药学术界重视，而且中医药各学科已有不少整理研究，但多按传统方法梳理历代文献，免不了堆砌庞杂，所以中医药文献整理的内容与方法一直是值得研究的课题。特别是内容的去伪存真与整理方法的突破可以说是中医药文献整理的一项改革工程。

编写这部《女科医典传承新编》，目的是为女科医系的发展脉络正本清源，追溯女科特有的理论与临床辨证遣方用药的真实原创，去伪存真，精准传承，促进"女科医系"的发展创新。

本书的编写，以新的文献研究方法为主导，数据分析技术为辅助，二者有机结合，实现中医药文献整理的突破，现分述如下：

一、以"以点带面"的文献研究方法为主导

流传至今的中医女科古代医籍，总数量并不多，仅数百部，但涉及中医女科的中医古籍数量却非常庞大，本草、方书、医经、脉学、针灸……几乎无书不论女科。如何用最短的时间找到最有价值

的信息，并找到这些零散信息之间的内在联系，是每一个中医药人都会面对的问题。

“以点带面”——先圈定重点古籍，确定所选医籍的基础范围，在此基础上逐渐向外扩展的方法——是解决这一问题的极佳途径。即首先圈定在中医女科发展进程中最有影响、最有代表性的医籍范围（初期共48部，包括《山海经》《史记·扁鹊仓公列传》《胎产书》《黄帝内经》《针灸甲乙经》《黄帝内经太素》《神农本草经》《金匮要略》《外台秘要》《褚氏遗书》《经效产宝》《产宝诸方》《坤元是保》《妇人大全良方》《四库全书提要》《医学衷中参西录》《沈绍九医话》《妇科治疗学》《王渭川妇科治疗经验》《唐伯渊医案》等）。在此基础上向外扩展，以点带面。不在初始阶段对研究可能出现的结果和各种情况做任何预设，而是像寻宝一样，依其所提示的线索，逐步有序地开展文献检索工作，扩大或缩小工作范围。零散的信息会逐步聚拢、汇集成重要的节点，点会连成线，以揭示中医女科发展脉络，提示中医女科及中医药发展史上的每一个重要节点。在此基础上，我们再对同一线索下具有某些共通特征的相关文献进行多维度的对比研究。

这种文献研究方法突破了辨伪、辑佚、校勘、集注等传统文献研究模式，既是继承又是创新。它充分利用了百年来中医文献学者们的研究成果。在大量电子化的中医古籍以及各种出土、回流的古籍珍本中，又从历史发展的全新角度审视它们，从中寻找中医女科发展的历史脉络。

本套丛书的一个重要特点是所选录的文献范围并不是固定的。它有两个范围，一个是基础的文献范围，涵盖了女科发展进程中占有重要学术地位的医籍文献。第二个是根据所探索的主题，由已知文献范围内搜集到的线索向外扩充，不设上限，也不仅仅在中医古籍范围内进行查检，所涉及的可能是丹道相关的文献，也可能是历书或是前人杂记。

接下来，我们将研究过程中所使用过的重点文献，做一个概要性的介绍。

①《胎产书》：该书是长沙马王堆汉墓出土的帛书，为现存最早的妇产科学专著。

②《五十二病方》：长沙马王堆汉墓出土，是已知我国最早的医学方书，

有妇产科及儿科内容。现存最早的女科外治法记载便出自这部书的“婴儿索痉”。

③《养生方》：该书于长沙马王堆汉墓出土，是一部以养生为主的方书。其中有滋阴壮阳、房中术等方面的内容，也有阴部肿胀的治疗方。此书有阴道纳药的记载，早于《金匮要略》。

④《金匮要略》：东汉张仲景著《伤寒杂病论》，成书后不久即散失。北宋时期，一位叫王洙的翰林学士在馆阁残旧书简中发现了《伤寒杂病论》的残本，叫作《金匮玉函要略方》，有伤寒、杂病及妇科内容。后林亿等人对此书进行了校订，重新编次，删去了伤寒部分，只保留了杂病及妇科部分，即我们今天看到的《金匮要略》一书的祖本。其中妇人病三篇，提到了妇人三十六病，为妇科常见病、多发病，是中医女科辨证治疗的起点。其方剂的组成与《备急千金要方》《千金翼方》中所记载的方剂有相似之处，可互参。

⑤《神农本草经》：该书非一时一人之作，约在东汉集结整理成书。马继兴先生的观点是，该书“包括了夏、商、周各代，初期简帛医籍中广大劳动人民在医疗实践中所累积的药学成果，而其基本定稿至少不晚于战国末期”。该书在药物作用的记载中，明确指出了可用于治疗哪些妇科疾病或症状。这一部分内容又可与《名医别录》《本经集注》《新修本草》等书相互印证，是必不可少的文献资料。

⑥《名医别录》：该书是现存最早的一种较完整的《神农本草经》补注本，增加了药物品种，对《神农本草经》所记载的药物、药性及功用有新的思考。故同一种药物在这两部书中所记载的药性可能是不同的，而功用会相近。《名医别录》的内容较《神农本草经》更易读懂，讲解更为详细。这也是一部由诸多医家创作，最后编集整理而成的本草著作，主要内容约完成于东汉末年至三国之间。它也是阅读《伤寒论》《金匮要略》的必备参考书。

⑦《吴普本草》及李当之《药录》：李当之及吴普皆为华佗的弟子。这两部书均已失传，是清代学者从其他各种文献中辑佚而出

的。其重要性在于可从中窥见扁鹊、华佗这一派的学术观点。他们对药物的药性、主治功能等多有发挥。

⑧《脉经》：该书为晋代王熙（叔和）所撰，是一部非常重要的诊脉学著作。其中保存了大量的古医籍内容，但相当多的部分今已失传。可与《黄帝内经》《难经》《黄帝内经太素》等书相互印证。

⑨《褚氏遗书》：南齐时期褚澄编，系唐朝人从褚氏椁中发现石刻，后整理成书。内容不长，观点清晰明了，尊重女性，发前人所未发。

⑩《诸病源候论》：该书为隋代太医博士巢元方为首的医官所撰。全书将疾病分为67大类、1737候，内容非常全面。详列内、外、妇、儿各科多种病症的病因及病机分析，附导引法，但针灸、方剂等治疗方法较少。治疗上可参看《外台秘要》《医心方》等书，都大量引用了《诸病源候论》的内容，并附有方剂。该书体现了那个时代的医学水平。其对疾病病因及病机转变过程的分析非常值得参考。需要注意的是，它所构建的医学理论体系与今人所熟知的体系是有区别的，有些内容晦涩难懂。

⑪《备急千金要方》及《千金翼方》：唐代孙思邈所撰。此书参考了大量唐以前的医学文献，结合孙氏本人的医学观点而写成，是一部综合性医书，内容丰富，有非常高的文献价值和医学价值。例如，作者引用了《华佗神方》的内容，证明华佗一派的医书曾经传世；引用了《伤寒论》，成为《伤寒论》的一个重要传本系统。需要了解的是，我们今天看到的这两部书是经宋代林亿等人校订的，非它的原貌，也不是它的全貌。从现有资料看，它的用药受到《伤寒论》等书的影响，又自成体系。一些在《黄帝内经》中仅有只言片语的理论性内容，常常在《备急千金要方》中可以找到后续。

⑫《外台秘要》：唐代王焘所撰。该书是在广泛收集前代文献的基础上编撰而成，卷帙浩大。它在内容上与《诸病源候论》《备急千金要方》皆有重复之处。因《诸病源候论》《备急千金要方》等书在流传过程中都有所缺失，故《外台秘要》的文献价值显得尤为突出。

⑬《徐之才逐月养胎方》：北齐徐之才撰。其内容保存于《诸病源候论》和《备急千金要方》之中，它是在帛书《胎产书》的基础上补充而成。

⑭《医心方》：928年，日本人丹波康赖撰，它保存了大量在中国已亡佚的医籍内容。

⑮《经效产宝》：该书又名《产宝》，唐代昝殷撰。原书论述胎产诸病证治，分52篇，载医方378首。北宋末年，有人在刊行《经效产宝》一书时将时贤的《产经》、李师圣《妇人产育保庆集》等混入，作为续编。故此书虽撰于唐，但其内容为唐宋医籍之合刊。陈自明撰写《妇人大全良方》时曾引用此书的部分内容。

⑯《太平圣惠方》：该书是一部大型官修方书，北宋初年由医官院在全国征集经验医方的基础上编纂而成。它虽是方书，但保留了大量的理论内容，值得细读。

⑰《圣济总录》：该书是北宋时期另一部大型官修方书，但因撰成于北宋末年，未经刊刻北宋便已被金所灭。它的初刊本刊于金朝大定年间，后元朝又曾再度刊行，内容较《太平圣惠方》更为全面、细致。北宋时期，已知的妇科医籍多被收入《太平圣惠方》《圣济总录》，单独传世者甚少。

⑱《普济本事方》：南宋许叔微撰。该书载方300余首，皆临床各科试验有效者。成书于作者晚年，叶桂曾对此书加以评释，有《本事方释义》一书传世。

⑲《三因极一病证方论》：南宋陈言撰。该书是宋代一部重要的、有代表性的方书。

⑳《严氏济生方》：南宋严用和撰。该书是宋代另一部重要的方书，所录妇科内容较其他相类似的方书更多。

㉑《妇人大全良方》：南宋陈自明撰。该书是在广泛收集各家妇产科方论的基础上编撰而成，并加入了作者的个人见解。作者于晚年又做了部分补充。该书是一部重要的妇产科专著，对后世影响非常大。明代薛己曾对此书进行校释，名《校注妇人大全良方》，这是医者学习妇产科的必读之书。

㉒《女科百问》：南宋齐仲甫撰。该书用一问一答的形式论

述经、带、胎、产诸证，用语精妙，简洁易懂。遗方多有可取之处，值得细读。

㉓《儒门事亲》：金代张从正撰。本书收载张氏医论、医案 30 篇，亦有妇科内容。

㉔《格致余论》：元代朱震亨撰。该书涉及女科部分多有创见。

㉕《丹溪心法》：本书是在杨珣整理朱氏遗文的同时，收载戴原礼等人的论述编辑而成。书中有妇科内容，其用方和治疗思路对后世影响较大。

㉖《兰室秘藏》：元代李杲撰。本书是李杲去世后由罗天益撰序刊行，女科内容较李杲的其他著作略多。

㉗《女科证治准绳》：明代王肯堂撰。本书流传较广、影响较大，汇编了前代的妇产科成就。明代武之望的《济阴纲目》是在该书的基础上改编而成，内容相似度高，但更有条理。

㉘《沈氏女科辑要》：清代沈尧封撰。本书也是在汇编前代妇产科成就的基础上，加以个人见解而成书。这本书对后世的影响较大，王孟英和张山雷分别为其作注，对临床医生来说值得一读。我们现在所看到的版本，大部分是王氏作注的本子，在书中有明确标示。张山雷作注的本子名为《沈氏女科辑要笺正》。

㉙《傅青主女科》：该书系陈士铎从傅氏生前所撰的《辨证录》卷 11、12 中摘出，影响极大，传本甚多，为妇科必读之书。傅氏用方及理论有受道医影响的痕迹，用方极简，言理往往也只有寥寥数句，却是精妙巧思，发人所未发。读《傅青主女科》建议兼读《辨证录》全本，更易理解傅氏用方及辨证思路。傅氏的医学思想受道家的影响，有丹道的影子，补阳药的选用与配伍可窥其端倪。

㉚《竹林寺女科》：该书是杭州萧山竹林寺僧所撰写的妇科著作。最初是由“窃录”而得的秘本，后又有多种刊本并行于世。我们今天所看到的这部书多是几种影响较大刊本的合刊本。它的特点是对妇科经、带、胎、产诸证的分类较他书更为细致，如将女性的“经证”按年龄进行划分，符合临床实际，用方亦简洁明了。

㉛《妇人规》：明代张介宾撰。张介宾是研究《黄帝内经》的大家，此书中他于妇科理论多有发挥和创见，属于妇科必读之书。

㉜《医宗金鉴·妇科心法要诀》：清代吴谦等撰。本书是由政府组织编撰的一部医学丛书，内容简洁明了，选方平和，有清代医学教科书的性质。

㉝《女科经纶》：清代萧埙编撰。本书资料非常丰富，但少创见。

㉞《妇科玉尺》：清代沈金鳌编撰。该书亦是以汇集前代资料为主，少创见，有资料价值。

㉟《达生篇》：清代亟斋居士撰，这是一部多有创见、学术价值颇高的产科专著。

㊱《血证论》：清代唐宗海撰 。本书成书于清末，作者是中西汇通派的代表人物之一。他对血的生成、功能、作用有详细论述，富有创见。中医历来有“女子以血为本”之说，故此书对理解女性之生理、病理，以及经、带、胎、产诸证有重要的参考价值。

二、运用“以经注经”的方式，解决基础理论系统梳理中的难题

“经”不仅是中医学的经典著作，还可以像成无己那样，以《黄帝内经》等经典注《伤寒论》。我们需要在此基础上，利用中国传统文化的经典著作如《诗经》《说文》《吕氏春秋》等相关内容来注释中医学的经典，解决我们在中医学范围内难以解决的一些问题，包括中医基本理论的缺如和含糊不清问题。如：需要了解二十八宿计时法，才能解决营卫运行的具体时间；需要运用训诂学的知识对文

字进行深入解读，才能渐次理解何为“三焦”；需要用《难经》与《黄帝内经》中的内容进行对照、注释，才能一步步理清上、中、下三焦的具体功能及其发挥功能的必要条件等。这就比传统文献整理方法更能体现中医药学源于中华文化及认识生命健康与疾病的动态思维特色。

这一方法的运用主要见于《基础论》中，如“三焦源流考辨”“肾与其他脏腑、经脉之关系”“冲、任、督、带四脉走行与功能的系统梳理（唐及唐以前）”等。

初步理清了三焦与营卫一些悬而未决的基本问题，并对肾的诸多功能及它与各脏之间的关系进行了系统梳理，亦对奇经八脉体系里文献中有明确记载但一直未引起足够重视的内容进行了说明，以期有利于临床辨证拓展思路。

以上所运用的方法，训诂学的、天文学的、术数学的……以及“以经注经”等等，都不是全新的，是历代先贤运用过的。我们只是创造性地将其结合在一起，不再只是对经典进行注释，而是试图从新的视角，站在新时代的高度，为满足我们新的需求，解决我们亟待解决的问题。我们想知道中医的基本理论、基本概念等，在它产生之初究竟是怎么样的，它的本来面目是什么……这些是埋藏在每一个中医人心中，一直悬而未决，似清楚又模糊的问题。我们运用这些方法研究，可能不是最佳选择，也可能我们在运用过程中会找到更好的方法。但不管怎样，我们每前进一步便不会后退，因为我们踩在先贤的肩膀上，足够稳、足够真实，后来的人也将踩在我们的肩膀上前进。这就是从认识思维到创新思维的过程，以升华对事物的再认识和再发展，也是中医继承发扬的必然过程，是为了更好地发展。

三、立于古人视角，对妇科常用中药进行系统梳理

初步成果见于《本草论》中。古人对药物的认识大体来自三个方面：一是取类比象，如植物何时发芽，何时开花，何时结果，花如何，果如何，种子如何，根如何。结合天地阴阳之气变化的规律，来理解某一种药物的特性，从而推断它的用途。二是临床实验，在懵懂中试、用、调，既承受它的益处，也承担它的坏处，慢慢确定它可以用于治疗何种症状、哪些问题。三是思考与总结，朴素的辩证法与临床实验的结合，加入"人"的灵性思维。如某味药作用于人体什么部位（脏腑、上中下三焦），它的气是升是降还是守中，是寒还是温，有哪些效用，是祛邪还是扶正……

今人所学所用，多是思考和总结的结果，秦汉之时有《神农本草经》《名医别录》，宋元之时也有《珍珠囊》《证类本草》《本草衍义》等，明清之时除旷世巨著《本草纲目》外，还有诸多医家依自身经验结合历代本草而撰写的著作，如《本草述钩元》《本草从新》等。异彩纷呈却也众说纷纭，何者为是？何者为非？理论和经验的不断总结，已经将今人框在了一个圈圈里。义理看似皆通，用之临床，或效，或不效；依之观古籍，或通，或不通。

我们以《神农本草经》《名医别录》为本，参以《本草图经》《证类本草》《新修本草》《本经集注》《本草衍义》《汤液本草》《本草纲目》《珍珠囊补遗药性赋》《本草崇原》《本草求真》《长沙药解》《本经疏证》《神农本草经读》《本草思辨录》《本草经解》《本草问答》《汤液本草》《神农本草经百种录》《本草正义》诸书，择其要者而选录之，以期不同

时代、不同医家的著作相互印证、对比，方便读者。选录的内容集中于三个方面：①古人理解药物具有某种特殊功能的原因，如药物的生长环境、生长特点等。②药物因之而具有的特性。③药物功效在不同历史时期的变化。④宜用与不宜用的情况。⑤有助于理解药物特性的某些传说、逸闻等。希望对读者理解药物的药性、功效、用法有所裨益。因篇幅所限，亦为方便读者阅读，我们的摘录没有选择通篇摘录的方式，而是择其要点而录之。中医古籍浩如烟海，我们在选录过程中难免挂一漏万，有所不足，希望读者理解。

我们选择药物的依据，是从女科的实际应用出发。从文献上看，女科的用药与其他科并无明显的区别。在女科医典文献整理研究的过程中，我们以刘敏如主编的《中医妇科学》（二版）的疾病目录为依据，以在中医女科发展进程中最有影响、最有代表性的医籍为基础，用“以点带面”的方式逐步向外扩展文献范围，最终完成了女科主要病种的文献搜集和系统梳理工作。在经、带、胎、产方面各选一二主要病种，对古籍文献中的女科用药进行了抽样统计。

1. 抽样统计

所选病种为：不孕症、妊娠腹痛、带下病、产后恶露不尽、痛经、闭经、崩漏。

2. 药物品种

治疗以上疾病，各不同历史时期所使用过的药物品种统计如下：

（1）药物品种（表 1）

表 1　不同历史时期治疗不同疾病所使用的药物品种数

疾病	总品种数	汉唐	宋金元	明清
不孕症	319 种	190 种	190 种	212 种
妊娠腹痛	275 种	64 种	81 种	242 种
带下病	415 种	117 种	254 种	284 种
产后恶露不尽	207 种	54 种	116 种	155 种
痛经	214 种	66 种	172 种	129 种
闭经	305 种	112 种	223 种	232 种
崩漏	487 种	218 种	291 种	313 种
总体	800 种	340 种	494 种	546 种

从上表可以看出，越是复杂的疾病，人们所使用的药物品种数越多，而且治疗某一疾病所用的中药品种是随着时代发展而增加的。

（2）常用药物

我们发现在这些药物的使用中，有的药物使用得非常多，有的药物使用得少，有的药物只是偶尔使用。我们对各病种的常用药物进行统计发现，以不孕症为例，各不同历史时期对药物的使用差异还是比较明显的（表2）。

表2　不同历史时期不同药物的使用频次

总体	频次	汉唐	频次	宋金元	频次	明清	频次
当归	190	干姜	46	肉桂	51	当归	105
人参	146	肉桂	44	当归	49	川芎	83
肉桂	145	细辛	37	人参	39	茯苓	83
川芎	142	人参	36	干姜	35	熟地黄	80
茯苓	130	当归	36	牛膝	35	人参	71
熟地黄	108	花椒	36	川芎	34	白术	65
干姜	107	川芎	25	细辛	32	白芍	62
细辛	87	茯苓	25	花椒	31	香附	59
白术	86	大黄	24	附子	29	肉桂	50
花椒	82	附子	22	熟地黄	28	牡丹皮	35

经统计后，我们将汉唐时期、宋金元时期、明清时期使用最多的前100味中药做对比，发现有53味中药相同，然后在其余中药中选择常用、易得、品种无争议的药物48味，将这101味中药作为本草文献重点整理的对象。具体如表3。

表 3　本草文献重点整理药物

53 味			48 味		
阿胶	黄芪	乌贼骨	石菖蒲	僵蚕	枸杞子
艾叶	黄芩	吴茱萸	石膏	荆芥	红花
白术	桔梗	五味子	水蛭	卷柏	黄柏
白芷	龙骨	细辛	葶苈子	麻黄	火麻仁
半夏	鹿茸	续断	菟丝子	没药	藿香
柴胡	麦冬	泽兰	乌药	虻虫	姜黄
赤石脂	芒硝	紫石英	五灵脂	木香	酸枣仁
川芎	牡丹皮	炙甘草	香附	前胡	莪术
大黄	牡蛎	苍术	小茴香	羌活	
当归	牛膝	肉桂	杏仁	三棱	
地榆	蒲黄（蒲灰）	白芍	禹余粮	桑寄生	
杜仲	人参	熟地黄	远志	砂仁	
防风	肉苁蓉	干姜	泽泻	蛇床子	
茯苓	桂枝		䗪虫	柏子仁	
附子	山茱萸		知母	鳖甲	
甘草	赤芍		栀子	补骨脂	
藁本	生地黄		枳实	侧柏叶	
厚朴	生姜		竹茹	大枣	
花椒	石斛		紫苏	丹参	
黄连	桃仁		代赭石	地骨皮	

在此基础上增补薏苡仁、百合、贝母、瞿麦、马齿苋、滑石、茵陈 7 味常用药，共计 108 味。

文中中药的性味，主要依《神农本草经》和《名医别录》而定。如《神农本草经》《名医别录》未收载的药物，各本草书中无太大争议的，皆依

《本草纲目》；如差异较大，则依现有文献范围内能查到的该药物的最早出处文献，或论之最详且成理者而定。归经方面，因诸书差异极大，众说纷纭，疑问较多，未做重点选录。作为补充，我们对药物的升降浮沉特性做了重点选录。

四、系统搜集女科常见病种的理论、治法、方药等相关文献进行汇总

（一）以传统文献学研究方法作为辅助手段

传统文献学研究的作用体现在以下几个方面：①确定古籍版本。了解古籍的存世情况，精选版本，保证信息录入的准确性。②对古籍及其作者之间的相互关系进行分析。对相近或有学术渊源的文献进行归类处理，有助于理清女科医系的发展脉络。

（二）所涉及的中医女科疾病范围

以刘敏如主编的《中医妇科学》（二版）疾病目录为依据，对古代文献中的相关内容进行整理。

共涉及崩漏、闭经、不孕症、堕胎小产、滑胎、难产、热入血室、胎漏、胎动不安、胎死不下、胎萎不长、痛经、月水将断、脏躁、癥瘕、子宫脱垂、子烦、子咳、子淋、子满、子痫、子悬、子喑、子晕、子肿、妊娠恶阻、妊娠腹痛、妊娠身痒、妊娠小便不通、产后大便难、产后恶露不净、产后发热、产后腹痛、产后痉病、产后排尿异常、产后身痛、产后血劳、产后血晕、产后自汗盗汗等 39 个病种。

除此之外，“带下疾病”“乳病疾病”“前阴疾病”“月经伴随诸症”“月经不调”等古代文献病名与现代中医妇科学病名所涉及的内容有差异，采用选择性整理。有出现部分病种合并梳理的情况，总病种数大概在 40 ～ 50 个。

（三）文献的纳入与排除标准

1. 有症状、有说理、有方药内容的文献

（1）纳入标准

①症状、原理与用药能相互对应，且治疗有效；或是原理虽然不够清楚，但症状、用药能对应，治疗有效，亦选入。

②时代较早的方书、综合性医书，如《金匮要略》《备急千金要方》《外台秘要》等有症、有方的内容，即便文献原文医理解释过于简单，亦选入。

③同一问题的论述，内容虽相似，但原理有所不同，症状有差异，用药有出入，剂量有所不同者，皆选入。

（2）排除标准

①症状、辨证、用药相互矛盾且多次治疗无效者，不选。

②同一问题的论述，原理、症状、用药、剂量完全相同者，仅选最早一条，余不取。

2. 以病因病机的说理性内容为主，无方药的文献

（1）纳入标准

有益皆选。对于临床辨证有所帮助、有助于开拓思维者，皆选入。尽量做到单个病种所有主要理论观点无遗漏。

（2）排除标准

①于前代内容没有新的认识发挥，只是重复转述者，只选原始文献出处的，余不选。

②过于术数化、贬低女性、封建思想残余的内容不选。

③明显违背现代医学常识的内容不选。

3. 无说理，症状较少，有方药内容的文献

（1）纳入标准

有益皆选。对于临床用药有所帮助、有助于拓展思路的皆选入。

（2）排除标准

①只是重复抄录前代方药，药物、剂量皆不变的，只选原始文献出处内容，余不选。

②过于术数化、贬低女性、封建思想残余的内容不选。

③明显违背现代医学常识的内容不选。

以上相关内容汇总于《痛经论》《不孕论》《闭经论》《外治论》中。因外治法相关文献的特殊性，选用原则在以此为本的基础上略有出入，主要体现在理论内容较少、方药相关内容较多。

五、符合中医内在逻辑规律的数据分析方法的运用

《女科医典传承新编》历史文献梳理过程中所使用的数据分析工具是上海道生医疗科技有限公司研发的“中医药多维趋势分析系统”，运用该软件我们得以对每一种疾病在各个不同历史时期的遣方用药规律及特点进行分析。主要包括以下方面：

1. 各不同时期的药物使用情况

如：治疗闭经在汉唐时期曾运用过哪些中药，药物的使用频次及药性特点如何，并将其与宋金元时期、明清时期进行对比研究。

2. 对各不同时期的方药进行综合分析

通过软件对治疗某一疾病的不同历史时期的方剂进行综合分析，

分析其方药的升降、寒热、补泻、对症等方面的趋势。并可计算出较有代表性的方剂，即基本方。然后对不同历史时期的方剂进行对比。

如：汉唐时期用于治疗痛经的方剂，虽然从理论上认为寒是主要的病因之一，但从整体用药上看，有偏于寒者，亦有偏于热者。方剂的药势上偏于“降”。从方剂的功效上能看出重视活血、消癥、温里散寒、消积荡滞与通经的相互配合。组方用药比后世略显猛烈。

3. 构建女科疾病中药药对及关联组信息库

方剂是在中医理论指导下，针对病因病机及症状而设立的药物组合。我们所整理和分析的是所治主症完全相同的一组方剂。该组方剂数可达数百，包含从汉唐至明清医家们对某一疾病治疗的经验总结。故对其方药组成规律进行分析有其必要性和可行性。

此外，我们还对每个病种不同历史时期辨证、证型的演变情况进行了统计分析，具体见《闭经论》《痛经论》《不孕论》相关章节。

中医的数据分析工作需要中医人来做，因为只有中医人才能理解这其中所蕴含的固有逻辑，才不会打破数据间的有效连接。中医的理、法、方、药之间，辨病与辨证之间，治疗的切入点与重点的选择之间，有可被分析的逻辑，也隐含着人的灵性与悟性。实践是检验真理的唯一标准，临床也是检验数据分析方法的唯一标准，数据分析需着眼于临床价值。

六、数据分析相关方法的简要介绍

《女科医典传承新编》涉及的文献数据是百万级的。内容涵盖医理、中药、方剂、医案、针灸……既多且杂，时间跨度从先秦至近现代。辨证方法、用药理论等几经演变，医家众多，个人学术观点、用药习惯差异大，如何凝炼其中的辨证、遣方用药规律是我们面对的最大挑战。

（一）数据搜集与治理

数据治理有两个难点，一是药物的处理，二是症状的处理。药物的问题主要是一药多名、一名多药。一个药物在不同的历史时期可能有不同的名字，也可能同一个名字在不同的历史时期为不同的药物。这种情况要非常小心地处理。整个过程耗时极多，最后我们不得不建立起一个涵盖800多味中药的总库（数据库）。症状的处理极为繁复，如一个痛经的描述，我们统计下来有20种以上的说法，散见于不同时期的古籍文献中，因工作量过大，故我们重点做了药物的数据分析，症状的相关处理与分析延后。

（二）数学建模相关问题

为更好地完成古代文献的数据分析工作，我们用1年的时间构建了数学模型，编写了软件，实现了古代文献数据的初步量化分析。

数学建模过程中最需重视的是尊重药物与方剂的本来面目与历史特征。要理解方剂，要理解古人的辨证思路，“药”是必过之关。但中医的“药”在汉唐、宋金元、明清各时期差异极大，它是整体割裂下的少量延续，而不是整体延续下的部分割裂。一个证据就是：现代人极少能看懂汉唐的用药，对于它用某味药的原因基本只能揣测，甚至各持观点，如经方的各个派别就是一例。

用于女科的药物并不是只用于女科，而是各科皆可用。它们在不同的时代有不同的理解方式，运用的方式也不同，情况极为复杂。要理解百年前、千年前、数千年前的方剂，我们任何一个人凭自己的认识都是不客观的、片面的，极有可能会发生错误的。我们需要去思考，前人组这个方的时候，可能看过、学过哪些本草书籍，在可能的范围内，尽可能去模仿。所以分析古籍中方剂和中药的一个原则，就是仅用它同时代及该时代以前的本草相关书籍为借鉴，尊重它们的时代特色，还其本来面目。这在数学建模的过程中极为重要。它涉及中药标准参数的问题，用不同的参数去分析同一组方剂会得到不同的结果，而只有一种是最接近立方人本意的。

综上，在本丛书的编写过程中，于立方立法方面尊重方剂与药物的时代特色，并在数据分析的过程中一以贯之。利用数据分析技术完成某一时代治疗某一病证方剂的多维分析，供临床参考应用。

注重拓展中医人的知识面，以天文、地理、训诂等方面的知识来对中医领域中有争议的问题进行注解，以文献为依据提出个人观点，并详列文献原文于上，方便阅读与思考。

在疾病的认识方面，对不孕、痛经等妇科常见病进行时间跨度为两千余年的系统文献搜集、整理工作，理清其相关生理、病理、用药、辨证、治法等问题，寻找其演变脉络，提炼女科辨证、遣方用药规律。

系统性地对中医女科文献进行梳理与重整，这是一项之前从未进行过的工作。它将回答我们一个问题：中医对女科生理、病理、治法、辨证的认识是怎样一步步演变成今天这个样子的？这可以帮助我们理清思路，正本清源，去伪存真，继承创新。

我们希望本丛书能为中医妇科临床医生、中医妇科教学及科研工作人员、医学院校学生们提供一种新的文献研读方法。将经过系统整理与汇总的医籍文献提供给读者，使读者花较短的时间，即可纵览女科相关基础理论、常用中药、单病种治法方药等方面的历代文献，迅速获取有效信息，拓展思路，应用于临床及科研领域。使古代医家的智慧、经验能够更好地传承下去，帮助我们迈向新的征程。

特别感谢上海道生医疗科技有限公司的大力支持和经济资助。

感谢道生医疗中医数据与算法研究部各位同事的辛勤付出和刻苦工作。

感谢母校成都中医药大学提供学术出版基金资助本套丛书的出版。

因时间有限，待整理的文献量很大，疏漏在所难免，望读者海涵！

《女科医典传承新编》编委会

2023年8月18日

CONTENTS 目录

第一章

肾与其他脏腑、经脉之关系

中国人讲天人合一，人与自然是一个整体，存在着广泛的联系。人的身体是一个小宇宙，天地自然是一个大宇宙。人的天人合一，就是把宇宙（外界）看作一个大周期。在这个大周期上，人体有一个相应的小周期，人的形体结构、五脏、经络、气血精微变化都是周期，其中生殖周期是最明显的，人适应外界环境也是一个周期。大周期和小周期最相合的规律就是阴阳，“阴阳者，天地之道也，万物之纲纪，变化之父母，生杀之本始，神明之府也，治病必求于本”。

大宇宙和小宇宙动态的结合和调节，大周天与小周天，形成了生长发育、生殖、终年。生、老、健康、终年，都是人的自然规律，都是动态的、活的、有阶段性的。女性七年一个周期，男性是八年一个周期，整个人生是十年一个周期。周期的出现有生理的变化，最重要的表现是生殖周期。在这种周期当中有生殖调控，也就是生命调控的问题。

在人体中，肾是与其他脏腑、经络、身体部位联系最为广泛的一个脏，主要通过经脉系统相互联系：

“肾足少阴之脉……贯脊，属肾，络膀胱。其直者，从肾上贯肝膈，入肺中，循喉咙，挟舌本。其支者，从肺出络心，注胸中。

足少阴之别，名曰大钟。……并经上走于心包，下外贯腰脊。

足少阴之正，……上至肾，……出属带脉，直者，系舌本。”

督脉为“阳脉之海”，贯脊属肾，它的一支支脉入络脑，又循脊里络于肾，另一支支脉，从小腹直上，过脐中央，向上贯心。

任脉为“阴脉之海”，起于胞中，上循脊里（肾经、督脉皆行脊里）。

冲脉为“十二经脉之海”，与少阴之大络起于肾下，出于气街（这里的气街不是穴位名，而是指经气纵横汇通的共同道路），另一支起于气街，并少阴之经，夹脐上行，至胸中而散。

冲脉与肾的关系尤其特别。现代学者黄龙祥认为“冲脉”的本体只是“伏膂之脉”（即伏冲脉）。[5] 当其与肾间动气发生关联后，替肾命行事，而被赋予了种种头衔。

肾有诸多功能，它的所有功能都围绕着“大宇宙和小宇宙动态的结合和调节”，以及人生长、发育、生殖、壮、老、已的自然规律而展开。

一、 命门与肾间动气

（一）脐下肾间动气者，人之生命也

1.《难经》

（1）《难经·八难》

“八难曰：寸口脉平而死者，何谓也？然：诸十二经脉者，皆系于生气之原。所谓生气之原者，谓十二经之根本也，谓肾间动气也。此五脏六腑之本，十二经脉之根。呼吸之门，三焦之原，一名守邪之神。故气者，人之根本也，根绝则茎叶枯矣。寸口脉平而死者，生气独绝于内也。”[10]

（2）《难经·六十六难》

“五脏俞者，三焦之所行，气之所留止也。三焦所行之俞为原者，何也？然：脐下肾间动气者，人之生命也，十二经之根本也，故名曰原。三焦者，原气之别使也，主通行三气，经历于五脏六腑。原者，三焦之尊号也，故所止辄为原。五脏六腑之有病者，皆取其原也。”[10]

（3）《难经集注》

“虞曰：经言十二经，皆系于生气之原，谓肾间动气也，何以言之？谓两肾之间动气者，乃人之所受父母之原气也。肾者，北方子之正位，故圣人云：元气起于子。子者，坎之方位。坎者，即父母之元气也。谓乾为天为父，坤为地为母。今坎之初六、六三，乃坤之初六、六三也；坎之九二，乾之九二也。谓乾坤交于六三、九二而成坎卦。坎主子位，所以元气起于子也。肾者，水也。《黄庭经》云：是水之精，坎之气。今言两肾之间，即人

之原气也。术士云：肾间曰丹田。亦曰隐海，中有神龟，呼吸原气，故曰呼吸之门也。人之三焦，法天地三元之气，故曰三焦之原。十二经脉凭此而生，乃曰十二经之根也。”[15]

肾间动气之说出自《难经》。《难经集注》是对《难经》的解释，《难经》中反复强调动气的重要性，“脐下肾间动气者，人之生命也，十二经之根本也”，《难经集注》则点明受之于父母，同时又引入了丹田的概念，这与当时流行的丹道修行思想有关。肾间动气与三焦的关系详见后文“三焦”源流考辨，此处不再赘述。

2.《黄帝内经太素》

“肾间动气，人之生命，故气之和则精生，精生则形盛，形精既盛则骨肉相亲，于是大气平和，是为病形虽成，疗之有验。”[8]

“肾间动气得和，则阴茎微动，四竭得生，故本标得，邪气服。”[8]

“怯，心不足也。肾气虚，故肾间动气微弱，致使膀胱水道不得通利也。肾间动气乃是身形性命之气，真气不足，动形取气，故曰形气乘也。”[8]

“肾府足太阳脉，循肩膊内，故肾病，肩随内藏消瘦也。又两肩垂下，曰随。肾间动气，五藏六府十二经脉之原，故肾病，动运皆衰也。肾间动气强大，故真藏脉未见者，肾气未是甚衰，所以期至一年。肾气衰甚，真藏即见，故与之死日之期也。”[8]

“肾间动气，足太阳所王，足太阳与足少阴表里，故太阳先受邪气，循脉而上于头，得热则足太阳上者从之受热，即为上热下寒，以为厥逆汗出不解烦满之病也。”[8]

《黄帝内经太素》实则对《难经》等书的概括性定义、描述进行了细化，谈及肾间动气的多种作用：①动气和方能生精；②它与男子生殖活动可能直接相关；③动气又受肾气的资养。说明它在一定程度上可被后天所资养；④肾间动气是肾脏功能的基础，肾的重要性因其而体现；⑤肾间动气与足太阳、足少阴经有关。《黄帝内经太素》对肾间动气的描述虽较前代有所细化，但读来仍有未能贯通之感，故后世代有补充。

冲脉的走行过程中有“渗诸阳、灌诸精”及“渗三阴”之说，故以树为喻。

在此一时期的中医理论中“命门－肾间动气－冲脉”是一个密切联系的轴。这一理论对唐代影响比较明显，《太素》中有非常多的相关论述，而后世多论“命门－相火－三焦”，是有所不同的。早期的文献中理论构成的要素比较简单，主要是肾、命门、原气（肾间动气）、冲脉、三焦。而到两宋金元时期则又引入了丹田、君火、相火、水之精、坎之气等理论要素，为使中医生理活动的运转过程与数术理论中坎离、君相之说相符合。这可能与古人的思维习惯有关，今人理解起来会有很多障碍，但人体皆竟只有一个人体，“命门－肾间动气－冲脉”也好，“命门－相火－三焦”也罢，本质上是为了说明人体原气的重要作用，对生长发育生殖的推动，及其作用的具体过程。

另外，君火、相火之说常用于说明各脏之间如何发生广泛的联系及相互作用，后面会详述。

（二）冲脉从动气生

1.《难经集注》

“夫气冲之脉者，起于两肾之间，主气，故言肾间动气，挟任脉上至喉咽，通喘息，故云呼吸之门。上系手三阴三阳为支，下系足三阴三阳为根，故圣人引树以设喻也。”[15]

这里引三国时期吴太医令吕广的论述，明确提出气冲之脉与肾间动气的同源性。

2.《黄帝内经太素》

“脐下肾间动气，人之生命，是十二经脉根本。此冲脉血海，是五脏六腑十二经脉之海也，渗于诸阳，灌于诸精，故五脏六腑皆禀而有之，则是脐下动气在于胞也。冲脉起于胞中，为经脉海，当知冲脉从动气生，上下行者为冲脉也。其下行者，虽注少阴大络下行，然不是少阴脉，故曰不然也。”[8]

明确提出“冲脉从动气生”。

3.《诸病源候论》

“虚劳则肾气不足，伤于冲脉。”[18]

结合上文，肾气对动气有一定的滋养作用，肾气不足与冲脉损伤的关系可能因于此。

关于冲脉的走行、经行部位、功能等详见第三章，这里不再赘述。

（三）左肾、右命门

1.《难经》

（1）《难经·三十六难》

“脏各有一耳，肾独有两者，何也？然：肾两者，非皆肾也，其左者为肾，右者为命门。命门者，诸神精之所舍，原气之所系也，男子以藏精，女子以系胞。故知肾有一也。”[10]

（2）《难经·三十九难》

“其左为肾，右为命门。命门者，谓精神之所舍也；男子以藏精，女子以系胞，其气与肾通。”[10]

命门之说都出自《难经》。

2.《素问玄机原病式》

“《仙经》曰：“先生右肾则为男，先生左肾则为女。”谓男为阳火，女为阴水故也。或言女子左肾为命门者，误也。《难经》止言‘右肾为命门，男子以藏精，女子以系胞’，岂相反也。然右肾命门小心，为手厥阴包络之脏，故与手少阳三焦合为表里，神脉同出，见手右尺也。二经俱是相火，相行君命，故曰命门尔。故《仙经》曰：‘心为君火，肾为相火。’是言右肾属火，而不属水也。是以右肾火气虚，则为病寒也。君相虽为二火，论其五行之气，则一于为热也。”[14]

《难经集注》[15]在谈论命门、三焦时引入了相火的概念，命门属火，为相火。为手厥阴心包络之脏，故与手少阳三焦合为表里，具体参见后文“三焦”源流考辨，因三焦与其关系更为密切，此处不再论述。《奇经八脉考》中言“三焦即命门之用。与冲、任、督相通者”[16]。可见三焦与命门关系之密切，但本文只论述肾与命门的关系，其他内容亦请参见后文。

3.《太平圣惠方》

“夫肾脏者，足少阴之经也。左则为肾，右则为命门。肾与命门者，神精之所舍，元气之所系也。”[17]

第一点和第二点相隔近千年，中医对命门的认识和理解一直在不断的发展中。《太平圣惠方》是方书，是辑他人之书而成的官修方书，它所录的这一句也确为点睛之笔。

二、肾为封藏之本，精之处也

（一）肾为封藏之本

1.《素问·六节脏象论篇第九》

“肾者，主蛰，封藏之本，精之处也，其华在发，其充在骨，为阴中之少阴，通于冬气。”[6]

2.《圣济总录》

“夫身之本在肾，受五脏六腑之精神，以养百骸九窍。”[7]

（二）受五脏六腑之精而藏之

1.《素问·五脏别论篇第十》

“所谓五脏者，藏精气而不泻也，故满而不能实。”[6]

2.《素问·上古天真论第一》

“肾者主水，受五脏六腑之精而藏之，故五脏盛乃能泻。”[6]

（三）命门藏精

命门藏精，左肾右命门之言，实则是对肾的两种相联系又相对独立功能的区分。在中医的发展过程中，不同的时代又有所变化，需细细体会。

1.《黄帝内经太素》

“人肾有二：左为肾脏，右为命门。命门藏精，精者五脏精液，故五脏藏精。”[8]

2.《黄帝内经太素》

“虽命门藏精，通名为肾，脉起肾，上贯肝膈，入肺中；支者，从肺络心，注胸中。故人惊恐，其精却缩。上焦起胃口上，上焦既闭不通，则气不得上，还于下焦，下焦胀满，气不得行。”[8]

3.《黄帝内经太素》

“精，谓命门所藏精也，五脏之所生也。五精有所不足，不足之脏虚而病也。”[8]

“精，谓肾液。”[8]

三、肾藏精、精舍志

这是一个看似简单实则牵连甚广的议题。它涉及到中国传统的“魂神”观，也涉及到精与神的关系。

（一）肾藏精、精舍志

1.《灵枢·本神第八》

“肾藏精，精舍志，肾气虚则厥，实则胀，五脏不安。必审五脏之病形，以知其气之虚实，谨而调之也。”[9]

2.《难经·三十四难》

“五脏有七神，各何所藏耶？

然：脏者，人之神气所舍藏也。故肝藏魂，肺藏魄，心藏神，脾藏意与智，肾藏精与志也。”[10]

3.《黄帝内经太素》

“肾有二枚：左箱为肾，藏志也；在右为命门，藏精也。”[8]

4.《黄帝内经太素》

“肾藏志者，肾藏于精，精以舍志。今藏志者，言所舍也。肾有二枚，在左为肾，在右为命门，肾以藏志，命门藏精，故曰肾藏精者也。《八十一难》精亦名神，故有七神。”[8]

5.《中西汇通医经精义》

“肾藏志。旧注心之所之谓之志，神生于精，志生于心，亦心肾交济之义。按志者。专意而不移也，志本心之作用，而藏于肾中者，阳藏于阴中也。肾生精，为五脏之本，精生髓，为百骸之主。精髓充足，伎巧出焉，志之用也。又按志，即古誌字，记也。事物所以不忘，赖此记性，记在何处，则在肾经。盖肾生精，化为髓而藏于脑中。凡事物经目入脑，经耳入脑，经心亦入脑。脑中之髓，即将事物印记不脱。久之要思其事物，则心一思之，而脑中之事物立现。盖心火阳光，如照相之镜也，脑髓阴汁，如留影之药也。光照于阳，而形附于阴，与心神一照而事记髓中同义，西学留影妙矣。而西医则不知人身自有照影留声记事之妙，质虽剖割千万人。能得此理否？古思字从囟从心，囟者脑前也，以心神注囟，则得其事物矣。

内经又有五脏七神之说，云脾藏意与志，肾藏精与气，与此不同。然志须属肾，精气血三者，非神也。另条详注，不在此例，故从五神之说为是。”[11]

在这一段中，唐容川论述“志”的同时，又将肾与心相联系，髓与脑相关联，这是一种体现。

古人论肾与心关系的核心往往就是从精与神立论。志为肾之神，五脏皆有神，心为之主宰。因肾能藏精，精能舍志，故志方能藏于肾。精是肾能藏志的物质基础，详见第 4 点。

（二）何为志？

1.《灵枢·本神第八》

“岐伯答曰：天之在我者德也，地之在我者气也，德流气薄而生者也。故生之来谓之精，两精相搏谓之神，随神往来者谓之魂，并精而出入者谓之魄，所以任物者谓之心，心有所忆谓之意，意之所存谓之志，因志而存变谓之思，因思而远慕谓之虑，因虑而处物谓之智。”[9]

讲述了何为志，及心、意、志、思、虑、智之间的关系。

2.《黄帝内经太素》

“志者，记也，肾之神也。肾间动气，人之生命，动气衰矣，则神志去之，故死也。”[8]

肾间动气与志的关系这里是第一次提出。动气衰，则神志去，死也。

3.《素问·调经论篇第六十二》

“帝曰：人有精气津液，四支九窍，五脏十六部，三百六十五节，乃生百病，百病之生，皆有虚实。今夫子乃言有余有五，不足亦有五，何以生之乎？

岐伯曰：皆生于五脏也。夫心藏神，肺藏气，肝藏血，脾藏肉，肾藏志，而此成形。志意通，内连骨髓，而成身形五脏。

五脏之道，皆出于经隧，以行血气，血气不和，百病乃变化而生，是故守经隧焉。”[6]

“志意通，内连骨髓”是人身之各部分成为一个整体，形成一个“活”人的基本条件，体现了“志”的重要性，可与上文第1点和第2点互参，志与动气之关系可能与此有所关联。

4.《黄帝内经太素》

“意是脾神，通于营气，志是肾神，通于三焦原气别使，皆以内连骨髓，成身形及五脏，故意志者，所以御精神，收魂魄者也。”[8]

这是《黄帝内经太素》对第3点的解释，同时明确提出“意”“志”通于“三焦原气”，所以二者才有“御精神，收魂魄”的功能。

5.《黄帝内经太素》

“脾肾之神志意者，能御精神，令之守身，收于魂魄，使之不散，调于寒暑，得于中和，和于喜怒，不过其节者，皆志意之德也。”[8]

意志的作用，体现了古人对个人主观能动性的肯定，这是一种朴素而积极的价值观的体现。

6.《黄帝内经太素》

“脊有三七二十一节，肾在下七节之旁。肾神曰志，五藏之灵皆名为神，神之所以任物，得名为心，故志心者，肾之神也。”[8]

这里有疑义，因《黄帝内经》的原文是“七节之旁，中有小心，从之有福，逆之有咎”[9]，存疑暂录之。

（三）五脏舍五神

1.《灵枢·经水第十二》

“五脏者，合神气魂魄而藏之。”[9]

2.《黄帝内经太素》

“肝心脾肺肾谓之五脏，藏精气也。血脉营气精谓之五精气，舍五神也。”[8]

3.《灵枢·九针论第七十八》

“五藏：心藏神，肺藏魄，肝藏魂，脾藏意，肾藏精志也。”[9]

4.《黄帝内经太素》

“五脏合五神之气，心合于神，肝合于魂，肺合于魄，脾合于营，肾合于精，五脏与五精神气合而藏之也。”[8]

再次强调五脏藏五神，不仅肾如此，他脏亦是，且皆与各脏所藏之精气有关。五脏内藏精气而后能藏五神。

（四）精与志的损伤因素

可以用八个字概括，即“恐则精却，盛怒伤志”。

1.《素问·举痛论篇第三十九》

“恐则精却，却则上焦闭，闭则气还，还则下焦胀，故气不行矣。”[6]

2.《黄帝内经太素》

“右肾命门藏精气，恐惧惊荡，则精气无守而精自下，故曰不收。”[8]

3.《灵枢·本神第八》

“肾盛怒而不止则伤志，志伤则喜忘其前言，腰脊不可以俯仰屈伸，毛悴色夭，死于季夏。恐惧而不解则伤精，精伤则骨酸痿厥，精时自下。是故五藏主藏精者也，不可伤，伤则失守而阴虚，阴虚则无气，无气则死矣。是故用针者，察观病人之态，以知精神魂魄之存亡得失之意，五者以伤，针不可以治之也。”[9]

《黄帝内经太素》释为“肝来乘肾，故不已伤志也……肾志伤，故喜忘。肾在腰脊之中，故肾病不可俯仰屈伸也”[8]。

4.《黄帝内经太素》

“恐以气下则伤志，志伤肾伤也……若多劳气耗，则伤于肾。”[8]

“盛怒气聚，伤于肾志，故迷惑失理也。”[8]

“魂既伤已，肝肾亦伤，故狂及忘不精，不敢当人也。”[8]

“五脏之神不可伤也，伤五神者，则神去无守，脏守失也。六腑为阳，五脏为阴，脏无神守，故阴虚也。阴脏气无，遂致死也。故不死之道者，养五神也。人皆怵惕思虑，则以伤神，悲哀动中，日亡魂性，喜乐无极，神魄散扬，愁忧不解，志意悗乱，盛怒无止，失志多忘，恐惧惊神，伤精痿骨，其以千端之祸，害此一生，终以万品欲情，潦乱真性，仍服金石贵宝，摧斯易往之躯，多求神仙芳草，日役百年之命。昔彭、聃以道怡性，寿命遐长，秦、武采药求仙，早升霞气。故广成子语黄帝曰：来，吾语汝至道。无视无听，抱神以静，形将自正也。必静必清，无劳汝形，无摇汝精，心无所知，神将守形，可以长生。故我修身千二百岁，人皆尽死，而我独存。得吾道者，上为皇，下为王；失吾道者，上见光，下为土。是知安国安人之道，莫大怡神，亡神亡国之灾，无出情欲。故岐伯以斯至道，上答黄轩，述千古之遗风，拯万叶之荼苦也。”[8]

5.《备急千金要方》

“肾藏精，精舍志，盛怒不止则伤志，志伤则善忘其前言，腰脊痛不可以俯仰屈伸，毛悴色夭，死于季夏。”[12]

6.《严氏济生方》

“夫肾者，足少阴之经，位居北方，属乎壬癸水，左为肾，右为命门，与足太阳膀胱之经相为表里。肾精贵乎专涩，膀胱常欲气化者也。若快情纵欲，失志伤肾，过投丹石，因其虚实，由是寒热见焉。方其虚也，虚则生寒，寒则腰背节痛，不能俯仰，足胫酸弱，多恶风寒，手足厥冷，呼吸少气，骨节烦疼，脐腹结痛，面色黧黑，两耳虚鸣，肌骨干枯，小便滑数，诊其脉浮细而数者，是肾虚之候也；及其实也，实则生热，热则舌燥咽肿，心烦咽干，胸胁时痛，喘嗽汗出，小腹胀满，腰背拘急，体重骨热，小便赤黄，足下热痛，诊其脉浮紧者，是肾实之候也。脉沉濡而滑者，不病之脉也。脉来如引葛，按之益坚者，肾病，至坚而沉，如弹石辟辟然者，死。”[13]

7.《素问玄机原病式》

“或平人极恐而战栗者，由恐为肾志，其志过度，则劳伤本脏，故恐则伤肾，肾水衰则心火自甚，而为战栗也。”[14]

“惊：心卒动而不宁也，火主于动，故心火热甚也。虽尔，止为热极于里，乃火极似水则喜惊也。反兼肾水之恐者，亢则害，承乃制故也。所谓恐则喜惊者，恐则伤肾而水衰，心火自甚，故喜惊也。”[14]

“以手自扰而不笑者，不羞不痒故也。然羞惭而痒者，心火之化也。人失信志则羞渐者，水衰火实故也。志与信者，肾水之化也。但痒而不羞，羞而不痒，皆不能为笑者，化微不能变动故也。”[14]

这里讲的是能引起“精”与“志”损伤的因素，及其病理过程、症状表现等，可为临床之参考。唐及唐以前的文献概括性更好，且一脉相承。之后的文献记载则加入医家的各人观点较多，且有所发展。

四、 生长发育与生殖

（一）人的基本周期：生、长、壮、老、已

生、长、壮、老、已是人的基本周期，肾所主导的生殖与发育过程融会其中。

1.《灵枢·天年第五十四》

“岐伯曰：人生十岁，五脏始定，血气已通，其气在下，故好走。二十岁，血气始盛，肌肉方长，故好趋。三十岁，五脏大定，肌肉坚固，血脉盛满，故好步。四十岁，五脏六腑十二经脉，皆大盛以平定，腠理始疏，荣华颓落，发颇斑白，平盛不摇，故好坐。五十岁，肝气始衰，肝叶始薄，胆汁始灭，目始不明。六十岁，心气始衰，善忧悲，血气懈惰，故好卧。七十岁，脾气虚，皮肤枯。八十岁，肺气衰，魄离，故言善误。九十岁，肾气焦，四脏经脉空虚。百岁，五脏皆虚，神气皆去，形骸独居而终矣。”[9]

2.《黄帝内经太素》

“肝为木，心为火，脾为土，肺为金，肾为水，此为五行相生次第，故先肝衰次第至肾也。至于百岁，五脏虚坏，五神皆去，枯骸独居，称为死也。”[8]

此两段类于论人之“生、长、壮、老、已”过程的总纲。可与下文《上古天真论》互参，它主要是从发育与生殖的方面来论述，角度有所不同。

（二）男女发育与生殖

肾 – 天癸 – 冲任是男女发育与生殖共同的轴心。天癸在此过程中既是启动项也是维持项，贯穿整个生殖发育过程。“天癸至”与“天癸竭”分别代表了它的开始与结束。

1.《素问·上古天真论篇第一》

“帝曰：人年老而无子者，材力尽邪？将天数然也？岐伯曰：

女子七岁，肾气盛，齿更发长。

二七而天癸至，任脉通，太冲脉盛，月事以时下，故有子。

三七，肾气平均，故真牙生而长极。

四七，筋骨坚，发长极，身体盛壮。

五七，阳明脉衰，面始焦，发始堕。

六七，三阳脉衰于上，面皆焦，发始白。

七七，任脉虚，太冲脉衰少，天癸竭，地道不通，故形坏而无子也。

丈夫八岁，肾气实，发长齿更。

二八，肾气盛，天癸至，精气溢泻，阴阳和，故能有子。

三八，肾气平均，筋骨劲强，故真牙生而长极。

四八，筋骨隆盛，肌肉满壮。

五八，肾气衰，发堕齿槁。

六八，阳气衰竭于上，面焦发鬓颁白。

七八，肝气衰，筋不能动，天癸竭，精少，肾脏衰，形体皆极。

八八，则齿发去。肾者主水，受五脏六腑之精而藏之，故五脏盛乃能写。今五脏皆衰，筋骨解堕，天癸尽矣。故发鬓白，身体重，行步不正，而无子耳。”[6]

“帝曰：有其年已老而有子者何也？岐伯曰：此其天寿过度，气脉常通，而肾气有余也。此虽有子，男不过尽八八，女不过尽七七，而天地之精气皆竭矣。”[6]

《黄帝内经太素》对此段有逐字注解：

“黄帝问于岐伯曰：人年老而无子者，材力尽邪？将天数然（材力，摄养之力也。天数，天命之数也）？

岐伯曰：女子七岁，肾气盛，更齿发长（肾主骨发，故肾气盛，更齿发长）。

二七而天癸至，任脉通，伏冲脉盛，月事以时下，故有子（天癸，精气也。任冲脉起于胞中下极者也，今天癸至，故任脉通也，伏冲之脉起于气街，又天癸至，故冲脉盛也。二脉并营子胞，故月事来以有子也）。

三七，肾气平均，故真牙生而长极（真牙，后牙也。长极，身长也）。

四七，筋骨坚，发长极，身体盛壮（身之筋骨体发，无不盛极）。

五七，阳明脉衰，面始焦，发始堕（阳明脉起于面，行于头，故阳明衰，面与发始焦落）。

六七，三阳脉衰于上，面皆焦，发白（三阳，太阳、少阳、阳明也。三阳脉俱在头，故三阳衰，面焦发白）。

七七，任脉虚，伏冲衰少，天癸竭，地道不通，故形坏而无子（任冲二脉气血俱少，精气尽，子门闭，子宫坏，故无子）。

丈夫年八岁，肾气实，发长齿更。二八，肾气盛，天癸至，精气溢泻，阴阳和，故能有子。三八，肾气平均，筋骨劲强，故真牙生而长极。四八，筋骨隆盛，肌肉满。五八，肾气衰，发堕齿槁。六八，阳气衰于上，面焦，鬓发颁白。七八，肝气衰，筋不能动，天癸竭，精少，肾脏衰，形体皆极。八八，则齿发去。（齿槁者，骨先衰，肉不附，故令齿枯也）筋骨解堕，天癸尽矣，故发鬓白，身体重，行步不正，而无子耳。”[8]

《黄帝内经太素》的注解已非常详尽。

2.《黄帝内经太素》

（1）“肾间动气得和，则阴茎微动，四竭得生，故本标得，邪气服”[8]。

（2）“人年六十，肾气衰，精气减，筋弛，故宗筋痿也。”[8]

此两条实则明确提出了肾间动气、肾气、精气与男子生殖功能的直接联系。

3.《圣济总录》

“论曰妇人所以无子者，冲任不足，肾气虚寒也，内经谓女子二七天癸至，任脉通，太冲脉盛，阴阳和，故能有子，若冲任不足，肾气虚寒，不通系胞，故令无子，亦有本于夫病者，当原其所因而调之。”[7]

这是宋代人的理解角度与阐发。

（三）天癸者，精气也

天癸作为精气，实则有三个层次的含义。①天癸是物质的“精气”。②天癸是“先天之精”。③强调天癸实则来自于天地之精气（元气），“天一之阴气耳，气化为水，因名天癸”。人之未生，此气蕴于父母，人之既生，则此气化于吾身。

1.《黄帝内经太素》

“天癸，精气也……今天癸至，故任脉通……又天癸至，故冲脉盛也。二脉并营子胞，故月事来以有子也。”[8]

天癸是“精气”，这是对天癸的定性，有了天癸，冲任二脉的功能才能完整，这是天癸的功能，也是生殖的基础，出自《黄帝内经太素》对《上古天真论》的注解。

2.《素问·阴阳应象大论》

“水为阴，火为阳；阳为气，阴为味。味归形，形归气，气归精，精归化，精食气，形食味，化生精，气生形，味伤形，气伤精，精化为气，气伤于味。”[6]

这里以精练的语言高度概括了人体内的物质转化过程。精与气的相互转化中尤为特殊的是“天癸”。天癸为先天之精，先天之精是后天之精的根本，先天之精又赖后天之精的滋生。精化气，气生精，精生血，精与血同源，相互资生，精血是人生理活动的物质基础，这又是天癸的另一重含义。

3.《类经》

“夫癸者，天之水，干名也。干者支之阳，阳所以言气；癸者壬之偶，偶所以言阴。故天癸者，言天一之阴气耳，气化为水，因名天癸，此先圣命名之精而诸贤所未察者。其在人身，是谓元阴，亦曰元气。人之未生，则此气蕴于父母。是为先天之元气；人之既生，则此气化于吾身，是为后天之元气。第气之初生，真阴甚微，及其既盛，精血乃旺，故女必二七、男必二八，而后天癸至。天癸既至，在女子则月事以时下，在男子则精气溢泻，盖必阴气足而后精血化耳。阴气阴精，譬之云雨，云者阴精之气也，雨者阴气之精也，未有云雾不布而雨雪至者，亦未有云雾不浓而雨雪足者。然则精生于气，而天癸者，其即天一之气乎，可无疑矣。列子曰：有生者，有生生者；有形者，有形形者。”其斯之谓。[19]

张景岳将天癸定义为“天一之阴气”，对后世影响颇深，同时他也是受中国传统哲学的影响。在中国传统的数术体系中，天一生水，地六成之，他是引用了这个“天一”的概念来指代先天。水为阴，为生命之源。这也提示，在国人的传统哲学体系中，我们虽言天癸为“先天之精”，但这个“先天”可能不仅来自于父母之精，还有“天地之精”，或许也可以称为“自然之精”。正是由于这种天人合一的思想，张景岳才会将天癸释为“天一之阴气耳，气化为水，因名天癸”。

4.《内经博议》

“天癸者，非精非血，天乙之真气也。故其至也，必久养之而精血充，充则男子始泻，女子始月。至其盈数，女子不过七七，男子不过八八，故精难成而易亏，此肾所为蛰藏之官而吝啬也。若使肾家无主，不蛰不藏，命门水火两亡，则精衰而神耗，精已而神去矣。”[20]

此书成书于清代，明显受到过《类经》的影响。“天乙”即“天一”，只言真气，不论阴阳。

5.《中西汇通医经精义》

这本书的作者是四川才子唐容川，生活于清末民初，曾中进士。有深厚的国学和中医功底，乐于吸纳西方的医学知识，并能将二者纳入自己独特的思维体系中，相互贯通，他的思考有非常高的借鉴价值。

（1）“女子二七，而天癸至。七为阳数，八为阴数，离为女，坎为男，皆阴阳互换之道，故男阳而得阴数，女阴而得阳数。女子七岁更齿，二七而天癸至。天癸者，天一所生之癸水，乃肾中一阳之气化，而为液也，至者，谓肾气化水，至于胞中也。任脉通，太冲脉盛，月事以时下。”[11]

唐容川认为天癸是天一所生之癸水，乃肾中一阳之气，此观点亦可参考。

（2）“人身总统阴阳者，只是任督两脉，任居前面，属胃属心，主后天，督居背脊，属肾，主先天。二脉交会，则在胞中，胞居大肠之前，膀胱之后，乃是油膜中一个夹室，此胞之膜，上连网油，又上则归结于背脊中间，是为肾中之系，即命门也。督脉贯之，为先天阳气之根源，气即水也。西法于水中取气，凡人口鼻之气，着物皆化为水，而肾中天一阳气所生之水，则为癸水至者。癸水发于肾系之中，下入网油，而至于胞中也。此是督脉所司，先天肾中之阳，交于胞中，是水非血也，属先天之气分。其属后天血分者，则为冲任两脉。冲任丽于阳明，属后天，主奉心化血。阳明饮食所化之精汁上归于肺，奉心火之化，则色赤为血。既化成血，则由冲任两脉导引而下行，以入胞宫，与天癸之水会合。

所谓任脉通者，盖任脉起于胞中，天一阳气所化之癸水，既从督脉下入胞中，则后天任脉感阳气而通畅。其丽于任脉者，为太冲脉，亦得天癸之阳，而所化之阴血更加盛满。于是阴血循冲任，亦下入胞中，与癸水会合，则为经血。每月一行，是为月事，故曰月事以时下。女子属阴，以血为主，天癸之水气亦从血化，皆为赤色，其实中有水液也。督脉癸水之阳不足，则经迟经滞，冲任之阴血不足，则经淡经枯。

男子二八，肾气盛，天癸至。

男女虽有不同，而其先天皆主肾，后天皆主胃。男子二八，先天肾中生阳之气，所化癸水亦至胞中。女子之胞名血海，名子宫，以其行经孕子也。男子之胞名丹田，名气海，名精室，以其为呼吸之根、藏精之所也。胞乃先后天交会之所。先天督脉肾阳所化之水既至胞中，则后天冲任奉心所化之血，与水相应，而冲任通畅，亦下胞中，为阴与阳应，气与血交，女子以血为主，则水从血化而为经。男子以气为主，则血从水化而为精。精清者血不足，精不射者气不足，精少者，气血均不足。

……

阴阳和，故有子。

此又统男女言之，天癸水为阳，冲任之血为阴，和者谓会于胞中，合同而化也。女和则经行，男和则精溢，故能生育而有子。今人不知此理，而妄行服药，以求有子，能无误乎。

此节乃血气交会，化为月信、变为肾精之原委，最要之义也。化为精者上行，循督脉而入脊上脑，是生骨髓。循任脉而上，颊绕唇，是生髭须出。于皮肤生毛亦较女子更重，盖男子之血不下泻，化精气而上行外达，所以多须毛也。血主阴主下行，女子之水从血化而为经，则内行下达，每月一泻其余，血气既下泻，所以上无髭须，外少毛毫也。且女子之骨较弱，亦以经血下行，而上生骨髓者少矣。西医论髓而不知髓是何物所生，只原未识气血变化之理也，另详于后。”[11]

在这一段文字中，唐容川详述了肾与任、督、冲三脉及天癸的关系，并对天癸的产生、作用机理、如何与任、督、冲及胞宫相互作用提出了自己的观点，并详解了月经和男子之精的产生过程。需要指出的是，他关于督脉的观点是独特的，未在其他文献中出现过。与其有相类功能的，古代医家多从命门、相火、肾间动气立论。

（3）“出于胃中饮食所化之汁上行入于心管，化为血，以散为众脉，所以脉道乃行也。下言水入于经其血乃成。一水字尤精微，即吾所谓水交于火，即化为血，合为离中含阴之象也。水生于肾中，入于胞室，是为天癸。水循冲任上行入胃，则津液充足濡化谷食，谷化为汁，其中仍有天癸之水气在也。此汁上入于心，是为水交于火，得心火化之变为赤血，此所谓水入于经，其血乃成也。血之支派，散走内外，循环无端，而其总统，则在任脉。既化为血，即循任脉而下入于胞中，与肾气天癸之水合，男子化精髓，女子月信下，胥由于此矣。”[11]

在唐容川的理论体系中，天癸不仅与生殖相关，还在血液的生成中有重要作用，这种观点在他书中亦未见到，古代医家多归之三焦、相火，详见第二章。

天癸二字，癸为天干，属阳，又属水，故天癸是来自先天的元阴，亦可称元气，即天一之气（因其有极强的“气化”的能力），人未生，此气蕴于父母，人既生，气化于吾身，其气初生，真阴甚微，必待后天以资，方能盛，故肾气盛，天癸至。

天癸，即天一之气，所谓“精生于气”中的“气”，有天癸，才能生精。

1986年出版的《中医妇科学》[21]中首次明确提出："天癸是肾主生殖的表达，肾为天癸之源……肾气充盛，天癸始能泌至，注于冲任，促进冲任二脉盛通及男女生殖之精的成熟，男能精乃能溢泻，女精乃能降至，阴阳合，两精相抟，生命由是开始。"这是现代对天癸定义的完美诠释。

（四）胞络系于肾

1. 胞络系于肾

（1）《素问·奇病论篇第四十七》

"黄帝问曰：人有重身，九月而喑，此为何也？

岐伯对曰：胞之络脉绝也，

帝曰：何以言之？

岐伯曰：胞络者系于肾，少阴之脉，贯肾系舌本，故不能言。"[6]

（2）《黄帝内经太素》

"今云胞络系于肾少阴，上系舌本者，以是女子胞络亦系于肾，故任身九月有胞络绝者，喑不能言，至十月胎生，还复旧也。"[8]

2.（命门）男子藏精，女子系胞

《难经·三十九难》

"其左为肾，右为命门，命门者，谓精神之所舍也；男子以藏精，女子以系胞，其气与肾通。"[10]

胞络系于肾，这一观点被《黄帝内经》《黄帝内经太素》《难经》反复阐述。肾又分为左肾、右命门，《难经》的观点是系于命门，气与肾通，又是细微之处的差别。

3. 妇人肾以系胞

（1）《诸病源候论》

"肾主腰脚，因劳损伤动，其经虚，则风冷乘之，故腰痛，妇人肾以系胞，妊娠而腰痛甚者，多堕胎也。"[18]

"肾主腰脚，而妇人以肾系胞，产则劳伤，肾气损动，胞络虚；未平复，而风冷客之，冷气乘腰者，则令腰痛也，若寒冷邪气连滞腰脊，则痛久不已，后有娠，喜堕胎，所以然者，胞系肾，肾主腰脊也。”[18]

补充了“肾以系胞”的相关病因病机和症状。

（2）《妇人大全良方》

“又况母之肾脏系于胎，是母之真气、子之所赖也，至十月，儿于母腹之中，受足诸脏气脉所养，然后待时而生。”[22]

“妇人肾以系胞，妊娠而腰痛甚者，则胎堕也。”[22]

“论曰：肾主腰脚，产后腰痛者，为女人肾位系于胞，产则劳伤肾气，损动胞络；虚未平复而风冷客之，冷气乘腰，故令腰痛也，若寒冷邪气连滞背脊，则痛久未已；后忽有娠，必致损动，盖胞络属肾，肾主腰故也。”[22]

这是宋代人们的观点和阐发。

（3）《中西汇通医经精义》

“带脉总束诸脉，使不妄行，如人束带故名，究带脉之所从出，则贯肾，系是带当属肾，女子系胞，全赖带脉主之，盖以其根结于命门也，环腰贯脐，居于身之中停又当属之于脾，故脾病则女子带下，以其属脾，而又下垂于胞中，故随带而下也。”[11]

这是将带脉作为肾 / 命门系胞的中介。

4. 嫁晚肾气立

《小品方》

“古时妇人，病易治者，嫁晚，肾气立，少病，不甚有伤故也。今时嫁早，肾根未立而产，伤肾故也，是以，今世少妇有病，必难治也。早嫁，早经产，虽无病者亦夭也。”[23]

这是从婚育角度对肾经系胞的阐发。“早嫁早经产”对肾气有损，影响寿命，嫁与产与女子胞的关系最为密切。

5. 心肾二脉与胞胎

从肾经系胞再到阐述心肾二脉与胞胎的关系，对相关问题的论述更为全面。

（1）《仁斋直指方论》

“自其血气和平，阴阳调顺，则精血聚而胞胎成。胞胎已成，而心肾二脉其动也应手而疾。盖心之所主者血，肾之所主者精，精血交并而成之。精胜则为男，血胜则为女，此亦自然之理也。”[24]

精血聚而成胞胎，养胎者，亦精血尔，心肾二脏主之。

（2）《校注妇人良方》

“手少阴属心，足少阴属肾，心主血，肾主精，精血交会，投识于其间，则有娠。”[25]

精血所成者为人之血肉，灵性的部分或许与这句“投识于其间”有关。

五、 肾脏统论

（一）以五行论五脏

五行体系是中医认识世界的方法论工具，它既体现了世界的广泛联系，又将世界的各个独立的构成要素通过五行联系了起来。中医在论述五脏功能的时候常以五行为理论工具。这种广泛的联系最初是以何种原理构建，我们不能完全明了，现谨记于下。

1.《灵枢·九针论第七十八》

“五藏气，心主噫，肺主咳，肝主语，脾主吞，肾主欠。

……

五味：酸入肝，辛入肺，苦入心，甘入脾，咸入肾，淡入胃，是谓五味。

五并：精气并肝则忧，并心则喜，并肺则悲，并肾则恐，并脾则畏，是谓五精之气并于脏也。

五恶：肝恶风，心恶热，肺恶寒，肾恶燥，脾恶湿，此五脏气所恶也。

五液：心主汗，肝主泣，肺主涕，肾主唾，脾主涎，此五液所出也。

……

五主：心主脉，肺主皮，肝主筋，脾主肌，肾主骨。”[9]

2.《素问·阴阳应象大论篇第五》

“东方生风，风生木，木生酸，酸生肝，肝生筋，筋生心……”[6]

“南方生热，热生火，火生苦，苦生心，心生血，血生脾……”[6]

“中央生湿，湿生土，土生甘，甘生脾，脾生肉，肉生肺……”[6]

“西方生燥，燥生金，金生辛，辛生肺，肺生皮毛，皮毛生肾……”[6]

“北方生寒，寒生水，水生咸，咸生肾，肾生骨髓，髓生肝，肾主耳。其在天为寒，在地为水，在体为骨，在脏为肾，在色为黑，在音为羽，在声为呻，在变动为栗，在窍为耳，在味为咸，在志为恐。恐伤肾，思胜恐；寒伤血，燥胜寒；咸伤血，甘胜咸。”[6]

“惟贤人上配天以养头，下象地以养足，中傍人事以养五脏。天气通于肺，地气通于嗌，风气通于肝，雷气通于心，谷气通于脾，雨气通于肾。六经为川，肠胃为海，九窍为水注之气。以天地为之阴阳，阳之汗，以天地之雨名之；阳之气，以天地之疾风名之。暴气象雷，逆气象阳。故治不法天之纪，不用地之理，则灾害至矣。”[6]

同样的内容在《素问·五运行大论篇第六十七》有重复。

3.《素问·五脏生成篇第十》

“心之合脉也，其荣色也，其主肾也。

肺之合皮也，其荣毛也，其主心也。

肝之合筋也，其荣爪也，其主肺也。

脾之合肉也，其荣唇也，其主肝也。

肾之合骨也，其荣发也，其主脾也。

是故，

多食咸，则脉凝泣而变色；

多食苦，则皮槁而毛拔；

多食辛，则筋急而爪枯；

多食酸，则肉胝䐢而唇揭；

多食甘，则骨痛而发落，

此五味之所伤也。”[6]

“故心欲苦，肺欲辛，肝欲酸，脾欲甘，肾欲咸，此五味之所合也。五藏之气，故色见青如草兹者死，黄如枳实者死，黑如炲者死，赤如衃血者死，白如枯骨者死，此五色之见死也。青如翠羽者生，赤如鸡冠者生，黄如蟹腹者生，白如豕膏者生，黑如乌羽者生，此五色之见生也。”[6]

“生于心，如以缟裹朱；生于肺，如以缟裹红；生于肝，如以缟裹绀；生于脾，如以缟裹栝楼实；生于肾，如以缟裹紫，此五脏所生之外荣也。”[6]

“色味当五脏：白当肺、辛，赤当心、苦，青当肝、酸，黄当脾、甘，黑当肾、咸。故白当皮，赤当脉，青当筋，黄当肉，黑当骨。”[6]

“诸脉者皆属于目，诸髓者皆属于脑，诸筋者皆属于节，诸血者皆属于心，诸气者皆属于肺，此四支八溪之朝夕也。”[6]

4.《素问·宣明五气篇第二十三》

“五味所入：酸入肝，辛入肺，苦入心，咸入肾，甘入脾，是谓五入。

五气所病：心为噫，肺为咳，肝为语，脾为吞，肾为欠为嚏，胃为气逆，为哕为恐，大肠小肠为泄，下焦溢为水，膀胱不利为癃，不约为遗溺，胆为怒，是谓五病。

五精所并：精气并于心则喜，并于肺则悲，并于肝则忧，并于脾则畏，并于肾则恐，是谓五并，虚而相并者也。

五脏所恶：心恶热，肺恶寒，肝恶风，脾恶湿，肾恶燥，是谓五恶。

五脏化液：心为汗，肺为涕，肝为泪，脾为涎，肾为唾，是谓五液。

……

五脏所藏：心藏神，肺藏魄，肝藏魂，脾藏意，肾藏志，是谓五脏所藏。

五脏所主：心主脉，肺主皮，肝主筋，脾主肉，肾主骨，是谓五主。

五劳所伤：久视伤血，久卧伤气，久坐伤肉，久立伤骨，久行伤筋，是谓五劳所伤。

五脉应象：肝脉弦，心脉钩，脾脉代，肺脉毛，肾脉石，是谓五藏之脉。”[6]

5.《素问·经络论第五十七》

“帝曰：经之常色何如？

岐伯曰：心赤、肺白、肝青、脾黄、肾黑、皆亦应其经脉之色也。”[6]

6.《灵枢·五阅五使第三十七》

“黄帝曰：愿闻五官。

岐伯曰：鼻者，肺之官也；目者，肝之官也；口者，脾之官也；舌者，心之官也；耳者，肾之官也。

黄帝曰：以官何候？

岐伯曰：以候五脏。故肺病者，喘息鼻张；肝病者，眦青；脾病者，唇黄；心病者，舌卷短，颧赤；肾病者，颧与颜黑。”[9]

（二）论肾

1.《难经·三十四难》

“肾色黑，其臭腐，其味咸，其声呻，其液唾。是五脏声色臭味也。”[10]

2.《诸病源候论》

“肾象水，旺于冬。其脉如石而沉，其候耳，其声呻，其臭腐，其味咸，其液唾，其养骨，其色黑，其神志；足少阴其经也。与膀胱合，膀胱为腑主表，肾为脏主里。”[18]

3.《备急千金要方》

“论曰：肾主精。肾者，生来精灵之本也。为后宫内官则为女主，所以天之在我者德也，地之在我者气也，德流气薄而生者也，故生来谓之精。精者，肾之藏也。耳者肾之官，肾气通于耳，耳和则能闻五音矣。肾在窍为耳，然则肾气上通于耳，下通于阴也。左肾壬，右肾癸，循环玄宫，上出耳门，候闻四远，下回玉海，挟脊左右，与脐相当，经于上焦，营于中焦，卫于下焦，外主骨，内主膀胱。肾重一斤一两，有两枚。神名玄冥，主藏精。号为精脏。随节应会，故云肾藏精，精舍志，在气为欠，在液为唾。”[12]

“肾在声为呻，在变动为慄，在志为恐。恐伤肾，精气并于肾则恐，脏主冬病，在脏者取之井。”[12]

“羽音人者，主肾声也。肾声呻，其音瑟，其志恐，其经足少阴。”[12]

4.《华氏中藏经》

“肾者精神之舍，性命之根，外通于耳，男以闭（一作库）精，女以包血，与膀胱为表里，足少阴太阳是其经也。”[26]

5.《圣济总录》

“论曰肾足少阴经。膀胱足太阳经，相为表里。其王冬、其象水、其脉沉、其养骨髓、其神精与志、其候耳、其声呻、其臭腐、其味咸、其液唾、其色黑、其气闭藏。是故早卧晚起，必待日光。去寒就温，无扰乎阳，为养藏之道。”[7]

6.《太平圣惠方》

“论曰：北方生寒，寒生水，水生咸，咸生肾，肾生骨髓，髓生肝。肾主耳，其在天为寒，在地为水，在体为骨，在脏为肾，在色为黑，在音为羽，在声为呻，在变动为栗，在窍为耳，在味为咸，在志为恐，在臭为腐，在液为唾，在虫为鳞，在性为智，其华在发，其充在骨，其在神精与志，骨髓之液谓之精，意有所存谓之志。生性之本，元气之根，神精所舍，故曰精志也。夫肾者水也，主于冬，足少阴是其经，与膀胱足太阳合，膀胱为腑主表，肾为脏主里。”[17]

虽然在不同的书中，文字表述上略有差异，但整体的内容变化不大，这是从秦汉至宋的内容，后世亦大体如此。但这些仅是笼统而述之，相关的问题会在各章各节中详细阐述，将不同时代、不同医家的观点做对比。

六、 肾主骨生髓

“肾主骨”“肾生骨髓”出自《黄帝内经》，原文见上文第五节“肾脏统论”，后世多有阐发。

1.《素问·平人脉象论篇第十八》

“冬胃微石曰平，石多胃少曰肾病，但石无胃曰死。石而有钩曰夏病，钩甚曰今病。藏真下于肾，肾藏骨髓之气也。”[6]

2.《黄帝内经太素》

“亡精伤肝，复因力已入房，故伤肾也。肾以藏精主骨，肾伤则大骨坏也。”[8]

这两段指出，肾主骨生髓的功能是与肾藏精紧密相连的。

3.《圣济总录》

“论曰肾生骨髓，骨髓者，肾气之余。其气虚，则骨弱酸疼，倦而无力；其气实，则骨热苦烦，津液内燥。当随证以治之。”[7]

“论曰肾脏虚损，骨痿羸瘦者，盖骨属于肾，肾若虚损，则髓竭骨枯，阳气既衰，身体无以滋养。所以骨痿、肌肤损削而形羸瘦也。经曰：骨者髓之府。不能久立，行则振掉，骨将惫矣，此之谓也。”[7]

进一步的详细论述，并列出了症状表现。

治疗方药举例

“治肾气虚损，骨痿羸瘦，心烦腹急，腰重耳鸣，行坐无力。

鹿茸丸方：鹿茸（酒浸一宿，涂酥炙）、石斛（去根）、桂（去粗皮）、附子（炮裂，去皮脐）、牛膝（酒浸，切焙）、肉苁蓉（酒浸一宿，切）、熟干地黄（焙）、萆薢（炒）、人参、五味子、（炒）、蛇床子（炒）、白茯苓（去黑皮）、覆盆子（去茎）、黄芪（剉）、木香、车前子、天门冬（去心，焙）、山芋各一两。

上一十八味，捣罗为末，炼蜜为丸。如梧桐子大，每日空心温酒下十五丸，渐加至三十丸。”

“治肾脏久虚，体瘦骨痿。腰脚酸疼，脐腹冷痛，饮食无味，行坐少力，夜多梦泄，耳内蝉鸣。

巴戟天丸方：巴戟天（去心）、补骨脂（炒）香子（炒）各半两，附子（去皮脐，剉，盐炒）一两。

上四味，捣罗为末，用酒熬一半成膏，留一半拌和丸，如梧桐子大，每服二十丸，空心食前盐汤下。”

“治肾脏虚损。精髓枯竭。形体瘦瘁。骨痿弱，昼夜掣痛，腰膝冷痹。耳内虚声，强直不任转侧。

菟丝子丸方：菟丝子（酒浸三日，湿捣焙干）、肉苁蓉（净洗，酒浸一宿，切焙）、天雄（炮裂，水浸少时，去皮脐）各二两，骨碎补（去毛，剉，以盐半两同炒令黄，去盐不用）一两，薏苡仁（炒）、地龙（去土，焙干）各一两，石硫黄（研）半两。

上七味，捣罗为末，酒煮面糊，丸如梧桐之大，空心温酒或盐汤下二十丸，加至三十丸。”

“治肾脏伤惫，腰膝无力，形瘦骨痿，头目昏沉，时忽旋晕，项背疼痛，不得俯仰。

鹿茸丸方：鹿茸（去毛，涂酥炙脆）、天雄（炮裂，冷水浸，去皮脐）、白附子（大者炮）、鹿髓（去膜，别研如膏，后入）各一两，腽肭脐（薄切，涂盐炙香）一对。

上五味，捣罗四味为末，与鹿髓同研和令匀，入炼蜜和丸。如梧桐子大，温酒下三十丸，日三两服。”[7]

4.《四圣心源》

“髓骨者，肾水之所生也，肾气盛则髓骨坚凝而轻利。”[27]

5.《中西汇通医经精义》

"肾之合骨也。

骨内有髓。骨者，髓所生。周身之骨，以背脊为主，肾系贯脊，肾藏精，精生髓，髓生骨。故骨者，肾之所合也。西医支解人而视之，详言脑髓，脑气筋，而不知髓是何物，因不知肾与骨合，所以其治多碍也。"[11]

此两段，一出自清代中期，一出自清末民初，理论体系一脉相承，又有新的发挥。

七、 肾与脑功能

肾与视、听、辨识、记忆等功能密切相关，这些功能皆属于脑的功能。

（一）精与脑髓的关系

1. 精成而脑髓生

《灵枢·经脉第十》

"黄帝曰：人始生，先成精，精成而脑髓生，骨为干，脉为营，筋为刚，肉为墙，皮肤坚而毛发长，谷入于胃，脉道以通，血气乃行。"[9]

《类经》释为"精成而脑髓生（精藏于肾，肾通于脑，脑者阴也，髓者骨之充也，诸髓皆属于脑，故精成而后脑髓生）。骨为干（犹木之有干，土之有石，故能立其身），脉为营（脉络经营一身，故血气周流不息）。"[19]

一句而重点明。

2. 胃流津液，渗入骨空，变而为髓

《灵枢·海论第三十三》

"脑为髓之海，其输上在于其盖，下在风府。"[9]

《黄帝内经太素》释为“胃流津液，渗入骨空，变而为髓，头中最多，故为海也。是肾所生，其气上输脑盖百会之穴，下输风府也。”[8]

“精成”是“脑髓生”的必要条件，胃流津液亦是脑髓生成的重要条件。

3. 诸髓皆属于脑

《素问·五藏生成篇第十》

“诸脉者皆属于目，诸髓者皆属于脑，诸筋者皆属于节，诸血者皆属于心，诸气者皆属于肺，此四支八谿之朝夕也。”[6]

4. 肾气不成，髓脑不足

《诸病源候论》

“解颅者，其状小儿年大，囟应合而不合，头缝开解是也，由肾气不成故也。肾主骨髓，而脑为髓海，肾气不成，则髓脑不足，不能结成，故头颅开解也。”[18]

这是运用以上理论来解释小儿发育不良的病因病机。

（二）肾与听觉、视觉

1. 肾与听觉

听到声音与能辨别声音是两件事，听音与辨音皆与肾相关。

（1）《灵枢·脉度第十七》

“五脏常内阅于上七窍也。”[9]

“肾气通于耳，肾和则耳能闻五音矣。”[9]

闻五音是需要分辨力的，故含有辨音的意思。

（2）《灵枢·师传第二十九》

“岐伯曰：肾者主为外，使之远听，视耳好恶，以知其性。”[9]

能听到远处的声音是耳好的证明，亦与肾相关。

（3）《诸病源候论》

“肾为足少阴之经而藏精，气通于耳。耳，宗脉之所聚也。若精气调和，则肾脏强盛，耳闻五音。若劳伤血气，兼受风邪，损于肾脏而精脱，精脱者，则耳聋。然五脏六腑、十二经脉，有络于耳者，其阴阳经气有相并时，并则有脏气逆，名之为厥，厥气相搏，入于耳之脉，则令聋。”[18]

“其肾病精脱耳聋者，候颊颧，其色黑。手少阳之脉动，而气厥逆，而耳聋者，其候耳内辉辉焞。”[18]

“肾气通耳，而妇人以肾系胞。因产血气伤损，则肾气虚，其经为风邪所乘，故令耳聋也。”[18]

对前代理论的补充和解释。

（4）《备急千金要方》

“扁鹊曰：肾有病则耳聋，肾在窍为耳，然则肾气上通于耳。五脏不和，则九窍不通，阴阳俱盛不得相营，故曰关格。关格者，不得尽期而死也。”[12]

耳聋主要责之肾，但与其他四脏亦相关。

2. 肾与视觉

《灵枢·大惑论第八十》

“岐伯对曰：五脏六腑之精气，皆上注于目而为之精。精之窠为眼，骨之精为瞳子，筋之精为黑眼，血之精为络，其窠气之精为白眼，肌肉之精为约束，裹撷筋骨血气之精而与脉并为系，上属于脑，后出于项中。”[9]

《黄帝内经太素》

“肾精主骨，骨之精气为目之瞳子……是以骨精瞳子，筋精黑眼，此二是肝肾之精，故法于阴也。果气白眼及血之赤脉，此二是心肺两精，故法于阳也。肺虽少阴，犹在阳中，故为阳也。此之阴阳四精和合，通传于气，故曰精明也。”[8]

这里指出肾与瞳子的关系。

3. 精衰则听觉、视觉分辨力减弱

（1）《素问·脉要精微论篇第十七》

“五色精微象见矣，其寿不久也。夫精明者，所以视万物，别白黑，审短长。以长为短，以白为黑，如是则精衰矣。”[6]

精衰的表现之一是颜色和空间的辨别力减弱。

（2）《黄帝内经太素》

“精绝则肾腑足太阳脉衰，足太阳脉起目内眦，故太阳衰者即目盲也。精绝肾虚，则肾官不能听也。”[8]

（三）肾与记忆

记忆，在古代可以表达其义的字包括“記”“識”“志”“誌”等，现代看来意义有所区分，“記”侧重于“记得”，“識”（去声）为记住，常常是比较深的认识，“誌”是“志”的后起分别字，作记述讲，中古以后“誌”“識”（去声）同音，故“记得”这个意思多写作“誌”。段玉裁在《说文解字注》中说：“志古文‘識’，盖古文有‘志’无‘識’，小篆乃有‘識’字。保章注曰：‘志’古文‘識’，‘識’，记也。《哀公问》注曰：‘志’读为‘識’。‘識’，知也。今之‘識’字，志韵与职韵分二解，而古不分二音，则二解义亦相通古文作‘志’。则‘志’者，记也、知也……今人分‘志向’一字，‘識记’一字，‘知識’一字，古只有一字一音。”[28]

“志”字的起源最早，现在的志向、知识、记忆、标识等意义最初都用“志”来表达，“記、識、誌”是后起字，为了更精细准确的表达意思而设。古人对此已有认识。如唐代的《黄帝内经太素》中说“志者，记也，肾之神也。肾间动气，人之生命，动气衰矣，则神志去之，故死也”[8]。近代唐容川对此亦有研究，详见上文“肾藏精、精舍志”一节。“志”与思维、记忆、志向、意志等直接相关的，而这些心理、生理活动在中医的理论体系中与肾直接相关，详情亦请见上文“肾藏精、精舍志”。

记忆、听觉、视觉及对所闻、所见的辨识等皆是脑功能的重要组成部分，依中医理论，它们皆直接与肾相关，这是肾主骨生髓、脑为髓海的延伸，也是肾藏精、精舍志的延伸。

八、 肾与水液代谢

（一）肾主水之出处

1.《素问·水热穴论篇第六十一》

“黄帝问曰：少阴何以主肾？肾何以主水？

岐伯对曰：肾者至阴也，至阴者盛水也，肺者太阴也，少阴者冬脉也，故其本在肾，其末在肺，皆积水也。

帝曰：肾何以能聚水而生病？

岐伯曰：肾者胃之关也，关门不利，故聚水而从其类也。上下溢于皮肤，故为胕肿。胕肿者，聚水而生病也。

帝曰：诸水皆生于肾乎？

岐伯曰：肾者牝藏也，地气上者属于肾，而生水液也，故曰至阴。勇而劳甚则肾汗出，肾汗出逢于风，内不得入于脏腑，外不得越于皮肤，客于玄府，行于皮里，传为胕肿，本之于肾，名曰风水。所谓玄府者，汗空也。

帝曰：水俞五十七处者，是何主也？

岐伯曰：肾俞五十七穴，积阴之所聚也，水所从出入也。尻上五行行五者，此肾俞。故水病下为胕肿大腹，上为喘呼，不得卧者，标本俱病，故肺为喘呼，肾为水肿，肺为逆不得卧，分为相输俱受者，水气之所留也。伏菟上各二行行五者，此肾之街也。三阴之所交结于脚也。踝上各一行行六者，此肾脉之下行也，名曰太冲。凡五十七穴者，皆藏之阴络，水之所客也。”[9]

《黄帝内经太素》对此段有逐句的注释：

“问曰：少阴何以主肾？肾何以主水（问少阴之脉主之所由也）？答曰：肾者至阴也（至，极也。肾者，阴之极也），阴者盛水也（阴气舍水，故曰盛水），肾者少阴，少阴者冬脉也（一曰肺者，量为不然也。少阴亦盛也，少阴之脉盛，属于冬分也），故其本在肾，其末在肺，皆积水也（肾脉少阴，上入肺中，故曰末在肺也。所以肾之与肺，母子上下俱积水也）。问曰：肾何以能聚水而生病（肾为至阴聚水，未知何由生病）？答曰：肾者胃之关闭，关闭不利，故聚水而从其类，上下溢于皮肤，故为胕肿。（胃主水谷，胃气关闭不利，肾因聚水，肺气之应，溢于皮肤，故为胕肿。胕，扶府反，与腐同义也）问曰：诸水皆生于肾乎？答曰：肾者牝脏也，地气上者，属于肾而生水液，故曰至。（牝，阴也。地气，阴气也。阴气盛水，上属于肾，生于津液也，故以肾为极阴也。）勇而劳甚则肾汗出，汗出逢风，内不得入其脏，而外不得越于皮肤，客于六腑，行于皮肤，传为胕肿，本之于肾，名曰风水（勇者腰脊用力劳甚，肾上腠开汗出，邪风因入，其风往来，内不得入府之余藏，外不得泄府之皮肤，聚水客于六腑之中，行于皮传为胕肿，其本肾风所为，名曰风水也）。问曰：水输五十七处者，是何所主也？答曰：肾输五十七穴，积阴之所聚也，水所从出入也（以下言水输也。肾为积阴，故津液出入也，皆肾为主也）。尻上五行行五者，此皆肾输也（尻上五行合二十五输者，有非肾脉所发，皆言肾输，以其近肾，并在肾部之内，肾气所及，故皆称肾输也）。故水病下为胕肿大腹，而上为喘呼不得卧者，标本俱病也，故肺为喘呼，肾为水肿（标为肺也，本为肾也，肺为喘呼，肾为水肿，二脏共为水病，故曰俱病也）。

肺为逆，故不得卧（肺以主气，肺病气逆，故曰水病不得卧也）。分之相输受者，水气之所留也（肾以主水，肺以主气，故曰分之。二气通聚，故曰相输受也。相输受者，水之与气并留止也）。”[8]

“肾主水”在这里还比较抽象，过于概括，它需要在其他文献、其他段落的佐证下一点一滴细化。

（二）肾开窍于二阴

1.《素问·金匮真言论篇第四》

“北方黑色，入通于肾，开窍于二阴，藏精于肾，故病在溪，其味咸，其类水，其畜彘，其谷豆，其应四时，上为辰星，是以知病之在骨也，其音羽，其数六，其气腐。”[6]

2.《中西汇通医经精义》

“肾开窍于二阴。

前阴是膀胱下口，主出溺。膀胱者肾之腑也。肾主水，化气化水从前阴而出，故前阴为肾之窍。又前阴有精窍，与溺窍相附，而各不同。溺窍内通于膀胱。精窍则内通于胞室。女子受胎，男子藏精之所，尤为肾之所司。故前阴有病溺窍者，有病精窍者，不可不详辨也。后阴是大肠下口，宜属于脾胃。然其体在下，以部位言之，凡在下者皆肾所司，肾液充腴则肛门不结，肾气充摄则不脱肛。惟其二阴皆属肾窍，故经言肾为胃关，以饮食之质皆从二阴出也。西医图画二阴甚悉，然不知二阴究属何脏，所以治法不精。

余按肾开窍于二阴，而前阴之病多出心肝，后阴之病多由脾胃。又以耳为心窍与心开窍于舌之义不同。总见五脏错综、互相通贯，学者宜详参焉。”[11]

（三）肾者胃之关

出处见上文“（一）肾主水之出处”。

1.《黄帝内经太素》

“胃主水谷，胃气关闭不利，肾因聚水，肺气之应，溢于皮肤，故为胕肿。”[8]

2.《类经》

“关者，门户要会之处，所以司启闭出入也。肾主下焦，开窍于二阴，水谷入胃，清者由前阴而出，浊者由后阴而出，肾气化则二阴通，肾气不化则二阴闭，肾气壮则二阴调，肾气虚则二阴不禁，故曰肾者胃之关也。关闭则气停，气停则水积，水之不行，气从乎肾，所谓从其类也。愚按：本节云关门不利，则聚水而从其类者，言关之不通也。《脉要精微论》曰：仓廪不藏，是门户不要也。水泉不止，是膀胱不藏也。得守者生，失守者死。言关之不固也。不通则癃闭而胕肿，不固则滑泄而脱元，职此之由，总因肾败。夫胃为五脏六腑之海，而关则在肾，关之为义，操北门锁钥之柄，凡一身元气消长，约束攸赖。故许知可云：补脾不若补肾者，谓救本之道，莫先乎此也。诚万古不易之良法。”[19]

这一解释实则还是对肾开窍于二阴的延伸，用它来解释肾为胃之关。

3. 太阴为关的相关论述可为参考

（1）《素问·阴阳离合论篇第六》

“是故三阴之离合也，太阴为开，厥阴为阖，少阴为枢。”[6]

（2）《黄帝内经太素》

“三阳为外门，三阴为内门。内门亦有三者：一者门关，主禁者也。脾脏足太阴脉主禁水谷之气，输纳于中不失，故为关也。二者门阖，主开闭者也。肝脏足厥阴脉主守神气出入通塞悲乐，故为阖也。三者门枢，主动转也。肾脏足少阴脉主行津液，通诸经脉，故为枢者也。”[8]

《黄帝内经太素》一书的观点是脾脏（足太阴）主禁水谷之气，输纳于中不失，故为关。但与肾的关系不明，暂录之以为参考。

（四）肾与膀胱、三焦

肾与膀胱相表里是后世之言，《黄帝内经》的原文是“肾合膀胱”“肾合三焦膀胱”。三焦因为原气之别使，在水液代谢的过程中有着重要的作用。水液代谢的过程，主要涉及一脏两腑，即肾、三焦、膀胱。

1.《灵枢·本输第二》

“肾合膀胱，膀胱者，津液之腑也。少阳属肾，肾上连肺，故将两脏。三焦者，中渎之腑也，水道出焉，属膀胱，是孤之腑也。是六腑之所与合者。”[9]

此段实为理论之核心。

2.《黄帝内经太素》

“膀胱盛尿，故曰津液之腑也。”[8]

3.《灵枢·本脏第四十七》

“肾合三焦膀胱，三焦膀胱者，腠理毫毛其应。”[9]

4.《灵枢·五癃津液别第三十六》

“岐伯曰：水谷皆入于口，其味有五，各注其海，津液各走其道。故三焦出气，以温肌肉，充皮肤，为其津；其流而不行者，为液。天暑衣厚则腠理开，故汗出，寒留于分肉之间，聚沫则为痛。天寒则腠理闭，气湿不行，水下留于膀胱，则为溺与气。五脏六腑，心为之主，耳为之听，目为之候，肺为之相，肝为之将，脾为之卫，肾为之外。”[9]

膀胱的作用比较容易理清，三焦的作用需参照后文“三焦”源流考辨。

5.《诸病源候论》

“膀胱象水，旺于冬。足太阳其经也，肾之腑也。五谷五味之津液悉归于膀胱，气化分入血脉，以成骨髓也；而津液之余者，入胞则为小便。”[18]

“气化”是津液分流的关键，膀胱是场所。气化功能的实现还需参照下文。

6.《太平圣惠方》

“夫肾者内藏于精，精含于志。与膀胱为表里，俱主于水液。”[17]

继承前代理论。

（五）三焦为肾行水化气

三焦的详细内容见《“三焦”源流考辨》，下文仅择其要。

1.《黄帝内经太素》

“肾间动气，足太阳将原气别使三焦之气，出足外侧大骨下赤白肉际陷中为原，上踝五寸，别入贯腨肠，出委阳，并太阳之正，入腹络膀胱，下焦即膀胱也。原气太阳络于膀胱，节约膀胱，使溲便调也，以此三焦原气行足，故名足三焦也。”[8]

三焦之气源于肾间动气，下焦原气有“节约膀胱，使溲便调”的功能。

2.《类经》

“肾合膀胱皆水也；惟三焦者，虽为水渎之府，而实总护诸阳，亦称相火，是又水中之火府。故在本篇曰三焦属膀胱，在《血气形志篇》曰少阳与心主为表里。盖其在下者为阴，属膀胱而合肾水；在上者为阳，合包络而通心火。此三焦之所以际上极下，象同六合，而无所不包也。”[19]

“至其相配表里。则三焦为脏腑之外卫，心包络为君主之外卫，犹夫帝阙之重城。”[19]

张景岳从相火立论，称三焦为水中火府。而水中火府之言，是张景岳对三焦功能的概括，其意亦在“气化”。

3.《中西汇通医经精义》

“肾与三焦通。肾病宜调和三焦。三焦病宜补肾为主。”[11]

“三焦之原，即发于肾系，故肾与三焦相通。三焦为肾行水化气，故肾病宜调和三焦。譬如肾气丸用苓泽以利三焦之水、保元阳，用黄芪以充三焦之气是矣。三焦病不能行水，则宜滋肾阴。不能化气，则宜补肾阳。”[11]

唐容川的阐述最为直接，点明“三焦为肾行水化气”，这与前人的观点是一脉相承的。肾主水的功能实与三焦、膀胱最为密切。

（六）脾胃为肾传化水气

此是从五行理论的“土克水”立论，文献中见到详细论述是在隋朝，虽脾胃为肾传化水气又需要“三焦”的协同作用。

1.《诸病源候论》

“水病者，由肾脾俱虚故也。肾虚不能宣通水气，脾虚又不能制水，故水气盈溢，渗液皮肤，流遍四肢，所以通身肿也。令人上气，体重，小便黄涩，肿处按之随手而起是也。”[18]

“身面卒洪肿者，亦水病之候，肾脾虚弱所为。肾主水，肾虚故水妄行；脾主土，脾虚不能克制水，故水流溢，散于皮肤，令身体卒然洪肿，股间寒，足䯒瘇是也。”[18]

“肾者主水，脾胃俱主土，土性克水。脾与胃合，相为表里。胃为水谷之海，今胃虚不能传化水气，使水气渗溢经络，浸渍腑脏。脾得水湿之气，加之则病，脾病则不能制水，故水气独归于肾。三焦不泻，经脉闭塞，故水气溢于皮肤而令肿也。”[18]

这是目前所能找到的，关于脾在助肾宣通水气中的作用的最早、最详尽的记载。

2.《圣济总录》

“论曰：肾主水，脾胃俱主土，土克水，胃为水谷之海，其气虚，不能传化水气，使水气浸渍腑脏，又脾得水湿之气，土衰不能制之，水气独归于肾，肾虚三焦不泻，经络闭塞，故水气溢于皮肤，传流四肢，所以通身肿也。其候上气体重，小便黄涩，肿处按之，随手而起是也。”[7]

这一段较《诸病源候论》讲得更为明晰，是胃气虚，不能传化水气，导致水气浸渍腑脏，脾土又衰，不能制之。进而水气独归于肾，而肾又虚，三焦不泻、经络闭塞，进而水气流溢于皮肤。即脾胃之虚，不能传化水气，导致水气浸渍腑脏，水气独归于肾，又遇肾之虚，超过了肾的处理能力，进而引起了水肿。脾胃与肾在水液代谢中是相互协调与配合的。

3.《圣济总录》

“水肿之病，以脾肾气虚，不能制水，水气妄行，溢于皮肤，其证股冷肤肿，时作咳嗽，不得安卧，小便黄涩，以手按肿处，随手而起是也。”[7]

后世的相关论述较多，就不再一一列举。

（七）肾之蒸腾气化

《小品方》借“淋饧醋酒作脯法”喻肾“蒸腾气化”之功能，非常精彩。与“三焦为肾行气化水”及“肾阳的作用”有相类之处，可以互参。

“论曰：消渴者，原其发动，此则肾虚所致，每发即小便至甜，医者多不知其疾，所以古方论亦缺而不言，今略陈其要。按《洪范》稼穑作甘。以物理推之，淋饧醋酒作脯法，须臾即皆能甜也。足明人食之后，滋味皆甜，流在膀胱，若腰肾气盛，则上蒸精气，气则下入骨髓，其次以为脂膏，其次为血肉也。其余别为小便，故小便色黄，血之余也。臊气者，五脏之气；咸润者，则下味也。腰肾既虚冷，则不能蒸于上，谷气则尽下为小便者也。故甘味不变，其色清冷，则肌肤枯槁也。犹如乳母，谷气上泄，皆为乳汁。消渴疾者，下泄为小便，此皆精气不实于内，则便羸瘦也。”[23]

（八）肾阳的作用

提到肾阳在水液代谢中的作用，约始于宋，在已查阅的相关文献中，在宋之前没有见到类似的理论提出。

《圣济总录》

“论曰水饮非升降不能传导。非阳气不能销铄，肾虚多唾者，缘肾藏不足，阳气虚微，而又阴寒凝结，停滞于胸膈之间，不能销铄水饮，上溢于齿牙，故喜唾也。”[7]

后世的相关论述较多，就不再一一列举。

在宋及宋之后谈肾阳的，其具体功能其实近似于文献中三焦原气的功能，具体请参照上文“（五）三焦为肾行气化水”及《“三焦”源流考辨》一文。

在多脏腑，多种功能的协同之下，肾主水的功能才能得以发挥。肾的这一功能不是独立的，但它却是整个系统的核心。

九、 肾与呼吸

肾与呼吸的联系最早见于《难经》，其论述多与脉法和针灸相关。是比较费解的，“肾主纳气”这一理论的明确提出始于宋。

1.《难经·四难》

“四难曰：脉有阴阳之法，何谓也？然：呼出心与肺，吸入肾与肝，呼吸之间，脾受谷味也，其脉在中。浮者阳也，沉者阴也，故曰阴阳也。

心肺俱浮，何以别之？然：浮而大散者，心也；浮而短涩者，肺也。

肾肝俱沉，何以别之？然：牢而长者，肝也；按之濡，举指来实者，肾也。脾者中州，故其脉在中，是阴阳之法也。”[10]

《难经集注》释为：

“吕曰：心肺在膈上，脏中之阳，故呼其气出。肾肝在膈下，脏中之阴，故吸其气入。脾者，中州主养四脏，故曰呼吸以受谷气。

丁曰：经言呼出者，非气自心肺而出也。为肾肝在膈下，主内，因呼而出至心至肺，故呼出心与肺也。又心肺者在膈上，主外，故吸即随阴而入至肾至肝。故经曰：呼者因阳出，吸者随阴入，其呼吸阴阳相随上下。经历五脏之间，乃脾受谷味也，又脾者主中州，故言其脉在中也。”[15]

2.《难经·十一难》

“十一难曰：经言脉不满五十动而一止，一脏无气者，何脏也？然：人吸者随阴入，呼者因阳出。今吸不能至肾，至肝而还，故知一脏无气者，肾气先尽也。”[10]

《难经集注》释为“丁曰：经言脉有从上下者，是谓五脏之气不相荣养，致令有此损至也。五脏之气随呼吸上下，递相荣养。其心肺主气，脉则随吸而荣其肾肝。其吸不能至肾至肝者，盖肾先损，则病骨痿也。其肾肝不荣于上，故先病其肺，病则皮聚毛落也，其损甚者皆死。”[15]

3.《黄帝内经太素》

“人之吸气，身上有孔闭处，皆入聚于肾肝；呼气之时，有孔开处，气皆从心肺而出，比囊之呼吸也。针开孔时，病人吸气，故针与气俱入内也。针得入已，摇大其穴，因呼出针，故针与邪气俱出，勿伤正气也。”[8]

“人之一呼出心与肺，脉有二动；一吸入肝与肾，脉有二动。人呼吸已定息之时，脾受气于胃，输与四脏以为呼吸，故当定息。”[8]

4.《仁斋直指方论》

“心为血之主，肝为血之藏，肺为气之主，肾为气之藏，诚哉是言也！学者苟知血之出于心，而不知血之纳于肝；知气之出于肺，而不知气之纳于肾。用药模棱，往往南辕而北辙矣。假如血痢作恙，以五苓、门冬等剂行其心，以巴豆、大黄等剂逐其积，而其痢独存者，血之所藏无以养也，必佐以川芎或芎归汤辈，则其痢止。假如喘嗽气鸣，以姜、橘、枳、梗、苏、桂调其气，以南星、半夏、细辛豁其痰，而终不下降者，气之所藏无以收也，必佐以补骨脂或安肾丸辈，则其气归元。病有标本，治有后先，纲举而目斯张矣。噫！此传心吃紧之法也。耳目所接，敢不本卫生之家共之。”[24]

这里明确提出了气纳于肾。

5.《医学衷中参西录》

“肺脏下无透窍，而吸入之养气，实能隔肺胞息息透过，以养胸中大气，由胸中大气以敷布于全身。而其吸入之气，又自喉管分支下达于心，由心及肝，由肝至冲任交会之处，以及于肾。故肝肾之气化收敛，自能容纳下达之气，且能导引使之归根。有时肝肾阴虚，其气化不能固摄，则肝气忿急，可透膈以干大气，肾气膨胀，可挟冲气上冲。则肝气可挟所寄之相火上逆，肾气可挟副肾脏之冲气上逆。于是逆气上干，排挤胸中喉中皆不能容受外气则喘作矣。”[29]

肾主纳气的观点，现多用于指导咳喘等疾病的治疗，但纵观文献记载，它的原始样貌与针灸有关，与早期的脉法有关，又似乎与后世的练气之法有一定有关联。

十、 肾与肺的关系

（一）膻中与肾间动气

1.《灵枢·官能第七十三》

“上气不足，推而扬之，下气不足，积而从之。”[9]

2.《黄帝内经太素》

“上气不足，谓膻中气少，可推补令盛。扬，盛也。下气不足，谓肾间动气少者，可补气聚。积，聚也。从，顺也。”[8]

上气为膻中之气，下气为肾间动气，一上一下。有练气者对此二气是非常重视的，但在中医的文献范围内记载不多。

（二）气之源在肾，气之总管在肺

《中西汇通医经精义》

“气之源在肾，详膀胱天癸营卫条。而此云属肺者，以气之总管在肺。故肺主制节，司肾气之出纳，而又制节肝气使不得逆，制节脾气使不得泄，制节心气使不得越，肺之气治而各脏之气皆治矣。”[11]

可与上文膻中之气与肾间动气互参。

（三）肺肾通过经脉、三焦相联系

1.《黄帝内经太素》

“手太阴荥，肺之本输。足少阴输，乃是肾脉。以其肾脉上入于肺，上下气通，故上取太阴荥，下取足少阴输。”[8]

2.《中西汇通医经精义》

“故将五脏之将，当读如将帅之将。言少阳三焦，下连属于肾，上连属于肺，肾肺相悬，全赖少阳三焦以联属之。然则少阳一腑，故已统帅两脏，如一将而将两营，也是孤之腑。言少阳三焦独成一腑，极其广大，故能统两脏。又言属膀胱者，是三焦下出之路。足见自肺至膀胱从上而下，统归三焦也。”[11]

经脉相连容易理解，通过三焦相联系需参考《“三焦”源流考辨》一文，这是盛行于明清时期的一种观点，这里不再赘述。

（四）肾为火力，食气为水气，肺为华盖

《小品方》

“又肺为五脏之华盖，若下有暖气蒸即肺润，若下冷极，即阳气不能升，故肺干则热，故《周易》有否卦，乾上坤下，阳阻阴而不降，阴无阳而不升，上下不交，故成痞也。譬如釜中有水，以火暖之，其釜若以板盖之，则

暖气上腾，故板能润也。若无火力，水气则不上，此板终不可得润也。火力者，则为腰肾强盛也。常须暖将息，其水气即为食气，食气若得暖气，即润上而易消下，亦免干渴也。是故张仲景云：宜服此八味肾气丸，并不食冷物及饮冷水，今亦不复渴，比频得效，故录正方于后耳。”[23]

此段水火之论，所言实为“气化”。

（五）肺肾之病的传变

1. 肾病及肺

《圣济总录》

“论曰：《内经》曰：劳风法在肺下。其为病也，使人强上冥视，唾出若涕，恶风而振寒。夫劳风之病，肾劳则根虚于下，经所谓根弱则茎叶枯矣。故目视不明，而背反强也。然肾之脉入肺中，故因皮毛感风而振栗也。肾主唾，故津液凝结，唾如涎涕。治之以救其俯仰者，戒其劳动也，所以谓之劳风者如此。”[7]

2. 补肾以济肺

《太平圣惠方》

“夫肺劳病者，补肾气以益之，肾王则感肺矣。人逆秋气，则手太阴不收，肺气烦满，顺之则生，逆之则死。故反顺为逆，是谓关格，病则生矣。”[17]

3. 肺病及肾

《诸病源候论》

“痓之为病，身热足寒，项颈强，恶寒，时头热，面目热，摇头，卒口噤，背直身体反张是也。此由肺移热于肾，传而为痓。痓有刚柔，太阳病，发热无汗，而反恶寒，为刚痓；发热汗出而恶寒，为柔痓。诊其脉沉细，此为痓也。”[18]

4. 肺肾同病

《诸病源候论》

“肾主水，肺主气。肾虚不能制水，故水妄行，浸溢皮肤，而身体肿满。

流散不已，上乘于肺，肺得水而浮，浮则上气而咳嗽也。”[18]

十一、肾与心的关系

（一）肾为水，心为火，水火相克又相感

1.《素问·逆调论篇第三十四》

“岐伯曰：是人者，素肾气胜，以水为事。太阳气衰，肾脂枯不长，一水不能胜两火，肾者水也，而生于骨，肾不生，则髓不能满，故寒甚至骨也。所以不能冻栗者，肝一阳也，心二阳也，肾孤藏也，一水不能胜二火，故不能冻栗，病名曰骨痹，是人当挛节也。”[6]

这里明确指出肾为水脏，心、肝为火脏，及水与火的相克关系。

2.《素问·解精微论篇第八十一》

“夫水之精为志，火之精为神，水火相感，神志俱悲，是以目之水生也。”[6]

水火相感则为泪，神志俱悲也。

3.《校注妇人良方》

“言水火不足，而求之于心肾也。火之源者，阳气之根，即心是也。水之主者，阴气之根，即肾是也。非谓火为心，源为肝，水为肾，主为肺也。”[25]

亦是从水火立论。

（二）营气之行，从肾注心，外散于胸中

《灵枢·营气第十六》

“黄帝曰：营气之道，内谷为宝。谷入于胃，乃传之肺，流溢于中，布

散于外，精专者行于经隧，常营无已，终而复始，是谓天地之纪……上行注肾，从肾注心，外散于胸中，循心主脉，出腋下臂，出两筋之间，入掌中，出中指之端……”[9]

此是营气的经行路线及顺序，营气的运行规律中也体现着心和肾的关系。从肾注心，外散胸中，皆是水火相济中的环节。

（三）水火相济，“精”“神”互根

水火相济的理论在唐代已有阐述，如《黄帝内经太素》，后世多有继承发展，如上文《校注妇人良方》，心为火之源，肾为水之主。古代论述这一问题的医家不胜枚举。但将这一理论贯穿于医家个人的整个理论体系，并多有发挥、融会贯通的首推黄元御、唐容川，故在这里重点列举他们的部分观点。

1.《黄帝内经太素》

“《素问》赤色入通于心开窍于耳者，肾者水也，心者火也，水火相济。”[8]

水火相克是出自五行学说，水火相济的理论则与八卦、阴阳关系密切，后天八卦中，离火居南，坎水居北，离火是两阳爻中间夹一阴爻，坎水是两阴爻中夹一阳爻，这与阴阳互根互用有关，是古人认识世界过程中运用的普遍而朴素的哲学原理。

2.《四圣心源》

（1）“神胎于魂而发于心，而实根于坎阳，精孕于魄而藏于肾，而实根于离阴。阴根上抱，是以神发而不飞扬，阳根下蛰，是以精藏而不驰走。阳神发达，恃木火之生长而究赖太阴之升，阴精闭蛰，资金水之收藏而终藉阳明之降，太阴阳明，所以降金水以吸阳神，升木火以嘘阴精者也。

阳明不降，则火金浮升而神飘于上，太阴不升，则水木沉陷而精遗于下。盖阳中有阴，则神清而善发，阴中有阳，则精温而能藏。脾陷则精不交神，胃逆则神不交精。阳神飞荡，故生惊悸，阴精驰走，故病遗泄。

阴升阳降，权在中气，中气衰败，升降失职，金水废其收藏，木火郁其生长，此精神所以分离而病作也。培养中气，降肺胃以助金水之收藏，升肝脾以益木火之生长，则精秘而神安矣。”[27]

这里所讲实依于坎离二卦。心为离火，但火实发源于坎卦中间的一个阳爻，肾为坎水，但水实发源于离卦中间的一个阴爻。看似费解，但只需要了解一些数术的常识就容易理解了。

（2）“精藏于肾而交于心，则精温而不走。精不交神，乃病遗泄，其原由于肝脾之不升。”[27]

（3）“神发于心而交于肾，则神清而不摇。神不交精，是生惊悸，其原由于胆胃之不降。”[27]

3.《中西汇通医经精义》

（1）“人之血气精神者，所以奉生而周性命者也。人之知觉，性也。人之生死，命也。性在心，故字从心。命在肾，故肾系曰命门。有此性命，人乃得生。其所以奉生而周于性命之间者，则又赖乎精神。神藏于心，性之所在也。精藏于肾，命之所在也。究精所由生，则是气之变化。究神所由生，则是血之功用。故先言血气，从言精神，而推极于性命。中国注家，尚多囫囵。”[11]

性命之学，实出道家。

（2）“人身只气与血两者而已，火交于水即化为气，义已详膀胱三焦条，兹不再论。惟水交于火即化为血之理，尚未发明，特详于此。

南方生热，热生火，火生苦，苦生心，心生血。

热火生苦，苦生心已详卷首，惟心生血句，尚待注明。盖心属离卦，内阴爻坎之水也。外阳爻则离本卦之火也。惟其以水济火乃发光明而成离象，是以灌膏则燎盛，抽薪则焰息。薪膏有汁液，火得之而后然，即是以水济火之明验矣。人身心象离卦，必在下，胞中肾阴之水津循冲任上入于胃，合饮食所化之汁上腾于肺部，以入于心，此汁得心火之化遂变为赤色，是为血。”[11]

唐容川是受到黄元御影响的。

（3）“五行之理，相生相制，制则生化。心是火脏而受制于肾水，是肾乃心脏生化之主，故其主肾也。心为离火，离卦中之阴爻，即含坎水之象也。心之所以生血，亦以水交于火即化为血，另详气血条。惟其以水济火，而火之功用乃成。故心血虚者，必兼补肾水。观天王补心丹，仲景复脉汤均用地黄，其义可知。”[11]

（4）“人之所以灵于物者，以其秉五行之秀也。夫此灵秀之气，非空无所寄而已。实则藏于五脏之中，是为五脏之神。人死则其神脱离五脏，人病则五脏之神不安。知五神之所司，而后知五病之情状。

心藏神。

人所以有知觉，神主之也。神是何物？浑言之，则两精相搏谓之神。空言之，则变化不测谓之神，此皆放言高论，未能实指之也。吾且为之实指曰：神乃生于肾中之精气，而上归于心，合为离卦中含坎水之象。惟其阴精内含阳精外护心脏之火，所以光明朗润而能烛物。盖神即心火，得肾阴济之而心中湛然，神明出焉，故曰心藏神。心血不足，则神烦。心火不足，则神怯。风痰入心，则神昏也。西医知心为生血回血之脏，而谓心不主知觉者。主知觉者，是脑髓筋。又言脑后筋，只主运动，脑前筋主知觉，又言脑筋有通于心者。彼不知髓实心之所用，而非髓能知觉也。盖髓为水之精，得心火照之而光见，故生知觉矣。古文思字从囟、从心，即以心火照脑髓之义。髓如月魄、心如日光，相照为明，此神之所以为用也。”[11]

（四）听音者肾精也，而辨语者心神也

1.《黄帝内经太素》

“《素问》赤色入通于心开窍于耳者，肾者水也，心者火也，水火相济。心气通耳，故以窍言之，即心以耳为窍。又手太阳心之表，脉入于耳中，故心开窍在于耳也。”[8]

肾开窍于耳，心气通于耳，一脏属水，一脏属火，古人认为这并不矛盾，因水火本就要相济。

2.《圣济总录》

“论曰肾气通于耳，心寄窍于耳，气窍相通，若窗牖然，音声之来，虽远必闻，若心肾气虚，精神失守，气不宣通，内外窒塞，斯有聋聩之疾，经所谓五脏不知，则九窍不通是也。”[7]

“论曰耳者心之寄窍，肾气所通也，腑脏和平，则其窍通而无碍，肾气既虚，风邪干之，复以思虑劳心，气脉内结，不得疏通，则耳内浑焞与气相击而鸣，或如钟磬雷鼓，或如蝉噪，皆肾虚所致也。”[7]

耳之病，为心肾之病，非单责之肾也。

3.《太平圣惠方》

“夫心劳病者，补脾气以益之，脾王则感心。其人逆夏气，则手太阳不长，心气内动，顺之则生，逆之则死。反顺为逆，是谓关格，病则生矣。心主窍，窍主耳，心气通于肾。故心病则耳枯燥而鸣，不能听远，毛焦色夭者，死于冬也。”[17]

此主言心病。

4.《中西汇通医经精义》

心开窍于耳。

耳系肾窍，此言心窍者，心与肾相交，听音者肾精也，而辨语者心神也。心小肠之脉入听宫，陈修园以此为司听之主，而不知耳通于脑髓，脑气筋下通于心，西医言之甚详。故耳为肾窍，又为心窍，均由脑通，从可识矣。三焦为肾腑，耳内为肾窍，故耳外则三焦之脉绕之。耳又为心窍，故耳外之小肠经脉亦注于听宫。以见腑之应脏有如是者，不得指小肠之脉，为耳窍通心之路也。修园之说，犹差一黍。”[11]

这是就听觉中心、肾功能的各自不同做了区分，细分下来，皆与脑功能有关。

（五）肾与心之病的传变

1.《灵枢·五色第四十九》

“肾乘心，心先病，肾为应，色皆如是。男子色在于面王，为小腹痛，下为卵痛，其圜直为茎痛，高为本，下为首，狐疝㿉阴之属也。”[9]

这是很古老的病机传变理论。

2.《素问玄机原病式》

“或平人极恐而战栗者，由恐为肾志，其志过度，则劳伤本脏，故恐则伤肾，肾水衰则心火自甚，而为战栗也。又如酒苦性热，养于心火，故饮之过多，则心火热甚，而为战栗。俗谓之酒禁也。”[14]

“惊：心卒动而不宁也，火主于动，故心火热甚也。虽尔，止为热极于里，乃火极似水则喜惊也。反兼肾水之恐者，亢则害承乃制故也。所谓恐则喜惊者，恐则伤肾而水衰，心火自甚，故喜惊也。”[14]

因恐而伤肾，肾水衰而心火相对过亢，进而喜惊。

3.《圣济总录》

“论曰：消渴烦躁者，阳气不藏，津液内燥，故令烦渴而引饮且躁也。《内经》谓：诸躁狂越，皆属于火。盖以心肾气衰，水火不相济故也。”[7]

可对比参考《小品方》中有关“气化”的一节，这段看似简单，但相关的内容比较复杂。

4.《圣济总录》

“论曰：《内经》谓病蛊弗治，肾传之心病，筋脉相引而急，病名曰瘛。夫精属肾，筋属肝，脉属心，精盛则滋育诸筋，荣灌诸脉，故筋脉和柔。今风客于肾，病蛊出白，则精已亏矣，经所谓风客淫气，精乃亡，邪伤肝者如此，其证筋脉燥急相引而瘛是也。”[7]

筋脉病是肾传之心的表现。

5.《丹溪心法》

“遗精得之有四，有用心过度，心不摄肾，以致失精者。”[30]

“盖汗乃心之液，而自汗之证，未有不由心肾俱虚而得之者。故阴虚阳必凑，发热而自汗；阳虚阴必乘，发厥而自汗。”[30]

心肾俱病。

6. 肾病心痛

（1）《黄帝内经太素》

“肾脉上入于心，故肾虚心如悬状，如病于饥。当脊中肾气不足，故痛也。又小腹虚满，小便变色也。”[8]

它与足少阴肾脉，是动则病的症状有关。

(2)《灵枢·厥病第二十四》

“厥心痛，与背相控，善瘈，如从后触其心，伛偻者，肾心痛也。”[9]

(3)《黄帝内经太素》

“肾脉足少阴贯脊属肾络心，故肾气失逆，令心痛控背。肾在于后，故肾病痛心，如物从后触心而痛，脊背伛偻也。”[8]

肾心痛是比较古老的一种病机传变，很有特色但相关文献不多。

综上，值得注意的是心肾同病之症状，如恐、喜惊、消渴、遗精、狂躁、战栗、自汗等为常见，但筋脉的症状在今天的病症体系中多属肝而不属心肾，小腹痛、茎痛等亦是，尤其是关于“心痛”，自古就有“肾心痛”之论，“心如悬状”“如病于饥”“心痛控背”“善瘈”都是其典型表现，这为临床诊疗提供了新的思路。

十二、肾与肝

(一)肾肝二脏，水木之相生

1.《圣济总录》

“论曰：《内经》谓智者有余，有余则耳目聪明，身体轻强，老者复壮，壮者益治。盖肾开窍于耳，肝开窍于目，肾肝二脏，水木之相生者也，若肾经不足，肝元自虚，水木不能相生，其窍俱不利，故耳听不聪，目视不明，当补下经以益之。”[7]

“论曰：《黄帝针经》曰，足厥阴之脉，环阴器，抵少腹，是动则病丈夫□疝，即阴疝也，嗜欲劳伤，肾水涸竭，无以滋荣肝气，故留滞内结，发为阴疝之病，世俗论阴疝者，为肾余气，殊不知邪实又本于肝经也，治法宜泻邪气之实，补肝经之虚。”[7]

“治肾气亏损，不能生肝，肝乏生气，遂多虚冷，肝若受病，先诊其脉，若肝肾脉俱弱，服此。

地黄丸方

熟干地黄（焙）、山茱萸、萆薢、当归（洗焙）、续断、芎䓖、黄芪（细剉）、五味子、狗脊（去毛）各半两，细辛（去苗叶）一分，白茯苓（去黑皮）、牛膝（去苗，酒浸焙）、木瓜各半两。

上一十三味。捣罗细末，炼蜜和丸，如梧桐子大。空心盐汤下五十丸。”[7]

《圣济总录》一书中的论述比较典型，且涉及肝肾之病者多以此立论。

2.《太平圣惠方》

“夫肾劳病者，补肝气以益之，肝王则感肾。其人逆冬气，则足少阴不生，肾气独沉，顺之则疞，逆之则乱。反顺为逆。是谓关格。病则生矣。”[17]

虽云相生，总体仍是水以滋荣木气为主。

（二）人身生阳之气，根于肾脏，始发于肝木

1.《温热经纬》

“章虚谷曰：人身生阳之气，根于肾脏，始发于肝木，木生火、火生土、土生金、金生水、水又生木，如是生生不息，则安和无患也。邪伏血气之中，必随生阳之气而动，动甚则病发。然其发也，随气所注而无定处，故《难经》言温病之脉，行在诸经，不知何经之动也。如仲景所论，或发于阴经，或发于阳经，正合《难经》之言也。今《内经》按生气之序，首列肝，次以心、脾、肺、肾，以明邪随生气而动，其于不定之中，自有一定之理，足以印证《难经》、仲景之言，而轩、岐、越人、仲景之一脉相承，更可见矣。”[31]

“阳气根于肾，始发于肝木”的学术观点与少阳升发之气、三焦相火的功能相类似，可为对比。

（三）血室为肾之副脏，实借肝气之疏泻以为流通

《医学衷中参西录》

“沧县李氏妇，年近三旬，月事五月未行，目胀头疼甚剧，诊其脉近五至，左右皆有力，而左脉又弦硬而长，心中时觉发热，周身亦有热时，知其脑部充血过度，是以目胀头疼也。盖月事不行，由于血室，而血室为肾之副脏，实借肝气之疏泻以为流通，方书所谓肝行肾之气也。今因月事久瘀，肝气不能由下疏泻而专于上行，矧因心肝积有内热，气火相并，迫心中上输之血液迅速过甚，脑中遂受充血之病。惟重用牛膝，佐以凉泻之品，化血室之瘀血以下应月事，此一举两得之法也。遂为疏方：

怀牛膝一两，生杭芍六钱，玄参六钱，龙胆草二钱，丹皮二钱，生桃仁二钱，红花二钱。

一剂目胀头疼皆愈强半，心身之热，已轻减。又按其方略为加减，连服数剂，诸病皆愈，月事亦通下。”[29]

肝气之调达与否对女性有特殊意义，它实际上可算作是“胞络系于肾”之一观点的延伸，这一学术观点产生的基础则是历代医家对肝肾之关系的思考。

（四）魂生于坎水之一阳

《中西汇通医经精义》

“肝藏魂。魂者阳之精、气之灵也。人身气为阳，血为阴。阳无阴不附，气无血不留。肝主血，而内含阳气，是之谓魂。究魂之根源，则生于坎水之一阳。推魂之功用，则发为乾金之元气。不藏于肺而藏于肝者，阳潜于阴也。不藏于肾而藏于肝者，阴出之阳也。昼则魂游于目而为视，夜则魂归于肝而为寐。魂不安者梦多，魂不强者虚怯。西医不知魂是何物，故不言及于梦。然西人知觉与华人同，试问彼夜寐恍惚、若有所见者，是何事物，因何缘故？则彼将哑然。盖魂非剖割所能探取，而梦非器具所能测量，故彼不知也。”[11]

肝体阴而用阳，肝藏魂，而魂为坎中阳，即阴中生阳，这还是借八卦之阴阳论人体之阴阳。

（五）活血以补肝，温气以养肾

1.《华氏中藏经》

“筋痹者，由怒叫无时，行步奔急，淫邪伤肝，肝失其气，因而寒热所客。久而不去，流入筋会，则使人筋急，而不能行步舒缓也，故曰筋痹。宜活血以补肝，温气以养肾。然后服饵汤丸，治得其宜，即疾瘳已，不然则害人矣。其脉，左关中弦急而数，浮沉有力者是也。”[26]

活血以补肝，温气养肾的治法，最早见于这本书，后世确有这么用的。

2.《四圣心源》

“肝主藏血，凡脏腑经络之血，皆肝家之所灌注也。血以温升为性，缘肾水左旋，则生肝血，肝血方生，而已抱阳魂，故其性温和而升散。实则直升，虚则遏陷，升则流畅，陷则凝瘀。

盖血中温气，化火之本，而温气之原，则根于坎中之阳。坎阳虚亏，不能生发乙木，温气衰损，故木陷而血瘀。久而失其华鲜，是以红变而紫，紫变而黑。木主五色，凡肌肤枯槁，目眦青黑者，皆是肝血之瘀。而肝血不升之原，则在于脾，脾土滞陷，生气遏抑，故肝无上达之路（注：坎阳即肾阳，乙木即肝木）。

肝脾不升，原因阳衰阴旺，多生下寒。而温气抑郁，火胎沦陷，往往变而为热。然热在于肝，而脾肾两家，则全是湿寒，不可专用清润。至于温气颓败，下热不作者，十之六七，未可概论也。

血瘀之证，其下宜温而上宜清，温则木生，清则火长。若木郁而为热，乃变温而为清，而脾肾之药，则纯宜温燥，无有二法。以脾陷之由，全因土湿，土湿之故，全因水寒。肾寒脾湿，则中气不运，是以太阴不升。水土湿寒，中气堙郁，君相失根，半生上热。若误认阴虚，滋湿生寒，夭枉人命，百不一救也。

破瘀汤

甘草二钱，茯苓三钱，丹皮三钱，桂枝三钱，丹参三钱，桃仁（泡，去皮尖）三钱，干姜三钱，首乌（蒸）三钱。

煎大半杯，温服。”[27]

对为何是活血以补肝、温气以及养的机理做了阐述，并举以方药。

（六）肝肾同病病症举例

此节均是肝肾同病的各种症状表现。

1.《诸病源候论》——胸胁之病

“胸胁痛者，由胆与肝及肾之支脉虚，为寒气所乘故也。足少阳胆之经也，其支脉从目兑眦贯目，下行至胸，循胁里。足厥阴肝之经也，其脉起足大指丛毛，上循入腹，贯膈，布胁肋。足少阴肾之经也，其支脉从肺出，络心，注胸中。此三经之支脉，并循行胸胁，邪气乘于胸胁，故伤其经脉。邪气之与正气交击，故令胸胁相引而急痛也。

诊其寸口脉弦而滑，弦即为痛，滑即为实；痛即为急，实即为跃。弦滑相搏，即胸胁抢息痛也。”[18]

2.《妇人大全良方》——妇人久泻

“赵府傅上与下翰，婺州人也。宜人病泄泻不止，如附子、木香、诃子、肉豆蔻、龙骨等药及诸丹服之皆无效。召仆诊之，肝肾脉虚弱，此肝肾虚也。府傅云：其说见在何经？仆曰：诸方论泄痢，皆是言脾胃病，不过谓风冷、湿毒之所侵入及饮食伤滞，遇肠虚则泄痢，而不知肝肾气虚亦能为泄痢。古书所载甚明，不可不辨。经曰：泄痢前后不止，肾虚也。又曰：诸厥固泄，皆属于下。下谓下焦肝肾之气也。门户束要，肝之气也；守司于下，肾之气也。肝气厥而上行，故下焦不能禁固而泄痢。肾为胃关，门户不要，故仓廪不藏也。若病泄痢，其源或出于此。而专以脾胃药治之，则谬固千里矣。遂服木香散，数服而愈。”[22]

薛己在《校注妇人良方》中将这个病案进行了改写，并附了木香散方。

“木香散，治脏腑虚寒，下泄米谷，口舌生疮，或呕吐不食。

木香（煨）、破故纸（炒）各一两，良姜、缩砂（炒）、厚朴（制）各三钱，赤芍药（炒）、橘红、桂心、白术各半两，胡椒、吴茱萸（炮）各一钱，肉豆蔻（煨）、槟榔各一钱。

上为末，每服三钱，用猪肝四两，批薄，以药掺拌，量入水、醋、盐、葱、姜，煮干，空心顿食，或丸桐子大，每服百丸，粥饮下，日三服。”[25]

3.《圣济总录》——耳目之病

“论曰天一生水，在脏为肾，天三生木，在脏为肝，肾藏精，肝藏血，人之精血充和，则肾肝气实，上荣耳目，故耳目聪明，视听不衰。若精血亏耗，二脏虚损，则神水不清，瞻视乏力，故令目黑暗。

论曰目昏暗之疾，其候有二，肝气不足则血弱，肾气不足则精衰，血弱精衰，不能营养于目，渐致昏暗，又《病源》云：夫眼者、五脏六腑阴阳之气，皆上注于目，若血气充实，则瞻视分明，若血气虚竭，则风邪易侵，故令昏暗不明也。

论曰肾水也，肝木也，木得水而盛，其理明矣。肾水既虚，肝无以滋养，故见于目者，始则晾晾不能瞩远，久则昏暗，时见黑花飞蝇，其证如此，肾虚可知也。治宜以益肾水去肝风之剂，则标本两得矣。”[7]

4.《圣济总录》——筋脉之病

“论曰：《内经》谓病蛊弗治，肾传之心病，筋脉相引而急，病名曰瘛。夫精属肾，筋属肝，脉属心，精盛则滋育诸筋，荣灌诸脉，故筋脉和柔。今风客于肾，病蛊出白，则精已亏矣，经所谓风客淫气，精乃亡，邪伤肝者如此，其证筋脉燥急相引而瘛是也。”[7]

5.《圣济总录》——筋骨之病

“盖肝主筋、肾主骨。肝肾气虚，风邪攻之，则流传筋骨，走注腰脚，故令机关不利，不能相遂也。推其所自，皆由气血内耗，肝肾经虚，阴阳偏废而得之。或有始因他病。服吐下之药过度，亦使真气内动，营卫失守，一身无所禀养而致然也。”[7]

十三、肾与脾

（一）意与志，御精神、收魂魄，是生命的基础

1.《灵枢·本脏第四十七》

“志意者，所以御精神，收魂魄，适寒温，和喜怒者也。”[9]

《黄帝内经太素》释为“脾肾之神志意者，能御精神，令之守身，收于魂魄，使之不散，调于寒暑，得于中和，和于喜怒，不过其节者，皆志意之德也。”[8]

志和意的关系是最常被提及的。

2.《黄帝内经太素》

“意是脾神，通于营气，志是肾神，通于三焦原气别使，皆以内连骨髓，成身形及五脏，故意志者，所以御精神，收魂魄者也。”[8]

（二）脾与肾的理论联系多建立在数术的理论构架之上

1.《脾胃论》

“大抵脾胃虚弱，阳气不能生长，是春夏之令不行，五脏之气不生。脾病则下流乘肾，土克水，则骨乏无力，是为骨蚀，令人骨髓空虚，足不能履地，是阴气重叠，此阴盛阳虚之证。大法云，汗之则愈，下之则死。若用辛甘之药滋胃，当升当浮，使生长之气旺。言其汗者，非正发汗也，为助阳也。

肾水反来侮土，所胜者妄行也。作涎及清涕，唾多，溺多，而恶寒者是也。土火复之，及三脉为邪，则足不任身，足下痛，不能践地，骨之无力，喜睡，两丸冷，腹阴阴而痛，妄闻妄见，腰脊背胛皆痛。”[32]

“夫脾胃虚，则湿土之气溜于脐下，肾与膀胱受邪。膀胱主寒，肾为阴火，二者俱弱，润泽之气不行。”[32]

“地气者，人之脾胃也，脾主五脏之气，肾主五脏之精，皆上奉于天。二者俱主生化，以奉升浮，是知春生夏长，皆从胃中出也。故动止饮食，各得其所，必清必净，不令损胃之元气，下乘肾肝，及行秋冬殒杀之令，则亦合于天数耳。”[32]

“六七月之间，湿令大行，子能令母实而热旺，湿热相合，而刑庚大肠，故寒凉以救之。燥金受湿热之邪，绝寒水生化之源，源绝则肾亏，痿厥之病大作，腰以下痿软瘫，不能动，行走不正，两足欹侧。以清燥汤主之。”[32]

2.《四圣心源》

“阳盛于上而生于下，水中之气，是曰阳根。阳气长养，爰生木火。阳性浮动，其根一生，则浮动而亲上者，性也，是以木生而火长。而木火之生长，全赖脾土之升，脾土左升，木生于东而火长于南，纯阳之位，阴气萌滋，此金水收藏之根本也。

脾土不升，木火失生长之政，一阳沦陷，肾气澌亡，则下寒而病阳虚。

人知其木火之衰，而不知其脾土之弱。脾以阴体而抱阴魂，旺则血生而神化。以血藏于肝而实生于脾，肝血温升，而化阳神，即脾土之左旋而变化者也。是宜升肝脾以助生长，不止徒温肾气也。

天魂汤

甘草二钱，桂枝三钱，茯苓三钱，干姜三钱，人参三钱，附子三钱。

煎大半杯，温服。

火为阳而阳升于肝脾，脾陷而肝木不生，温气颓败，则阳无生化之源。脾陷之根，因于土湿，土湿之由原于水寒。甘草、茯苓，培土而泻湿，干姜、附子，暖脾而温肾，人参、桂枝，达木而扶阳。

若肝血虚弱，不能生火，则用归、地、首乌，以培阳神之原。以火清则神发，血者，神魂之母也。

夫纯阳则仙，纯阴则鬼。阳盛则壮，阴盛则病。病于阴虚者，千百之一，病于阳虚者，尽人皆是也。后世医术乖讹，乃开滋阴之门，率以阳虚之人而投补阴之药，祸流今古，甚可恨也。”[27]

3.《中西汇通医经精义》

“脾土能制水，所以封藏肾气也。脾不统摄，则遗精，脾不制水则肾水泛，而为痰饮。

张隐庵注六微旨论云：土位之下，风气承之，风位之下，金气承之，金位之下，火气承之。君火之下，阴精承之。亢则害承乃制，制则生化。故五脏所合，言其相生也。五脏所主，言其相成也。先心肺而后脾肾，乃归重于相成之义欤。西医不讲五行，分脏腑截然各别，而于交通之故、生成之理，概不能知。”[11]

（三）脾肾之病

水病的相关内容见前文“肾与水液代谢”。

1.《校注妇人良方》——患痢

“一妇人五月间患痢，日夜无度，小腹坠痛，发热恶寒。余以为脾气虚弱，用六君子汤送香连丸，二服渐愈。仍以前汤送四神丸，四服痊愈。至七月终，怠惰嗜卧，四肢不收，体重节痛，口舌干燥，饮食无味，大便不实，小便频数，洒淅恶寒，凄惨不乐。此肺脾肾虚而阳气不伸也，用升阳益胃汤而痊。”[25]

2.《诸病源候论》——身热

“其人身热发黑黄，视其唇黑眼黄，舌下脉黑者是，此由脾移热于肾，肾色黑也，故其身热而发黑黄也。”[18]

3.《严氏济生方》——饮食不进

“大抵不进饮食，以脾胃之药治之多不效者，亦有谓焉。人之有生，不善摄养，房劳过度，真阳衰虚，坎火不温，不能上蒸脾土，冲和失布，中州不运，是致饮食不进，胸膈痞塞，或不食而胀满，或已食而不消，大腑溏泄，此皆真火衰虚，不能蒸蕴脾土而然。古人云：补肾不如补脾。余谓：补脾不若补肾，肾气若壮，丹田火经上蒸脾土，脾土温和，中焦自治，膈开能食矣。”[13]

4.《仁斋直指方论》——飧泻

“脾肾交济，所以有水谷之分，脾气虽强，而肾气不足，故饮食下咽而大肠为之飧泄也。治法：二神丸用故纸、肉豆蔻修合，或不换金正气散吞安肾丸主之。盖脾肾之气交通，则水谷自然克化，此所谓妙合而凝者也。”[24]

5.《圣济总录》——水谷不化

“论曰肾藏虚者，阳气不足也，阳气不足，则阴气多，阴气多则营卫不得和流，气脉不能通畅，故使水谷不化，胃气虚弱，令人腹胁胀满。甚则疼痛也。”[7]

6.《太平圣惠方》——腹胁胀痛

“夫肾脏虚冷气者，由肾气不实，下焦久寒，阳气外虚，阴气内积，邪冷之气在于脏腑，积蓄不散。上攻于脾，脾虚受之则胀，冷搏于阴经则痛也。而又足少阴支脉行于两胁，令肾与脾俱虚，为邪冷所攻，致正气与邪气相击，故令腹胁疼痛胀满也。”[17]

7.《圣济总录》——女劳疸

“论曰：脾胃素有湿热，或缘大暑醉饱，房劳过度，引热归肾，湿气交攻，小水不利，少腹坚胀，湿毒流散于肌肉之中，则四肢身面发黄，故谓之女劳疸。然其证又有额上黑，微汗出，手足心热，薄暮即发，膀胱急，小便自利者，宜各随其证以治之。”[7]

8.《备急千金要方》——情志病

“又呻而好恚，恚而善忘，恍惚有所思，此为土克水。”[12]

总以脾胃病为多见。

十四、五脏功能的统合

从生理角度谈五脏间功能相互配合的专门论述出现较晚，约起于金元，从病理角度谈五脏疾病的传变则较早。人体是一个有机的整体，人与天地也是一个有机的整体，人们在论述这一整体性的同时，必然也会提到五脏何以统之？相互之间发生怎样的配合关系？历代医家从不同的角度加以论述。

（一）以五行统之

以五行来论五脏之关系是最为常见的，如水之生木、土之克水、水火相克等前面都已提及，这里的则是对五行的相互关系及与五脏的联系取论述较详者述之。

《四圣心源》

“木曰曲直，曲直作酸。火曰炎上，炎上作苦。金曰从革，从革作辛。水曰润下，润下作咸。土爰稼穑，稼穑作甘。火性炎上，上炎则作苦。水性润下，下润则作咸。木性升发，直则升而曲则不升，郁而不升，是以作酸。金性降敛，从则降而革则不降，滞而不降，是以作辛。使坎离交姤，龙虎回环，则火下炎而不苦，水上润而不咸，木直升而不酸，金从降而不辛。

金木者，水火所由以升降也。木直则肾水随木而左升，金从则心火随金而右降。木曲而不直，故肾水下润，金革而不从，故心火上炎。而交济水火，升降金木之权，总在于土。土者，水火金木之中气，左旋则化木火，右转则化金水，实四象之父母也。不苦、不咸、不酸、不辛，是以味甘。己土不升，则水木下陷，而作酸咸，戊土不降，则火金上逆，而作苦辛。缘土主五味，四象之酸苦辛咸，皆土气之中郁也。

四象之内，各含土气，土郁则传于四脏，而作诸味。调和五脏之原，职在中宫也。”[27]

（二）以君、相二火统之

五行是从广泛联系、生克制化而言，谈“火”则是从原始动力而言，如下文“天非此火不能生物，人非此火不能有生”。同样是讲生命活动，但实则是两个角度。但不同时代的医家对于君相二火的理解，及其所寄之脏腑又有不同的理解。

1.《格致余论》

（1）“太极，动而生阳，静而生阴。阳动而变，阴静而合，而生水、火、木、金、土，各一其性。惟火有二：曰君火，人火也；曰相火，天火也。火内阴而外阳，主乎动者也，故凡动皆属火。以名而言，形气相生，配于五行，故谓之君；以位而言，生于虚无，守位禀命，因其动而可见，故谓之相。天主生物，故恒于动，人有此生，亦恒于动，其所以恒于动，皆相火之为也。见于天者，出于龙雷，则木之气；出于海，则水之气也。具于人者，寄于肝肾二部，肝属木而肾属水也。胆者，肝之腑；膀胱者，肾之腑；心胞络者，肾之配；三焦以焦言，而下焦司肝肾之分，皆阴而下者也。天非此火不能生物，人非此火不能有生。天之火虽出于木，而皆本乎地。故雷非伏，龙非蛰，海非附于地，则不能鸣，不能飞，不能波也。鸣也，飞也，波也，动而为火者也。肝肾之阴，悉具相火，人而同乎天也。或曰：相火，天人之所同，何东垣以为元气之贼？又曰：火与元气不两立，一胜则一负。然则，如之何而可以使之无胜负也？曰：周子曰，神发知矣，五性感物而万事出，有知之后，五者之性为物所感，不能不动。谓之动者，即《内经》五火也。相火易起，五性厥阳之火相扇，则妄动矣。火起于妄，变化莫测，无时不有，煎熬真阴，阴虚则病，阴绝则死。君火之气，经以暑与湿言之；相火之气，经以火言之，盖表其暴悍酷烈，有甚于君火者也，故曰相火元气之贼。周子又曰：圣人定之以中正仁义而主静。朱子曰：必使道心常为一身之主，而人心每听命焉。此善处乎火者。人心听命乎道心，而又能主之以静。彼五火之动皆中节，相火惟有裨补造化，以为生生不息之运用耳，何贼之有？”[33]

“人之有生，心为火居上，肾为水居下，水能升而火能降，一升一降，无有穷已，故生意存焉。水之体静，火之体动，动易而静难，圣人于此未尝忘言也。儒者立教曰：正心、收心、养心。皆所以防此火之动于妄也。医者立教：恬淡虚无，精神内守，亦所以遏此火之动于妄也。盖相火藏于肝肾阴分，君火不妄动，相火惟有禀命守位而已，焉有燔灼之虐焰、飞走之狂势也哉？”[33]

（2）“主闭藏者肾也，司疏泄者肝也。二脏皆有相火，而其系上属于心。心君火也，为物所感则易动，心动则相火亦动，动则精自走，相火翕然而起，虽不交会，亦暗流而疏泄矣。所以圣贤只是教人收心养心，其旨深矣。”[33]

心为君主之官，心神为之主。心为君火，肝肾皆有相火，心火一动，则相火翕然而从之。

2.《校注妇人良方》

“夫肾乃阴中之阴也，主闭藏者。肝乃阴中之阳也，主疏泄者。然而二脏皆有相火，其系上属于心，心火一动，则相火翕然而从之。所以丹溪先生只是教人收心养性，其旨深矣。”[25]

《校注妇人良方》对此是从阴阳的角度解释的。

3.《四圣心源》

“神发于心而交于肾，则神清而不摇。神不交精，是生惊悸，其原由于胆胃之不降。

乙木上行，而生君火，甲木下行，而化相火，升则为君而降则为相，虽异体而殊名，实一本而同原也。相火之降，赖乎胃土，胃气右转，阳随土蛰，相火下根，是以胆壮而神谧。相火即君火之佐，相火下秘。则君火根深而不飞动，是以心定而神安。

胃土不降，相火失根，虚浮惊怯，神宇不宁。缘君相同气，臣败而君危，故魂摇而神荡也。阳神秘藏，则甘寝而善记，阳泄而不藏，故善忘而不寐也。

胃土之不降，由于脾土之湿。足阳明化气于燥金，性清降而收敛，金收而水藏之，故阳蛰于坎府。湿则胃土上郁，收令不行，故火泄而阳飞也。

火炎于上，肾水沉寒，阴凝气结，久而弥坚，历年增长，状如怀子，是谓奔豚。奔豚者，肾肝之阴气聚而不散者也。水寒木枯，郁而生风，摇撼不已，则心下悸动。悸见脐下，则根本振摇，奔豚发矣。奔豚上腾，侮土陵心，发作欲死，最为剧证。数年之后，渐而火败土崩，则人死矣。”[27]

乙木（肝）上行而生君火，木生火也，肝助心也。甲木（胆）下行而化相火，相火之降，赖乎胃土。十天干分五行也分阴阳，乙属阴、属木，甲属阳、亦属木。从阴升阳降的角度，乙木要上行，甲木要下行。故云“甲木下行，而生相火”，亦是木生火。

（三）统于精神魂魄

先有意志通，御精神、收魂魄，后才有内连骨髓，而成身形五脏。精神魂魄的统摄作用对人体来说是非常根本的。这是出自《黄帝内经》的观点，后世医家各有发挥。

1.《黄帝内经太素》

“意是脾神，通于营气，志是肾神，通于三焦原气别使，皆以内连骨髓，成身形及五脏，故意志者，所以御精神，收魂魄者也。”[8]

2.《四圣心源》

（1）“气统于肺，血藏于肝而总化于中气。胃阳右转而化气，气降则精生，降化于阳也，脾阴左旋而生血，血升则神化，阳生于阴也。精未结而魄先凝，故魄舍于肺，气魄者，肾精之始基也，神未发而魂先见，故魂舍于肝，血魂者，心神之初气也。气，阳也，而含阴魄，是以清凉而降敛。血，阴也，而吐阳魂，是以温暖而升发。及其魂升而神化，则又降而为气，魄降而精生，则又升而为血。盖精血温升，则蒸腾而化神气，神气清降，则洒陈而化精血。精血神气，实一物也，悉由于中气之变化耳。

火金上热，则神气飞扬而不守，水木下寒，则精血泄溢而莫藏。故补养神气，则宜清凉，而滋益精血，则宜温暖。”[27]

气魄者，肾精之始基，血魂者，心神之初气也。

（2）“阴生于上，胃以纯阳而含阴气，有阴则降，浊阴下降，是以清虚而善容纳。阳生于下，脾以纯阴而含阳气，有阳则升，清阳上升，是以温暖而善消磨。水壳入胃，脾阳磨化，渣滓下传，而为粪溺，精华上奉，而变气血。

气统于肺，血藏于肝，肝血温升，则化阳神，肺气清降，则产阴精。五脏皆有精，悉受之于肾，五脏皆有神，悉受之于心，五脏皆有血，悉受之于肝，五脏皆有气，悉受之于肺，总由土气之所化生也。

土爰稼穑，稼穑作甘，谷味之甘者，秉土气也。五壳香甘，以养脾胃，土气充盈，分输四子。己土左旋，谷气归于心肺，戊土右转，谷精归于肾肝。脾胃者，仓禀之官，水谷之海，人有胃气则生，绝胃气则死。胃气即水谷所化，食为民天，所关非细也。”[27]

肝血温升，则化阳神，肺气清降，则产阴精。

（3）“肝血温升，升而不已，温化为热，则生心火，肺气清降，降而不已，清化为寒，则生肾水。水之寒者，六腑之悉凝也，阴极则阳生，故纯阴之中，又含阳气，火之热者，六腑之尽发也，阳极则阴生，故纯阳之中，又胎阴气。阴中有阳，则水温而精盈，阳中有阴，则气清而神旺。

神发于心，方其在肝，神未旺也，而已现其阳魂，精藏于肾，方其在肺，精未盈也，而先结其阴魄。《素问》：随神往来者，谓之魂，并精出入者，谓之魄。盖阳气方升，未能化神，先化其魂，阳气全升，则魂变而为神。魂者，神之初气，故随神而往来。阴气方降，未能生精，先生其魄，阴气全降，则魄变而为精。魄者，精之始基，故并精而出入也。”[27]

其应用需细加体会，涉及神魂的东西不易被理解，却又在不同的时代被一再的提及。这里需与前文“肾藏精、精舍志”“肾与心的关系”“肾与脾的关系”互参。

（四）阴升阳降，脾胃主升降之权

古代有部分医家认为脾胃是升降是一身气机升降之本。这一观点约始于金元时期，至明、清则更为盛行。现举几例：

1.《格致余论》

“心肺，阳也，居上；肝肾，阴也，居下；脾居中，亦阴也，属土。经曰：饮食入胃，游溢精气，上输于脾，脾气散精，上归于肺，通调水道，下输膀胱，水精四布，五经并行。是脾具坤静之德，而有乾健之运。故能使心肺之阳降，肾肝之阴升，而成天地交之泰，是为无病之人。今也七情内伤，六淫外侵，饮食不节，房劳致虚，脾土之阴受伤，转输之官失职，胃虽受谷不能运化，故阳自升阴自降，而成天地不交之否，于斯时也。清浊相混，隧道壅塞，气化浊血瘀郁而为热。热留而久，气化成湿，湿热相生，遂生胀满。经曰鼓胀是也。以其补虽坚满，中空无物，有似于鼓。其病胶固，难以治疗，又名曰蛊。”[33]

《格致余论》认为脾具坤静之德，而有乾健之运，使心肺之阳降，肾肝之阴升。但脾阴的提法与他书差异较大。

2.《四圣心源》

（1）“脾为己土，以太阴而主升，胃为戊土，以阳明而主降，升降之权，则在阴阳之交，是谓中气。胃主受盛，脾主消化，中气旺则胃降而善纳，脾升而善磨，水谷腐熟，精气滋生，所以无病。脾升则肾肝亦升，故水木不郁，胃降则心肺亦降，金火不滞。火降则水不下寒，水升则火不上热。平人下温而上清者，以中气之善运也。

中气衰则升降室，肾水下寒而精病，心火上炎而神病，肝木左郁而血病，肺金右滞而气病。神病则惊怯而不宁，精病则遗泄而不秘，血病则凝瘀而不流，气病则痞塞而不宣。四维之病，悉因于中气。中气者，和济水火之机，升降金木之轴，道家谓之黄婆。婴儿姹女之交，非媒不得，其义精矣。医书不解，滋阴泻火，伐削中气，故病不皆死，而药不一生。盖足太阴脾以湿土主令，足阳明胃从燥金化气，是以阳明之燥，不敌太阴之湿。及其病也，胃阳衰而脾阴旺，十人之中，湿居八九而不止也。”[27]

（2）“肝藏血，肺藏气，而气原于胃，血本于脾。盖脾土左旋，生发之令畅，故温暖而生乙木，胃土右转，收敛之政行，故清凉而化辛金，午半阴生，阴生则降，三阴右降，则为肺金。肺金即心火之清降者也，故肺气清凉而性收敛。子半阳生，阳生则升，三阳左升，则为肝木。肝木即肾水之温升者也，故肝血温暖而性生发。肾水温升而化木者，缘己土之左旋也，是以脾为生血之本。心火清降而化金者，缘戊土之右转也，是以胃为化气之原。

气统于肺，凡脏腑经络之气，皆肺气之所宣布也，其在脏腑则曰气，而在经络则为卫。血统于肝，凡脏腑经络之血，皆肝血之所流注也，其在脏腑则曰血，而在经络则为营。营卫者，经络之气血也。”[27]

十五、五脏之病的传变规律

《黄帝内经》云：“五脏相通，移皆有次。”五脏之病的传变多与五行生克有关，但亦不完全遵循其规律，五脏之病传变的规律多用于推断病情的转变、预后，加以预防等等。

（一）五行生克

1.《素问·气厥论篇第三十七》

“黄帝问曰：五脏六腑，寒热相移者何？

岐伯曰：肾移寒于肝，痈肿少气。脾移寒于肝，痈肿筋挛。肝移寒于心，狂隔中。心移寒于肺，肺消。肺消者饮一溲二，死不治。肺移寒于肾，为涌水，涌水者，按腹不坚，水气客于大肠，疾行则鸣濯濯，如囊裹浆，水之病也。

脾移热于肝，则为惊衄。肝移热于心，则死。心移热于肺，传为鬲消。肺移热于肾，传为柔痓。肾移热于脾，传为虚，肠澼，死，不可治。”[6]

2.《素问·阴阳别论篇第七》

“死阴之属，不过三日而死；生阳之属，不过四日而死。所谓生阳死阴者，肝之心谓之生阳，心之肺谓之死阴，肺之肾谓之重阴，肾之脾谓之辟阴，死不治。”[6]

3.《灵枢·病传第四十二》

“黄帝曰：大气入脏奈何？

岐伯曰：病先发于心，一日而之肺，三日而之肝，五日而之脾，三日不已，死，冬夜半，夏日中。病先发于肺，三日而之肝，一日而之脾，五日而之胃，十日不已，死，冬日入，夏日出。病先发于肝，三日而之脾，五日而之胃，三日而之肾，三日不已，死，冬日入，夏早食。病先发于脾，一日而之胃，二日而之肾，三日而之膂膀胱，十日不已，死，冬人定，夏晏食。病先发于胃，五日而之肾，三日而之膂膀胱，五日而上之心，二日不已，死，冬夜半，夏日昳。病先发于肾，三日而之膂膀胱，三日而上之心，三日而之小肠，三日不已，死，冬大晨，夏早晡。病先发于膀胱，五日而之肾，一日而之小肠，一日而之心，二日不已，死，冬鸡鸣，夏下晡。诸病以次相传，如是者，皆有死期，不可刺也，间一脏及二三四脏者，乃可刺也。”[9]

4.《素问·玉机真脏论篇第十九》

“肝受气于心，传之于脾，气舍于肾，至肺而死。心受气于脾，传之于肺，气舍于肝，至肾而死。脾受气于肺，传之于肾，气舍于心，至肝而死。肺受气于肾，传之于肝，气舍于脾，至心而死。肾受气于肝，传之于心，气舍于肺，至脾而死。此皆逆死也。一日一夜五分之，此所以占死生之早暮也。”[6]

“黄帝曰：五脏相通，移皆有次，五脏有病，则各传其所胜，不治，法三月若六月，若三日若六日，传五脏而当死，是顺传所胜之次。”[6]

“弗治，脾传之肾，病名曰疝瘕，少腹冤热而痛，出白，一名曰蛊，当此之时，可按可药。弗治，肾传之心，病筋脉相引而急，病名曰瘛，当此之时，可灸可药。弗治，满十日，法当死。肾因传之心，心即复反传而行之肺，发寒热，法当三岁死，此病之次也。”[7]

“然其卒发者，不必治于传，或其传化有不以次，不以次入者，忧恐悲喜怒，令不得以其次，故令人有大病矣。因而喜大虚则肾气乘矣，怒则肝气乘矣，悲则肺气乘矣，恐则脾气乘矣，忧则心气乘矣，此其道也。故病有五,五五二十五变，及其传化。传，乘之名也。”[6]

5.《难经·五十三难》

“五十三难曰：经言七传者死，间脏者生，何谓也？然：七传者，传其所胜也。间脏者，传其子也。何以言之？假令心病传肺，肺传肝，肝传脾，脾传肾，肾传心，一脏不再伤，故言七传者死也。

假令心病传脾，脾传肺，肺传肾，肾传肝，肝传心，是子母相传，竟而复始，如环无端，故曰生也。”[10]

6.《难经集注》

“虞曰：至此推穷损家病证，一损肺，二损心，三损脾，四损肝，五损肾。乃如第五难脉轻重菽数下损之肾也。”[15]

“吕曰：从肾损之肺，亦复五脏俱尽，故死也。”[15]

7.《金匮要略方论》

“问曰：上工治未病，何也？师曰：夫治未病者，见肝之病，知肝传脾，当先实脾。四季脾王不受邪，即勿补之。中工不晓相传，见肝之病，不解实脾，惟治肝也。夫肝之病，补用醋，助用焦苦，益用甘味之药调之。酸入肝，焦苦入心，甘入脾。脾能伤肾，肾气微弱，则水不行；水不行，则心火气盛则伤肺；肺被伤，则金气不行；金气不行，则肝气盛，则肝自愈。此治肝补脾之要妙也。”[34]

8.《备急千金要方》

“冬肾水旺，其脉沉濡而滑曰平。反得微涩而短者，是肺之乘肾，母之归子，为虚邪，虽病易治。反得弦细而长者，是肝之乘肾，子之乘母，为实邪，虽病自愈。反得大而缓者，是脾之乘肾，土之克水，为贼邪大逆，十死不治。反得浮大而洪者，是心之乘肾，火之凌水，为微邪，虽病即瘥。”[12]

9.《备急千金要方》

“病先发于肾，少腹腰脊痛胫酸，一日之膀胱，背膂筋痛，小便闭。二日上之心，心痛。三日之小肠胀。四日不已死。冬大晨夏晏晡。”[12]

10.《小儿药证直诀》

“肾热传于膀胱，膀胱热盛，逆于脾胃，脾胃虚而不能制肾，水反克土，脾随水行，脾主四肢，故流走而身面皆肿也。若大喘者重也。何以然？肾大盛而克退脾土，上胜心火，心又胜肺，肺为心克，故喘。或问曰：心刑肺，肺本见虚，今何喘实？曰：此有二,一者肺大喘，此五脏逆；二者肾水气上行，傍浸于肺，故令大喘。此皆难治。”[35]

11.《太平圣惠方》

“冬肾脉来沉濡而滑者，是平脉也。反得大而缓者，是脾之乘肾，土之克水，为大逆不可治。反得浮涩而短者，是肺之乘肾，母之克子，虽病可治。反得弦而长者，是肝之乘肾，子之克母，虽病自愈。反得浮而洪者，是心之乘肾，火之克水，其病可治。肾脉来如引葛，按之益坚，曰肾病。真肾脉至坚而沉，如弹石辟辟然。其色黄黑不泽毛折者，乃死矣。”[17]

（二）君、相之火

《脾胃论》

“若饮食失节，寒温不适，则脾胃乃伤。喜、怒、忧、恐，损耗元气。既脾胃气衰，元气不足，而心火独盛。心火者，阴火也。起于下焦，其系系于心。心不主令，相火代之。相火，下焦胞络之火，元气之贼也。火与元气不两立，一胜则一负。脾胃气虚，则下流于肾，阴火得以乘其土位，故脾证始得，则气高而喘，身热而烦，其脉洪大而头痛，或渴不止，其皮肤不任风寒，而生寒热。盖阴火上冲，则气高喘而烦热，为头痛，为渴，而脉洪。脾胃之气下流，使谷气不得升浮，是春生之令不行，则无阳以护其营卫，则不任风寒，乃生寒热，此皆脾胃之气不足所致也。”[32]

此处可与上文“以君相二火统之”互参。

十六、 肾与天地自然相应

（一）肾与冬气相应

1.《素问·四气调神大论篇第二》

“冬三月，此谓闭藏，水冰地坼，无扰乎阳，早卧晚起，必待日光，使志若伏若匿，若有私意，若已有得，去寒就温，无泄皮肤，使气亟夺。此冬气之应，养藏之道也。逆之则伤肾，春为痿厥，奉生者少。”[6]

“此冬气之应，养藏之道也。”[6]

“逆春气，则少阳不生，肝气内变。逆夏气，则太阳不长，心气内洞。逆秋气，则太阴不收，肺气焦满。逆冬气，则少阴不藏，肾气独沉。”[6]

2.《素问·诊要经终论篇第十六》

“黄帝问曰：诊要何如?

岐伯对曰：正月二月，天气始方，地气始发，人气在肝。三月四月，天气正方，地气定发，人气在脾。五月六月，天气盛，地气高，人气在头。七月八月，阴气始杀，人气在肺。九月十月，阴气始冰，地气闭，人气在心。十一月十二月，冰复，地气合，人气在肾。”[6]

（二）北方黑色，入通于肾

1.《素问·金匮真言论篇第四》

“北方黑色，入通于肾，开窍于二阴，藏精于肾，故病在溪，其味咸，其类水，其畜彘，其谷豆，其应四时，上为辰星，是以知病之在骨也，其音羽，其数六，其气腐。”[6]

2.《素问·阴阳应象大论篇第五》

“北方生寒，寒生水，水生咸，咸生肾，肾生骨髓，髓生肝，肾主耳。其在天为寒，在地为水，在体为骨，在脏为肾，在色为黑，在音为羽，在声为呻，在变动为栗，在窍为耳，在味为咸，在志为恐。恐伤肾，思胜恐；寒伤血，燥胜寒；咸伤血，甘胜咸。”[6]

“惟贤人上配天以养头，下象地以养足，中傍人事以养五脏。天气通于肺，地气通于嗌，风气通于肝，雷气通于心，谷气通于脾，雨气通于肾。六经为川，肠胃为海，九窍为水注之气。以天地之阴阳，阳之汗，以天地之雨名之；阳之气，以天地之疾风名之。暴气象雷，逆气象阳。故治不法天之纪，不用地之理，灾害至矣。”[6]

3.《素问·脏气法时论篇第二十二》

“肾主冬，足少阴太阳主治，其日壬癸，肾苦燥，急食辛以润之，开腠理，致津液，通气也。”[6]

4.《素问·五运行大论篇第六十七》

北方生寒，寒生水，水生咸，咸生肾，肾生骨髓，髓生肝。其在天为寒，在地为水，在体为骨，在气为坚，在脏为肾。其性为凛，其德为寒，其用为，其色为黑，其化为肃，其虫鳞，其政为静，其令，其变凝冽，其眚冰雹，其味为咸，其志为恐。恐伤肾，思胜恐；寒伤血，燥胜寒；咸伤血，甘胜咸。五气更立，各有所先，非其位则邪，当其位则正。”[6]

（三）肾病的时间规律

1.《素问·脏气法时论篇第二十二》

“病在肾，愈在春，春不愈，甚于长夏，长夏不死，持于秋，起于冬，禁犯焠烪热食温炙衣。肾病者，愈在甲乙，甲乙不愈，甚于戊己，戊己不死，持于庚辛，起于壬癸。肾病者，夜半慧，四季甚，下晡静。肾欲坚，急食苦以坚之，用苦补之，咸写之。”[6]

肾属水，春属木，水生木，木可疏达水气，故愈。长夏属土，土克水，故病甚，甚则死亡。秋属金，金生水，故持，病不进不退。冬属水，与肾之五行属性相同，故为病起之时。

2.《诸病源候论》

“于四时：病在肾，愈在春；春不愈，甚于长夏；长夏不死，待于秋；起于冬。于日：愈于甲乙；甲乙不愈，加于戊己；戊己不死，待于庚辛；起于壬癸。于时：夜半慧，日乘四季甚，下晡静。肾欲坚，急食苦以坚之，咸以泻之，苦以补之。无犯尘垢，无衣炙衣。”[18]

“于日”是以六十甲子一轮回作为一个时间间隔。甲乙属木，戊己属土，庚辛属金，壬癸属水。与上文“于四时”之春、长夏、秋、冬的五行属性是相同的。

3.《备急千金要方》

“病在肾，夜半慧日乘，四季甚，下晡静。假令肾病中央，若食牛肉及诸土中物得之。不者，当以长夏时发，得病以戊己日也。”[12]

十七、肾与经脉循行

在人体中，肾是与其他脏腑、经络、身体部位联系最为广泛的一个脏，主要通过经脉系统相互联系：

《灵枢·经脉第十》

“肾足少阴之脉，起于小指之下，邪走足心，出于然谷之下，循内踝之后，别入跟中，以上踹内，出腘内廉，上股内后廉，贯脊，属肾，络膀胱；其直者，从肾上贯肝膈，入肺中，循喉咙，挟舌本；其支者，从肺出络心，注胸中。”

“足少阴之别，名曰大钟，当踝后绕跟，别走太阳；其别者，并经上走于心包，下外贯腰脊。其病气逆则烦闷，实则闭癃，虚则腰痛，取之所别者也。”

《灵枢·经别第十一》

“足少阴之正：至腘中，别走太阳而合，上至肾，当十四椎出属带脉；直者系舌本，复出于项，合于太阳，此为一合。成以诸阴之别，皆为正也。”

督脉为“阳脉之海”，贯脊属肾，它的一支支脉入络脑，又循脊里络于肾，另一支支脉，从小腹直上，过脐中央，向上贯心。

任脉为“阴脉之海”起于胞中，上循脊里（肾经、督脉皆行脊里）。

冲脉为“十二经脉之海”与少阴之大络起于肾下，出于气街，另一支起于气街，并少阴之经，夹脐上行，至胸中而散。（这里的气街不是穴位名，而是指经气纵横汇通的共同道路。）

冲脉与肾的关系尤其特别，现代学者黄龙祥认为“冲脉”的本体只是“伏膂之脉”（即伏冲脉）。[5] 当其与肾间动气发生关联后，替肾命行事，而被赋予了种种头衔。

肾与冲任督带四脉的关系详见第四章，这里不再赘述。

（一）肾脉、本输、经别、经水

1. 肾足少阴之脉

《灵枢·经脉第十》

“肾足少阴之脉，起于小指之下，邪走足心，出于然谷之下，循内踝之后，别入跟中，以上踹内，出腘内廉，上股内后廉，贯脊，属肾，络膀胱；其直者，从肾上贯肝膈，入肺中，循喉咙，挟舌本；其支者，从肺出络心，注胸中。是动则病饥不欲食，面如漆柴，咳唾则有血，喝喝而喘，坐而欲起，目𥆨𥆨如无所见，心如悬若饥状，气不足则善恐，心惕惕如人将捕之，是为骨厥。是主肾所生病者，口热舌干，咽肿，上气，嗌干及痛，烦心心痛，黄疸，肠澼，脊股内后廉痛，痿厥，嗜卧，足下热而痛。为此诸病，盛则泻之，虚则补之，热则疾之，寒则留之，陷下则灸之，不盛不虚，以经取之。灸则强食生肉，缓带，被发，大杖，重履而步。盛者寸口大再倍于人迎，虚者寸口反小于人迎也。”[9]

2. 本输

《灵枢·本输第二》

“肾出于涌泉，涌泉者，足心也，为井木；溜于然谷，然谷，然骨之下者也，为荥；注于太溪，太溪，内踝之后，跟骨之上，陷中者也，为腧；行于复留，复留，上内踝二寸，动而不休，为经；入于阴谷，阴谷，辅骨之后，大筋之下，小筋之上也，按之应手，屈膝而得之，为合，足少阴经也。”[9]

3. 足少阴之正

《灵枢·经别第十一》

“足少阴之正，至腘中，别走太阳而合，上至肾，当十四椎，出属带脉；直者，系舌本，复出于项，合于太阳，此为一合。成以诸阴之别，皆为正也。”[9]

4. 经水

《灵枢·经水第十二》

“足少阴外合于汝水，内属于肾。足厥阴外合于渑水，内属于肝。手太阳外合于淮水，内属于小肠，而水道出焉。”[9]

（二）背俞

《灵枢·背腧第五十一》

“黄帝问于岐伯曰：愿闻五藏之腧，出于背者。

岐伯曰：胸中大腧在杼骨之端，肺腧在三焦之间，心腧在五焦之间，膈腧在七焦之间，肝腧在九焦之间，脾腧在十一焦之间，肾腧在十四焦之间，皆挟脊相去三寸所，则欲得而验之，按其处，应在中而痛解，乃其腧也。灸之则可，刺之则不可。气盛则泻之，虚则补之。以火补者，毋吹其火，须自灭也。以火泻者，疾吹其火，传其艾，须其火灭也。”[9]

（三）肾上连肺，将两藏

1.《灵枢·本输第二》

“少阳属肾，肾上连肺，故将两脏。”[9]

2.《黄帝内经太素》

“足少阴脉贯肝入肺中，故曰上连也。肾受肺气，肾便有二，将为两脏。《八十一难》曰：五脏亦有六者，谓肾有两脏也。”[8]

（四）肾为命门，上通太阳于目

《灵枢·卫气第五十二》

“足太阳之本，在跟以上五寸中，标在两络命门。命门者，目也。”[9]

《黄帝内经太素》

“血气所出，皆从脏腑而起，今六经之本皆在四肢，其标在掖肝输以上，何也？然气生虽从腑脏为根，末在四肢，比天生物，流气从天，根成地也。跟上五寸，当承筋下，足跟上，是足太阳脉为根之处也。其末行于天柱，至二目内眦，以为标末也。肾为命门，上通太阳于目，故目为命门。缓，大也，命门为大故也。”[8]

（五）胞络系于肾

《素问·奇病论篇第四十七》

“黄帝问曰：人有重身，九月而喑，此为何也？

岐伯对曰：胞之络脉绝也。

帝曰：何以言之？

岐伯曰：胞络者系于肾，少阴之脉，贯肾系舌本，故不能言。”[6]

后有专文论述胞宫与胞络的相关问题，此处不展开。

（六）卫气入于阴，从肾入

1.《灵枢·卫气行第七十六》

“其始入于阴，常从足少阴注于肾，肾注于心，心注于肺，肺注于肝，肝注于脾，脾复注于肾为周。是故夜行一舍，人气行于阴脏一周与十分脏之八，亦如阳行之二十五周，而复合于目。阴阳一日一夜，合有奇分十分身之四，与十分脏之二。是故人之所以卧起之时有早晏者，奇分不尽故也。”[9]

2.《黄帝内经太素》

“卫之阳气，昼日行三阳二十五周已，至夜行于五脏二十五周。肾脉支者从肺出络心，故卫气循之注心者也。卫气夜行五脏，皆从能克注于所克之脏以为次也。”[8]

“卫气行三阳上于目者，从足心循足少阴脉上至目，以为一刻。若至于夜，便入肾，常从肾注于肺，昼夜行脏二十五周，明至于目，合五十周，终而复始，以此为准，不烦注解也。”[8]

（七）其他

1.《黄帝内经太素》

“伏兔以上各二行者，左右四行，合有二十输者，皆是肾气足少阴旁冲脉所冲之输也。”[8]

2.《圣济总录》

“论曰：冲之为病，逆气而里急，又冲脉者，起于气冲，挟脐上行，至胸中而散。虚劳之人，肾气不足，伤于冲脉，其证腹里拘急，脐上至心下引痛，不能食，身寒而怢栗也。”[7]

3.《中西汇通医经精义》

“带脉，后在十四椎当肾之中，前在脐绕腰一周。

按此四脉，督在背，总统诸阳，属先天。任在腹，总统诸阴，属后天，冲脉丽于阳明，而通于胞宫，由后天以交于先天肾者也。带脉出于肾中，以周行脾位，由先天以交于后天脾者也。四者互为功用，不可不详究焉。”[11]

十八、肾之病症

有诸内必形诸外，通过症状分析脏腑的功能情况是中医的基础。不同时代医者对辨证、辨病机的认识都有所不同，对虚实的分化也有所区别。

（一）肾之先天差异与病症

1.《灵枢·本脏第四十七》

“肾小则脏安难伤；肾大则善病腰痛，不可以俯仰，易伤以邪。肾高则苦背膂痛，不可以俯仰；肾下则腰尻痛，不可以俯仰，为狐疝。肾坚则不病腰背痛，肾脆则苦病消瘅易伤，肾端正则和利难伤，肾偏倾则苦腰尻痛也。”[9]

“黑色小理者，肾小；粗理者，肾大。高耳者，肾高；耳后陷者，肾下。

耳坚者，肾坚；耳薄不坚者，肾脆。耳好前居牙车者，肾端正；耳偏高者，肾偏倾也。”[9]

2.《备急千金要方》

“黑为肾，肾合骨黑如乌羽者吉。肾主耳，耳是肾之余。其人水形相比于上羽黑色，大头曲面，广颐小肩，大腹小手，足发行，摇身下，尻长背延延也。不敬畏，善欺殆，人戮死，耐秋冬，不耐春夏，春夏感而生病，主足少阴。污污然耳大小高下厚薄偏圆，则肾应之。正黑色小理者，则肾小，小即安难伤。粗理者，则肾大，大则虚，虚则肾寒，耳聋或鸣，汗出，腰痛不得俯仰，易伤以邪。耳高者则肾高，高则实，实则肾热，背急缀痛，耳脓血出。或生肉塞耳，耳后陷者则肾下。下则腰尻痛不可以俯仰，为狐疝。耳坚者则肾坚，坚则肾不受病，不病腰痛。耳薄者则肾脆，脆则伤热，热则耳吼闹，善病消瘅。耳好前居牙车者则肾端正。端正则和利难伤，耳偏高者则肾偏欹。偏欹则善腰尻偏痛。”[12]

（二）肾病之诱因

主要有外邪的因素，情志因素，先天气质的因素，还有过度的精气消耗等。

1.《素问·经脉别论篇第二十一》

“黄帝问曰：人之居处动静勇怯，脉亦为之变乎?

岐伯对曰：凡人之惊恐恚劳动静，皆为变也。是以夜行则喘出于肾，淫气病肺。有所堕恐喘出于肝，淫气害脾。有所惊恐喘出于肺，淫气伤心。度水跌仆喘出于肾与骨，当是之时，勇者气行则已，怯者则着而为病也。”[9]

“故饮食饱甚，汗出于胃。惊而夺精，汗出于心。持重远行，汗出于肾。疾走恐惧，汗出于肝。摇体劳苦，汗出于脾。故春秋冬夏，四时阴阳，生病起于过用，此为常也。”[9]

2.《灵枢·邪气脏腑病形第四》

“黄帝曰：邪之中人脏，奈何?岐伯曰：愁忧恐惧则伤心。形寒寒饮则伤肺，以其两寒相感，中外皆伤，故气逆而上行。有所堕坠，恶血留内，若有所大怒，气上而不下，积于胁下，则伤肝。有所击仆，若醉入房，汗出当风，则伤脾。有所用力举重，若入房过度，汗出浴水，则伤肾。”[9]

《黄帝内经太素》释为“用力举重，汗出以浴水，外损也。入房过度，内损也。由此二损，故伤肾也”[8]。

《备急千金要方》与《黄帝内经》文字上有差异。

“有所用力举重，若入房过度，汗出如浴水，则伤肾。”[12]

（三）肾病之征兆

1.《素问·刺热篇第三十二》

“肝热病者，左颊先赤，心热病者，颜先赤，脾热病者，鼻先赤，肺热病者，右颊先赤，肾热病者，颐先赤，病虽未发，见赤色者刺之，名曰治未病。热病从部所起者，至期而已；其刺之反者，三周而已；重逆则死。诸当汗者，至其所胜日，汗大出也。”[6]

“热病气穴：三椎下间主胸中热，四椎下间主鬲中热，五椎下间主肝热，六椎下间主脾热，七椎下间主肾热，荣在骶也项上三椎陷者中也。颊下逆颧为大瘕，下牙车为腹满，颧后为胁痛，颊上者，鬲上也。”[6]

2.《素问·脉要精微论篇第十七》

“夫五脏者，身之强也。头者，精明之府，头倾视深，精神将夺矣；背者，胸中之府，背曲肩随，府将坏矣；腰者，肾之府，转摇不能，肾将惫矣；膝者，筋之府，屈伸不能，行则偻附，筋将惫矣；骨者，髓之府，不能久立，行则振掉，骨将惫矣。得强则生，失强则死。”[6]

3.《素问·厥论篇第四十五》

“帝曰：热厥何如而然也？

岐伯曰：酒入于胃，则络脉满而经脉虚，脾主为胃行其津液者也，阴气虚则阳气入，阳气入则胃不和，胃不和则精气竭，精气竭则不营其四支也。此人必数醉，若饱以入房，气聚脾中不得散，酒气与谷气相薄，热盛于中，故热偏于身，内热而溺赤也。夫酒气盛而慓悍，肾气有衰，阳气独胜，故手足为之热也。”[6]

4.《备急千金要方》

“若其人本来不吃，忽然謇吃而好嗔恚，反于常性，此肾已伤，虽未发觉已是其候见。人未言而前开口笑，还闭口不声，举手栅腹（一作把眼），此肾病声之候也。虚实表里，浮沉清浊，宜以察之，逐以治之。”[12]

（四）辨病位在肾 / 肾经

在早期文献中，人们会根据症状首先辨别病位在何脏、何腑、何经。

1.《备急千金要方》

“凡肾病之状，必腹大胫肿痛。喘咳身重，寝汗出。憎风虚，即胸中痛，大腹小腹痛清厥，意不乐，取其经足少阴太阳血者。

肾脉沉之而大坚，浮之而大紧，苦手足骨肿厥而阴不兴。腰脊痛少腹肿，心下有水气，时胀闭时泄，得之浴水中，身未干而合房内，及劳倦发之。

肾病其色黑，其气虚弱，吸吸少气，两耳苦聋，腰痛时时失精，饮食减少，膝以下清，其脉沉滑而迟少，为可治，宜服内补散、建中汤、肾气丸、地黄煎。春当刺涌泉，秋刺复溜，冬刺阴谷，皆补之。夏刺然谷，季夏刺太溪，皆泻之。又当灸京门五十壮，背第十四椎百壮。”[12]

2.《灵枢・经脉第十》

“肾足少阴之脉，起于小指之下，邪走足心，出于然谷之下，循内踝之后，别入跟中，以上踹内，出腘内廉，上股内后廉，贯脊，属肾，络膀胱；其直者，从肾上贯肝膈，入肺中，循喉咙，挟舌本；其支者，从肺出络心，注胸中。是动则病饥不欲食，面如漆柴，咳唾则有血，喝喝而喘，坐而欲起，目䀮䀮如无所见，心如悬若饥状，气不足则善恐，心惕惕如人将捕之，是为骨厥。是主肾所生病者，口热舌干，咽肿，上气，嗌干及痛，烦心心痛，黄疸，肠澼，脊股内后廉痛，痿厥，嗜卧，足下热而痛。为此诸病，盛则泻之，虚则补之，热则疾之，寒则留之，陷下则灸之，不盛不虚，以经取之。炙则强食生肉，缓带，被发，大杖，重履而步。盛者寸口大再倍于人迎，虚者寸口反小于人迎也。”[9]

《黄帝内经太素》对上述症状的产生有逐句的解释：

“是动则病饥不欲食，面黑如地色（少阴脉病，阴气有余，不能消食，故饥不能食也。以阴气盛，面黑如地色也），咳唾则有血，喝喝如喘（唾为肾液，少阴入肺，故少阴病热，咳而唾血。虽唾喉中不尽，故呼吸有声，又如喘也。喝，呼葛反），坐而欲起，目𥆨𥆨如无所见（少阴贯肝，肝脉系目，今少阴病，从坐而起，上引于目，目精气散，故𥆨𥆨无所见也。莫郎反），心如悬病饥状（足少阴病，则手少阴之气不足，故心如悬饥状也），气不足则善恐，心惕惕如人将捕之，是为骨厥（肾主恐惧，足少阴脉气不足，故喜恐，心怵惕。前之病，是骨厥所为，厥谓骨精失逆。惕，耻激反，谓惧也）。是主肾所生病者，口热舌干，咽肿上气，嗌干及痛，烦心心痛，黄瘅肠澼（热成为瘅，谓肾脏内热发黄，故曰黄瘅也。肾主下焦，少阴为病，下焦大肠不和，故为肠澼也），脊股内后廉痛，委厥嗜卧（津液不通，则筋弛好卧也），足下热而痛（少阴虚则热并，故足下热痛也）。”[8]

（五）肾之虚实证

1.《素问·脏气法时论篇第二十二》

“肾病者，腹大胫肿，喘咳身重，寝汗出，憎风，虚则胸中痛，大腹小腹痛，清厥意不乐，取其经，少阴太阳血者。”[6]

2.《灵枢·淫邪发梦第四十三》

“肾气盛则梦腰脊两解不属。”[9]

“客于肾，则梦临渊，没居水中。”[9]

《备急千金要方》对此有所发挥：“肾气虚则厥逆，实则胀满，四肢正黑。虚则使人梦见舟船溺人，得其时梦伏水中若有畏怖。肾气盛则梦腰脊两解不相属，厥气客于肾则梦临渊没居水中”[12]。

3.《素问·脉解篇第四十九》

“内夺而厥，则为喑俳，此肾虚也。”[6]

《黄帝内经太素》释为“阳气外衰，故但为喑也；左肾气内虚夺而厥者，则为喑痱，音肥，风病不能言也。谓四肢不用，喑不能言，心无所知，甚者死，轻者生可疗也。”[8]

4.《圣济总录》

“论曰内经谓内夺而厥，则为喑俳，此肾虚也，喑俳之状，舌喑不能语，足废不为用，盖肾脉侠舌本，肾气内夺，气厥不至舌本，故不能语而为喑，肾脉循阴股循行内踝。入足下，肾气不顺，故足废而为俳。”[7]

5.《金匮要略方论》

“虚劳腰痛，少腹拘急，小便不利者，八味肾气丸主之。”[34]

6.《诸病源候论》

“肾气盛，为志有余，则病腹胀，飧泄，体肿，喘咳，汗出，憎风，面目黑，小便黄，是为肾气之实也，则宜泻之；肾气不足，则厥，腰背冷，胸内痛，耳鸣苦聋，是为肾气之虚也，则宜补之。”[18]

《太平圣惠方》亦记载有相似的内容，文字上有所出入。

“肾气盛为志有余，则病腹胀发泄，体重胫肿，喘咳汗出，恶风，面目黑，小便黄，是为肾气之实也。则宜泻之。”[17]

“肾气不足则腰背冷，胸内痛，耳鸣或聋，足冷厥，小腹痛，是为肾气之虚也，则宜补之。”[17]

7.《太平圣惠方》

（1）“夫肾主水，而藏于精，若实则阳气盛。若阳气盛则生热，热则舌燥咽肿，心烦嗌干，胸胁时痛，喘咳汗出，小腹胀满，腰背强急，体重骨热，小便赤黄，好怒好忘，足下热疼，诊其脉浮紧者，是肾实之候也。”[17]

“夫肾脏者，元气之根，神精所舍，若其气虚弱，则阴气有余。阴气不足（此处疑有文字传抄错误），故令心悬少气，小腹胀急，目视昏暗，耳无所闻，腰脚酸疼，心胸满闷，喜恐多唾，小便滑数，嗜卧无力，则是肾气不足之候也。”[17]

“夫肾脏虚冷气者，由肾气不实，下焦久寒。阳气外虚，阴气内积，邪冷之气，在于脏腑，积蓄不散。上攻于脾，脾虚受之则胀，冷搏于阴经则痛也。而又足少阴支脉行于两胁，今肾与脾俱虚，为邪冷所攻，致正气与邪气相击，故令腹胁疼痛胀满也。”[17]

《太平圣惠方》中的肾实之候是阳气盛，从症状上看类似于今天所说的肾阴虚内热证。肾气不足之候则类似于今天所说的肾阳虚或肾气虚证，但又不完全相同，有些症状如小腹胀、胸胁痛、心悬少气等是今人所忽视的，肾病心痛是出自《黄帝内经》，详见“肾与心的关系”。

（2）“若肾虚则腰背切痛，不能俯仰，足胫小弱，多恶风寒，手足厥冷，呼吸少气，骨节烦疼，脐腹结痛，面色黧黑，两耳虚鸣，肌骨干枯，小便滑数。诊其脉浮细而数者，是肾虚之候也。”[17]

8.《严氏济生方》

“夫肾者，足少阴之经，位居北方，属乎壬癸水，左为肾，右为命门，与足太阳膀胱之经相为表里。肾精贵乎专涩，膀胱常欲气化者也。若快情纵欲，失志伤肾，过投丹石，因其虚实，由是寒热见焉。方其虚也，虚则生寒，寒则腰背切痛，不能俯仰，足胫酸弱，多恶风寒，手足厥冷，呼吸少气，骨节烦疼，脐腹结痛，面色黧黑，两耳虚鸣，肌骨干枯，小便滑数，诊其脉浮细而数者，是肾虚之候也；及其实也，实则生热，热则舌燥咽肿，心烦咽干，胸胁时痛，喘嗽汗出，小腹胀满，腰背拘急，体重骨热，小便赤黄，足下热痛，诊其脉浮紧者，是肾实之候也。脉沉濡而滑者，不病之脉也。脉来如引葛，按之益坚者肾病，至坚而沉如弹石辟辟然者死。”[13]

《严氏济生方》对症状的描述基本与《太平圣惠方》基本相同，却又有不同的理论解释。

9.《圣济总录》

“肾虚小水过多，大肠枯竭，渴而多秘者，亡津液也。”[7]

10.《圣济总录》

“逆冬气，则少阴不藏，肾气独沉。其证少腹胀满，小便黄赤，末有余沥，数而痛者，此肾实也。若关格塞，腰背强直，饮食减少，气力疲乏者，此肾虚也。虚则补之，实则泻之，以平为期，此治之大略也。”[7]

11.《妇人大全良方》

“夫肾主于腰，女人肾脏系于胞络。若肾气虚弱，外感六淫，内伤七情，皆致腰痛。”[22]

（六）肾之病

这里列举的是与肾有关的各种病名，而不是证型或证候名。

1. 阴痹

（1）《灵枢·五邪第二十》

“邪在肾，则病骨痛阴痹。阴痹者，按之而不得，腹胀腰痛，大便难，肩背颈项痛，时眩。取之涌泉、昆仑，视有血者尽取之。”[9]

（2）《备急千金要方》

“邪在肾，则骨痛阴痹。阴痹者，抚之而不得，腹胀腰痛，大便难，肩背颈项强痛，时眩，取之涌泉、昆仑，视有血者尽取之。”[12]

《备急千金要方》与《灵枢》基本内容相同，文字略有出入。

2. 肾痈

《素问·大奇论篇第四十八》

“肝满肾满肺满皆实，即为肿。肺之雍，喘而两胠满。肝雍，两胠满，卧则惊，不得小便。肾雍，脚下至少腹满。胫有大小，髀骱大跛，易偏枯。”[6]

3. 肾风

（1）《素问·风论篇第四十二》

“肾风之状，多汗恶风，面痝然浮肿，脊痛不能正立，其色炲，隐曲不利，诊在肌上，其色黑。”[6]

（2）《素问·奇病论篇第四十七》

“帝曰：有病痝然肿，如有水状，切其脉大紧，身无痛者，形不瘦，不能食，食少，名为何病？

岐伯曰：病生在肾，名为肾风，肾风而不能食，善惊，惊已，心气痿者死。帝曰：善。”[6]

（3）《黄帝内经太素》

认为肾风是由于“肾气损腐”[8]。

“黄帝曰：有病肾风者，面胕庞然壅，害于言，可刺不？（胕，扶付反，义当腐也。庞，普江反。肾气损腐，令面庞然起壅也，而言无声，故曰害言。此为肾风之状，可刺以不也？）”[8]

（4）《圣济总录》

“论曰肾风之状，多汗恶风，脊痛不能正立，其色炲，隐曲不利。诊在肌上，其色黑。夫身之本在肾，受五脏六腑之精神，以养百骸九窍。肾受风，则诸阳之气，不能上至于头面，故有面庞然浮肿之证。阳气虚者，则多汗恶风。肾主骨，骨不强，则脊痛不能立。精神衰弱，则隐曲之事不利。肌上色黑如炲色，又踞而腰疼不可俯仰，或为冷痹，或为偏枯，耳鸣声浊，志意昏沉，善恐多忘，皆肾风证也。”[7]

4. 肾热病

《素问·刺热篇第三十二》

“肾热病者，先腰痛骱痠，苦渴数饮，身热，热争，则项痛而强，骱寒且痠，足下热，不欲言，其逆则项痛员员澹澹然，戊己甚，壬癸大汗，气逆则戊己死，刺足少阴太阳，诸汗者，至其所胜日汗出也。”[6]

5. 骨痹

（1）《素问·逆调论篇第三十四》

“帝曰：人有身寒，汤火不能热，厚衣不能温，然不冻栗，是为何病？

岐伯曰：是人者，素肾气胜，以水为事，太阳气衰，肾脂枯不长，一水不能胜两火，肾者水也，而生于骨，肾不生，则髓不能满，故寒甚至骨也。所以不能冻栗者，肝一阳也，心二阳也，肾孤脏也，一水不能胜二火，故不能冻栗，病名曰骨痹，是人当挛节也。”[6]

《黄帝内经太素》释为：

“素，先也。其人肾气先胜，足太阳肾腑又衰，肾脂枯竭，不能润长，以其一肾脏腑之水，与心肝二阳同在一身，为阳所击，一水不胜二阳，故反为寒，至于骨髓，衣火不能温也。”[8]

“虽寒至骨，二阳犹胜，故不觉寒栗，遂为骨痹之病，是人当为骨节拘挛也。一本挛为变，人有此病，必节操变改也。”[8]

（2）《圣济总录》

“论曰：《内经》谓人有身寒，汤火不能热，厚衣不能温，然不冻栗。是人者，素肾气胜，以水为事，太阳气衰，肾脂枯不长，一水不能胜两火。肾者水也，而生于骨，肾不荣则髓不能满，故寒甚至骨也。所以不能冻栗者，肝，一阳也；心，二阳也；肾，孤脏也，一水不能胜二火，故不能冻栗。病名曰骨痹，是人当挛节也。夫骨者肾之余，髓者精之所充也。肾水流行，则髓满而骨强。迨夫天癸亏而凝涩，则肾脂不长；肾脂不长，则髓涸而气不行，骨乃痹而其证内寒也。虽寒不为冻栗，则以肝心二气为阳火，一水不能胜之，特为骨寒而已，外证当挛节，则以髓少而筋燥，故挛缩而急也。”[7]

6. 肾水

《金匮要略方论》

“水在肾，心下悸。”[34]

7. 贲豚

《难经·五十六难》

“肾之积，名曰贲豚，发于少腹，上至心下，若豚状，或上或下无时。久不已，令人喘逆，骨痿，少气。以夏丙丁日得之。何以言之？脾病传肾，肾当传心，心以夏适王，王者不受邪，肾复欲还脾，脾不肯受，故留结为积。故知贲豚以夏丙丁日得之。

此是五积之要法也。”[10]

8.《备急千金要方》

“肾中风（阙）肾中寒（阙）。”[12]

该书现只存肾中风和肾中寒的目录，内容已佚。

“肾水者，其人腹大脐肿，腰痛不得溺，阴下湿如牛鼻头汗，其足逆寒，大便反坚（一云面反瘦）。

肾胀者，腹满引背央央然，腰髀（一作痹）并痛。

肾着之病，其人身体重，腰中冷如冰状（一作如水洗状，一作如坐水中，形如水状），反不渴，小便自利，食饮如故，是其证也，病属下焦，从身劳汗出，衣里冷湿，故久久得之。

肾着之为病，从腰以下冷，腰重如带五千钱。

诊得肾积，脉沉而急，苦脊与腰相引痛，饥则见，饱则减。少腹里急，口干咽肿伤烂，目䀮䀮，骨中寒，主髓厥善忘，色黑也。

肾之积名曰奔豚，发于少腹上至心下，如豚奔走之状，上下无时，久久不愈，病喘逆骨痿少气。以夏丙丁日得之，何也？脾病传肾，肾当传心，心适以夏旺。旺者不受邪，肾复欲还脾，脾不肯受，因留结为积，故知奔豚以夏得之。肾病，手足逆冷，面赤目黄，小便不禁，骨节烦疼，少腹结痛，气冲于心，其脉当沉细而滑，今反浮大，其色当黑而反黄，此是土之克水，为大逆，十死不治。”[12]

9. 肾痹

《圣济总录》

“论曰：《内经》谓风寒湿三气杂至，合而为痹。又曰：以冬遇此者为骨痹。骨痹不已，复感于邪，内舍于肾，是为肾痹。其证善胀，尻以代踵，脊以代头。盖肾者胃之关，关门不利，则胃气不行，所以善胀，筋骨拘迫，故其下挛急，其上蜷屈，所以言代踵代头也。”[7]

10. 肾疟

《备急千金要方》

“肾病为疟者，令人凄凄然腰脊痛宛转，大便难。目眴眴然身掉不定，手足寒，恒山汤主之（方在第十卷中）。”[12]

11. 肾咳

（1）《素问·咳论篇第三十八》

“肾咳之状，咳则腰背相引而痛，甚则咳涎。”[6]

“肾咳不已，则膀胱受之，膀胱咳状，咳而遗溺。久咳不已，则三焦受之，三焦咳状，咳而腹满，不欲食饮。此皆聚于胃关于肺，使人多涕唾，而，面浮肿，气逆也。”[6]

（2）《素问·脉解篇第四十九》

“所谓呕咳上气喘者，阴气在下，阳气在上，诸阳气浮，无所依从，故呕咳上气喘也。”[6]

《黄帝内经太素》释为“此肾咳也。阴阳二气不和，各在上下，故诸阳气浮无所依，好为呕咳、上气喘也”[8]。

（七）肾之死候

《备急千金要方》

“人肾前病，耳则为之焦枯。若肾前死，耳则为之 黑焦癖。若天中等分暮色应之，必死不治。看应增损斟酌赊促，赊不出四百日内，促则旬日之间。肾病少愈而卒死，何以知之？曰：黄黑色黡点如拇指应耳，此必卒死。肾绝四日死，何以知之？齿为暴黑，面为正黑，目中黄，腰中欲折，白汗出如流，面黑目青（一作白），肾气内伤，病因留积，八日当亡，是死变也。面黄目黑不死，黑如炲死。吉凶之色，天中等分左右发色不正，此是阴阳官位，相法若不遭官事而应死也。其人面目带黄黑连耳左右，年四十以上百日死。若偏在一边，最凶必死。两边有，年上无，三年之内祸必至矣。”[12]

（八）其他

1.《灵枢·经脉别论篇第二十一》

“一阳独啸，少阳厥也，阳并于上，四脉争张，气归于肾，宜治其经络，写阳补阴。一阴至，厥阴之治也，真虚痟心，厥气留薄，发为白汗，调食和药，治在下俞。”[9]

由于传抄和版本问题，这一段文字是有疑问的，《类经》对此在前人基础上加入作者自己的见解，讲得比较清楚。

《类经》

一阳当作二阴，少阳当作少阴。详此上明三阳，下明三阴；今此复言少阳而不及少阴，新校正疑其误者是。盖此前言太阴，后言厥阴，本节言气归于肾，末节复有二阴搏至之文，又按全元起本亦云为少阴厥，以四者合之，则其为二阴少阴之误无疑。二阴者，足少阴肾经也。独啸，独炽之谓。盖啸为阳气所发，阳出阴中，相火上炎，则为少阴热厥而阳并于上，故心肝脾肺四脉为之争张，而其气则归于肾，故曰独啸。宜治其表里之经络，而泻足太阳、补足少阴也。太阳经穴名昆仑，络穴名飞阳。少阴经穴名复溜，络穴名大钟。”[9]

2.《备急千金要方》

“病实则膀胱热，热则闭癃，癃则阳病，阳脉反逆大于寸口再倍。其病则口热舌干，咽肿上气，咽干及痛烦心，心痛黄瘅，肠澼，脊骨内后廉痛。痿厥嗜卧，足下热而痛，灸则强食而生宍，缓带被发，大杖重履而步。虚则膀胱寒，寒则腰痛，痛则阴脉反小于寸口，其病则饥而不欲食，面黑如炭色，咳唾则有血，喉鸣而喘，坐而欲起，目䀮䀮无所见，心悬若病饥状。气不足则善恐，心惕惕若人将捕之，是为骨厥。

冬三月者，主肾膀胱黑骨温病也。其源从太阳少阴相搏，蕴积三焦，上下壅塞，阴毒内行，脏腑受客邪之气，则病生矣，其病相反。若腑虚则为阴毒所伤，里热外寒，意欲守火而引饮，或腰中痛欲折。若脏实则阳温所损，胸胁切痛，类如刀刺，不得动转，热彭彭。若服冷药过瘥而便洞泻，故曰黑骨温病也。扁鹊曰：灸脾肝肾三俞，主治丹金毒黑温之病，当依源为理，调脏理腑，清浊之病不生矣。”[12]

3.《诸病源候论》

“伤寒五日，少阴受病。少阴者，肾之经也，其脉贯肾络肺，系于舌。故得病五日，口热舌干，渴而引饮也。其病在腹，故可下而愈。”[18]

4.《备急千金要方》

“其经足少阴，厥逆太阳则营卫不通，阴阳翻祚，阳气内伏，阴气外升，升则寒，寒则虚，虚则厉风所伤，语音謇吃，不转偏枯，脚偏跛蹇。若在左则左肾伤，右则右肾伤。其偏枯风，体从鼻而分半边至脚缓弱不遂，口亦欹，语声混浊，便利仰人，耳偏聋塞，腰背相引，甚则不可治，肾沥汤主之。方在第八卷中……”[12]

“阳击阴，阴气伏而阳气起，起则热，热则实，实则怒，怒则忘，耳听无闻，四肢满急，小便赤黄，言音口动而不出，笑而看人。此为邪热伤肾，甚则不可治。若面黑黄耳不应，亦可治。”[12]

十九、 肾之脉

古书论脉极详，但不同时代的脉法区别很大，所号之脉部位不同，背后的理论基础不同，不同脉象的意义也有区别，需详审之。

1.《素问·大奇论篇第四十八》

“心脉满大，痫瘛筋挛。肝脉小急，痫瘛筋挛。肝脉骛暴，有所惊骇，脉不至若喑，不治自已。

肾脉小急，肝脉小急，心脉小急，不鼓皆为瘕。肾脉并沉为石水，并浮为风水，并虚为死，并小弦欲惊。肾脉大急沉，肝脉大急沉，皆为疝。心脉搏滑急为心疝，肺脉沉搏为肺疝。三阳急为瘕，三阴急为疝，二阴急为痫厥，二阳急为惊。

脾脉外鼓沉为肠澼，久自已。肝脉小缓为肠澼，易治。肾脉小搏沉，为肠澼下血，血温身热者死。心肝澼亦下血，脏同病者可治。其脉小沉濇为肠澼，其身热者死，热见，七日死。”[6]

2.《素问·脉要精微论篇第十七》

“肾脉搏坚而长，其色黄而赤者，当病折腰；其软而散者，当病少血，至今不复也。”[6]

“肝与肾脉并至，其色苍赤，当病毁伤，不见血，已见血，湿若中水也。”[6]

“尺内两傍，则季胁也，尺外以候肾，尺里以候腹。中附上，左外以候肝，内以候鬲；右外以候胃，内以候脾。上附上，右外以候肺，内以候胸中；左外以候心，内以候膻中。前以候前，后以候后。上竟上者，胸喉中事也；下竟下者，少腹腰股膝胫足中事也。”[6]

3.《素问·平人气象论篇第十八》

“人以水谷为本，故人绝水谷则死，脉无胃气亦死，所谓无胃气者，但得真脏脉不得胃气也。所谓不得胃气者，肝不弦肾不石也。

“平肾脉来，喘喘累累如钩，按之而坚，曰肾平，冬以胃气为本。病肾脉来，如引葛，按之益坚，曰肾病。死肾脉来，发如夺索，辟辟如弹石，曰肾死。”[6]

4.《素问·玉机真脏论篇第十九》

“真肾脉至，搏而绝，如指弹石辟辟然，色黑黄不泽，毛折，乃死。”[6]

“所谓逆四时者，春得肺脉，夏得肾脉，秋得心脉，冬得脾脉，其至皆悬绝沉濇者，命曰逆。四时未有脏形，于春夏而脉沉濇，秋冬而脉浮大，名曰逆四时也。

病热脉静，泄而脉大，脱血而脉实，病在中脉实坚，病在外脉不实坚者，皆难治。”[6]

5.《素问·三部九候论篇第二十》

“帝曰：何谓三部？

岐伯曰：有下部，有中部，有上部。部各有三候。三候者，有天，有地，有人也，必指而导之，乃以为真。上部天，两额之动脉；上部地，两颊之动脉；上部人，耳前之动脉。中部天，手太阴也；中部地，手阳明也；中部人，手少阴也。下部天，足厥阴也；下部地，足少阴也；下部人，足太阴也。故下部之天以候肝，地以候肾，人以候脾胃之气。”[6]

6.《素问·病能论篇第四十六》

“帝曰：有病厥者，诊右脉沉而紧，左脉浮而迟，不然病主安在？

岐伯曰：冬诊之，右脉固当沉紧，此应四时，左脉浮而迟，此逆四时，在左当主病在肾，颇关在肺，当腰痛也。

帝曰：何以言之？

岐伯曰：少阴脉贯肾络肺，今得肺脉，肾为之病，故肾为腰痛之病也。”[6]

7.《灵枢·邪气脏腑病形第四》

“肾脉急甚，为骨癫疾；微急，为沉厥奔豚，足不收，不得前后。缓甚，为折脊；微缓，为洞，洞者，食不化，下嗌还出。大甚，为阴痿；微大，为石水，起脐以下至小腹腄腄然，上至胃脘，死不治。小甚，为洞泄；微小，为消瘅。滑甚，为癃㿉；微滑，为骨痿，坐不能起，起则自无所见。濇甚，为大痈；微濇，为不月，沉痔。”[9]

8.《难经·十六难》

“假令得肾脉，其外证：面黑，善恐，善欠；其内证：脐下有动气，按之牢若痛；其病：逆气，少腹急痛，泄如下重，足胫寒而逆。有是者肾也，无是者非也。”[10]

9.《难经·五难》

“五难曰：脉有轻重，何谓也？然：初持脉如三菽之重，与皮毛相得者，肺部也。如六菽之重，与血脉相得者，心部也。如九菽之重，与肌肉相得者，脾部也。如十二菽之重，与筋平者，肝部也。按之至骨，举指来实者，肾部也。故曰轻重也。”[10]

10.《脉经》

“《脉法赞》云：肝心出左，脾肺出右，肾与命门，俱出尺部，魂魄谷神，皆见寸口。左主司官，右主司府。左大顺男，右大顺女。

肾部在右手关后尺中是也，足少阴经也，与足太阳为表里，以膀胱合为府，合于下焦，在关元右，左属肾，右为子户，名曰三焦。”[36]

11.《金匮要略方论》

“肾死脏，浮之坚，按之乱如转丸，益下入尺中者，死。”[34]

12.《诸病源候论》

“肾部，在左手关后尺中是也。平肾脉来，喘喘累累如钩，按之而坚，曰肾平。冬以胃气为本。冬，肾水王，其脉沉濡而滑，名曰平脉也。反得浮大而缓者，是脾之乘肾，土之克水，为大逆，十死不治；反得浮涩而短者，是肺之乘肾，母之归子，为虚邪，虽病易治；反得弦细长者，是肝之乘肾，子之扶母，为实邪，虽病自愈；反得浮大而洪者，是心之乘肾，火之陵水，为微邪，虽病，治之不死也。病肾脉来，如引葛，按之益坚，曰肾病。肾风水，其脉大紧，身无痛，形不瘦，不能食，善惊，惊以心萎者死。死肾脉来，发如夺索，辟辟如弹石，曰肾死。冬胃微石曰平，胃少石多曰肾病，但石无胃曰死，石而有钩曰夏病，钩甚曰今病。藏真下于肾，肾藏骨髓之气。真肾脉至，搏而绝，如弹石辟辟然。其色黄黑不泽，毛折乃死。诸真藏脉见者，皆死不治。其汤熨针石，别有正方，补养宣导，今附于后。"[18]

13.《备急千金要方》

"凡肾脏象水，与膀胱合为腑。其经足少阴，与太阳为表里，其脉沉，相于秋，旺于冬。冬时万物之所藏，百虫伏蛰，阳气下陷，阴气上升，阳气中出，阴气冽为霜，遂不上升，化为霜雪。猛兽伏蛰，蜾虫匿藏，其脉为沉，沉为阴在里，不可发汗，发汗则蜾虫出，见其霜雪。阴气在表，阳气在里，慎不可下，下之者伤脾。脾土弱即水气妄行。下之者如鱼出水，蛾入汤，重客在里，慎不可熏。熏之逆客，其息则喘，无持客热，令口烂疮。阴脉且解，血散不通，正阳遂厥，阴不往从，客热狂入，内为结胸，脾气遂弱，清溲痢通。

冬脉如营。冬脉者，肾也，北方水也，万物之所以合藏也。故其气来沉以搏，故曰营，反此者病。何如而反？其气来如弹石者，此谓太过，病在外。其去如数者，此谓不及，病在中。太过则令人解㑊脊脉痛而少气不欲言，不及则令人心悬如病饥，眇中清，脊中痛，少腹满，小便变赤黄。

肾脉来喘喘累累如勾，按之而坚曰平，冬以胃气为本。肾脉来如引葛，按之益坚曰肾病。肾脉来发如夺索，辟辟如弹石曰肾死。

真肾脉至搏而绝，如以指弹石辟辟然，色黄黑不泽毛折乃死。冬胃微石曰平，石多胃少曰肾病，但石无胃曰死石，而有勾曰夏病，勾甚曰今病。凡人以水谷为本，故人绝水谷则死，脉无胃气亦死。所谓无胃气者，但得真脏脉不得胃气也。所谓脉不得胃气者，肝不弦肾不石也。"[12]

14.《备急千金要方》

"左手关后尺中阴绝者，无肾脉也。苦足下热，两髀里急，精气竭少，劳倦所致，刺足太阳治阳。左手关后尺中阴实者，肾实也。若恍惚健忘，目视䀮䀮，耳聋怅怅善鸣，刺足少阴治阴。

右手关后尺中阴绝者，无肾脉也。苦足逆冷上抢胸痛，梦入水见鬼，善魇寐，黑色物来掩人上，刺足太阳治阳。右手关后尺中阴实者，肾实也。苦骨疼腰脊痛，内寒热，刺足少阴治阴。

肾脉沉细而紧，再至曰平，三至曰离经病，四至脱精，五至死，六至命尽，足少阴脉也。

肾脉急甚，为骨痿癫疾，微急为奔豚沉厥，足不收不得前后缓甚为折脊，微缓为洞下。洞下者，食不化，入咽还出。大甚为阴痿，微大为石水起，脐下以至少腹肿垂垂然上至胃脘，死不治。小甚为洞泄，微小为消瘅。滑甚为癃㿗，微滑为骨痿，坐不能起，目无所见，视见黑花。涩甚为大痈，微涩为不月水、沉痔。肾脉搏坚而长，其色黄而赤，当病折腰。其软而散者，当病少血。黑脉之至也，上坚而大。有积气在少腹与阴，名曰肾痹，得之沐浴清水而卧。”[12]

二十、 肾为阴中之阴

1.《素问·金匮真言论篇第四》

“故背为阳，阳中之阳，心也；背为阳，阳中之阴，肺也；腹为阴，阴中之阴，肾也；腹为阴，阴中之阳，肝也。腹为阴，阴中之至阴，脾也。此皆阴阳表里内外雌雄相输应也，故以应天之阴阳也。”[6]

《黄帝内经太素》释为“肾肝居膈以下，又近下极，所以为阴也。肾以属水，水为太阴，故为阴中之阴也。肝以属木，木为少阳，故为阴中之阳也。”[8]

2.《灵枢·阴阳系日月第四十一》

“故足之阳者，阴中之少阳也；足之阴者，阴中之太阴也。手之阳者，阳中之太阳也；手之阴者，阳中之少阴也。腰以上者为阳，腰以下者为阴。其于五藏也，心为阳中之太阳，肺为阴中之少阴，肝为阴中之少阳，脾为阴中之至阴，肾为阴中之太阴。”[9]

3.《黄帝内经太素》

“以上上下阴阳，此为五脏阴阳。心肺居鬲以上为阳，肝脾肾居鬲以下为阴。故阳者呼，心与肺也；阴者吸，脾与肾也。心肺俱阳，心以属火，故为阳中太阳也；心肺俱阳，肺以属金，故为阳中少阴也。”[8]

“三脏居鬲以下为阴，肝脏属木，故为阴中少阳也。脾在鬲下属土，耳以居下，故为阴中至阴。肾下属水，故为阴中之太阴也。”[8]

4.《黄帝内经太素》

“肺心居其上，故参天也；肝脾肾在下，故参地也。肝心为牡，副阳也；脾肺肾等牝，副阴也。肝春心夏肺秋肾冬，即连四时也。从五时而变，即化五节。”[8]

二十一、肾的调治

1.《素问·脏气法时论篇第二十二》

“肾色黑，宜食辛，黄黍鸡肉桃葱皆辛。辛散，酸收，甘缓，苦坚，咸耎。”[6]

2.《黄帝内经太素》

“不盛不虚以经取者，亦以经取灸也。故疗肾所生之病亦有五法：自火化以降，并食熟肉，生肉令人热中，人多不欲食之，肾有虚风冷病，故强令人生食豕肉，温肾补虚，脚腰轻健，人有患脚风气，食生猪肉得愈者众，故灸肾病，须食助之，一也。”[8]

3.《灵枢·经脉第十》

“肾足少阴之脉……是动则病饥不欲食，面如漆柴，咳唾则有血……为此诸病，盛则泻之，虚则补之，热则疾之，寒则留之，陷下则灸之，不盛不虚，以经取之。灸则强食生肉，缓带，被发，大杖，重履而步。盛者寸口大再倍于人迎，虚者寸口反小于人迎也。”[9]

《黄帝内经太素》

“缓带（带若急则肾气不适，故须缓带，令腰肾通畅，火气宣行，二也），

被发（足太阳脉，从顶下腰至脚，今灸肾病，须开顶被发，阳气上通，火气宣流，三也。平按：注从顶，顶字袁刻作项。开顶，顶字袁刻脱），

大杖（足太阳脉，循于肩髆，下络于肾，今疗肾病，可策大杖而行，牵引肩髆，火气通流，四也），

重履而步（燃磁石疗肾气，重履引腰脚，故为履重者，可用磁石分着履中，上弛其带令重，履之而行，以为轻者，可渐加之令重，用助火气，若得病愈，宜渐去之，此为古之疗肾要法，五也）。”[8]

4.《难经·十四难》

“治损之法奈何？然：损其肺者，益其气；损其心者，调其荣卫；损其脾者，调其饮食，适其寒温；损其肝者，缓其中；损其肾者，益其精。此治损之法也。”[10]

《难经集注》

“吕曰：肾主精，今损，故以针药补益其精气。

丁曰：益其精者，以咸味补之，当补足少阴经中复溜穴。是其母也。

虞曰：耗用过多，而致损肾，宜凭咸味以补精华。”[15]

5.《诸病源候论》

“《养生方·导引法》云：肾脏病者，咽喉窒塞，腹满耳聋，用呬气出。又云：两足交坐，两手捉两足解溪，挽之，极势，头仰，来去七。去

肾气壅塞。”[18]

6.《儒门事亲》

“况五脏各有补泻，肝实泻心，肺虚补肾。”[37]

二十二、其他

（一）肾与发

《素问·五脏生成篇第十》

“肾之合骨也，其荣发也，其主脾也。”[6]

《圣济总录》

“论曰：肾主骨髓，脑为髓海，发者脑之华，髓之所养也，冲脉为经络之海，其浮而外者，循腹上行，会于咽喉，别络唇口，血盛则渗灌皮肤生毫毛，此髭发所本也，若髭发不生，或生而黄悴，则以脑虚冲脉衰，无以荣养故也。”[7]

《中西汇通医经精义》

“其荣发也，人之毛发，皆是血从气化所生，义详五脏所属条。及本条其荣毛句，但毛生于气孔中，属肺金。须生于唇，乃任脉所终之地，属肝胃两经。而发则生于头，是督脉经与太阳经所交也。太阳经从背上头，督脉经从脊贯头，太阳膀胱为肾之府，督脉属肾均交于头。血在丹田之内，从气之化循经而上，生为头发。故肾精足，则其荣在发，老人肾竭，所以发白，血从气化之理详天癸条。”[11]

（二）肾者作强之官

《素问·灵兰秘典论篇第八》

“肾者，作强之官，伎巧出焉。”[6]

《中西汇通医经精义》

“肾藏志。旧注心之所之谓之志，神生于精，志生于心，亦心肾交济之义。按志者。专意而不移也，志本心之作用，而藏于肾中者，阳藏于阴中也。肾生精，为五脏之本，精生髓，为百骸之主。精髓充足，伎巧出焉，志之用也。又按志，即古誌字，记也事物所以不忘。赖此记性，记在何处，则在肾经益肾生精，化为髓而藏于脑中。凡事物，经目入脑，经耳入脑，经心亦入脑，脑中之髓，即将事物印记不脱。久之要思其事物，则心一思之而脑中之事物立现。”[11]

（三）察面色以候肾

《灵枢·五色第四十九》

“雷公曰：善乎！愿卒闻之。

黄帝曰：庭者，首面也。阙上者，咽喉也。阙中者，肺也。下极者，心也。直下者，肝也。肝左者，胆也。下者，脾也。方上者，胃也。中央者，大肠也。挟大肠者，肾也。当肾者，脐也。面王以上者，小肠也。面王以下者，膀胱子处也。”[9]

第二章

『三焦』源流考辨

一、释 名

三焦的“焦”字，古写作“雧”，上面的“隹”是（短尾）鸟的通称。“雧”亦写作“爨”，下火上鸟。古代汉语中下面有“四点水”的字多与火有关，如热、煮、烹、烈、熟等。在中国古老的神话传说中，太阳的中央有一只三足乌鸦，称为金乌，金乌亦是太阳的别名，它是“鸟与火”关系的一种展现，也是“阳”的一种象征。故三焦的命名有其特殊含义，三焦与“火”与“阳”的关系尤为值得重视。

“三焦”之名起源很早，《史记·扁鹊仓公列传》[38]中记载：“扁鹊曰：若太子病，所谓尸蹶者也。夫以阳入阴中，动胃繵缘，中经维络，别下于三焦膀胱……”说明至少在扁鹊的时代，即春秋战国，“三焦”已是大家广泛接受的医学概念之一。

《诸病源候论》对三焦之名的解释是“谓此三气，焦干水谷，分别清浊，故名三焦”[18]。

《类经》将三焦释为“夫所谓三者，象三才也，际上极下之谓也。所谓焦者，象火类也，色赤属阳之谓也”[19]。

三焦还有别名，上、中、下三焦亦各自有名。

据《备急千金要方》载，“夫三焦者，一名三关也。上焦名三管反射，中焦名霍乱，下焦名走哺……三焦名中清之腑，别号玉海……上中下三焦同号为孤腑”[12]。

此后的《太平圣惠方》等书中关于三焦之名的记载大多同此。

二、 三焦为六腑之一

1.《素问·金匮真言论篇第四》

“肝心脾肺肾，五脏皆为阴，胆胃大肠小肠膀胱三焦，六脏皆为阳。”[6]

2.《素问·六节脏象论篇第九》

“脾胃大肠小肠三焦膀胱者，仓廪之本，营之居也，名曰器，能化糟粕，转味而入出者也。”[6]

3.《素问·五脏别论篇第十一》

“夫胃大肠小肠三焦膀胱，此五者，天气之所生也，其气象天，故泻而不藏。此五脏受浊气，名曰传化之府，此不能久留输泻者也。”[6]

三、 肾合三焦膀胱、三焦属膀胱

1.《灵枢·本输第二》

“三焦者，中渎之腑也，水道出焉，属膀胱，是孤之腑也。”[9]

2.《灵枢·本腑第四十七》

“肾合三焦膀胱，三焦膀胱者，腠理毫毛其应……。”肾应骨，密理厚皮者，三焦膀胱厚；粗理薄皮者，三焦膀胱薄。疏腠理者，三焦膀胱缓；皮急而无毫毛者，三焦膀胱急。毫毛美而粗者，三焦膀胱直；稀毫毛者，三焦膀胱结也。”[9]

3.《黄帝内经太素》

“肾以应骨，骨应三焦膀胱，三焦膀胱气发腠理，故以腠理候三焦膀胱也。三焦之气如雾沤沟渎，与膀胱水腑是同，故合为一腑也。腠理豪毛在皮，故亦以皮之豪毛为候也。”[8]

4.《针灸甲乙经》

“肾合三焦膀胱，三焦膀胱者，腠理毫毛其应也。《九卷》又曰：肾合骨。《素问》曰：肾之合骨也，其荣发也，其主脾也。其义相同。”[39]

5.《脉经》

“右手尺中神门以后脉阴阳俱虚者，足少阴与太阳经俱虚也。病苦心痛，若下重不自收，篡反出，时时苦洞泄，寒中泄，肾、心俱痛。一说云：肾有左右，而膀胱无二。今用当以左肾合膀胱，右肾合三焦。”[36]

6.《备急千金要方》

“三焦名中清之腑，别号玉海。水道出属膀胱合者，虽合而不同。”[12]

“黄帝问曰：夫五脏各一名一形，肾乃独两何也？岐伯对曰：膀胱为腑，有二处、肾亦二形应腑，有二处。脏名一，腑名二，故五脏六腑也。一说肾有左右，而膀胱无二，今用当以左肾合膀胱，右肾合三焦。”[12]

《备急千金要方》与《脉经》相类，又有不同。

7.《外台秘要》

《外台秘要》对三焦与膀胱出现病理变化时的相互影响进行了阐述。

“足太阳，膀胱脉也，虚者，膀胱虚也，肾与膀胱合病，苦耳鸣，忽然不闻，时恶风，膀胱虚，则三焦实也，膀胱为津液之府。若三焦实，则克消津液，克消津液，故膀胱虚也，耳鸣不止，则变成聋。”[40]

8.《类经》

“少阳，三焦也。三焦之正脉指天，散于胸中，而肾脉亦上连于肺；三焦之下腧属于膀胱，而膀胱为肾之合，故三焦亦属乎肾也。然三焦为中渎之府，膀胱为津液之府，肾以水脏而领水府，理之当然，故肾得兼将两脏。将，领也。两脏，腑亦可以言脏也。《本藏篇》曰：肾合三焦膀胱。其义即此。”[19]

“中渎者，谓如川如渎，源流皆出其中也。即水谷之入于口，出于便，自上而下，必历三焦，故曰中渎之府，水道出焉。膀胱受三焦之水，而当其疏泄之道，气本相依，体同一类。”[19]

后世医家亦对“肾合三焦膀胱、三焦属膀胱”提出了自己的见解，如张景岳《类经》。

四、 三焦为孤腑

1.《灵枢·本输第二》

“三焦者，中渎之腑也，水道出焉，属膀胱，是孤之腑也。”[9]

2.《黄帝内经太素》

“中，谓脏腑中也。下焦如渎，从上焦下气，津液入于下焦，下焦津液流入膀胱之中，无藏为合，故曰孤腑也。”[8]

后世诸书如《备急千金要方》《太平圣惠方》等皆记载有三焦为孤之腑，但未做阐述。

3.《类经》

“然于十二脏之中，惟三焦独大，诸脏无与匹者，故名曰是孤之腑也。”[19]

五、 三焦精腑说

此说并非出自《黄帝内经》，主要见于《三因极一病证方论》。

“六腑者，大小肠、胃、胆、膀胱、三焦者也，属于三阳。太阳利清气，阳明泄浊气，少阳化精气。”[41]

“夫三焦属精腑，藏精以养身，系累于心脾肾三经。”[41]

六、 三焦的表里关系

1. 依《难经》原文，三焦与“心主”为表里。

《难经·二十五难》

“有十二经，五脏六腑十一耳，其一经者，何等经也？然：一经者，手少阴与心主别脉也，心主与三焦为表里，俱有名而无形，故言经有十二也。”[10]

2. 依《黄帝内经》“手少阳三焦经”与“心主（手心主之脉）”为表里。

《灵枢·九针论第七十八》

“手阳明太阴为表里，少阳心主为表里，太阳少阴为表里，是谓手之阴阳也。”[9]

3. 手少阳三焦经与心主（手心主之脉）的联系。

《灵枢·经别第十一》

“手心主之正，别下渊腋三寸，入胸中，别属三焦，出循喉咙，出耳后，合少阳完骨之下，此为五合也。”[9]

《灵枢·经脉第十》

“三焦手少阳之脉，起于小指次指之端，上出两指之间，循手表腕，出臂外两骨之间，上贯肘，循臑外，上肩，而交出足少阳之后，入缺盆，布膻中，散落心包，下膈，循属三焦。”[9]

《黄帝内经太素》

“手心主手厥阴心包络脉起于胸中，出属心包，下膈历络三焦……心包之脉历络三焦，故心受邪而痛，遍行三焦，致令身热，名真心痛，死不可疗。若身不热，是则逆气不周三焦，故可疗之也。”[8]

4. 心主之脉与心包、心包络。

《灵枢·经水第十二》

“手心主外合于漳水，内属于心包。”[9]

《灵枢·邪客第七十一》

“心者，五脏六腑之大主也，精神之所舍也，其藏坚固，邪弗能容也。容之则心伤，心伤则神去，神去则死矣。故诸邪之在于心者，皆在于心之包络。包络者，心主之脉也，故独无腧焉。”[9]

5. 在唐以后的古籍中，三焦与三焦经混称的情况比较常见。

《太平圣惠方》

“手心主，与三焦脉曰手少阳及命门合。手心主有名而无脏，三焦有位而无形，故二经以为表里也。”[17]

《类经》

“肾合膀胱皆水也；惟三焦者，虽为水渎之府，而实总护诸阳，亦称相火，是又水中之火府。故在本篇曰三焦属膀胱，在《血气形志篇》曰少阳与心主为表里。盖其在下者为阴，属膀胱而合肾水；在上者为阳，合包络而通心火。此三焦之所以际上极下，象同六合，而无所不包也。”[19]

“至其相配表里。则三焦为脏腑之外卫，心包络为君主之外卫，犹夫帝阙之重城。”[19]

这里提到的“相火”“心火、肾水”的相关观点后面会有进一步资料呈现。

6. 虞抟（字天民）《医学正传》持三焦有形论的观点，尝试从解剖的角度阐述三焦与心包络的关系。

“其心胞络实乃裹心之膜，包于心外，故曰心胞络，其系与三焦之系连属。”[42]

七、三焦有名无形论与三焦有形论

（一）三焦有名无形论

1.《难经·二十五难》

“心主与三焦为表里，俱有名而无形，故言经有十二也。”[10]

《难经集注》

“三焦皆有其位，而无正脏也。”[15]

2.《灵枢·营卫生会第十八》

“黄帝曰：愿闻三焦之所出。

岐伯答曰：上焦出于胃上口，并咽以上，贯膈而布胸中。

……

黄帝曰：愿闻中焦之所出。

岐伯答曰：中焦亦并胃中，出上焦之后，此所受气者，泌糟粕，蒸津液，化其精微。

……

黄帝曰：愿闻下焦之所出。

岐伯答曰：下焦者，别回肠，注于膀胱而渗入焉……”[9]

《黄帝内经》并没有直接说明三焦是有形还是无形。

3.《诸病源候论》

“上焦之气，出于胃上口，并咽以上……中焦之气，亦并于胃口，出上焦之后，此受气者，泌糟粕，承津液，化为精微……下焦之气，别回肠，注于膀胱而渗入焉……”[18]

《诸病源候论》引述这段内容时加了两个字——之气。

4.《黄帝内经太素》

“上焦之气如云雾在天，中焦之气如沤雨在空，下焦之气如沟渎流地也。

手少阳脉是三焦经隧，通行三焦之血气……三焦是气，血脉是形，而言属者，谓脉气相入也。”[8]

“三焦之气发于腠理，故曰焦理。”[8]

5.《金匮要略》

有言“腠者，是三焦通会元真之处，为血气所注，理者，是皮肤脏腑之文理也。”[34]

《金匮要略》阐述了腠理与三焦之间的关系。

6.《脉经》

“肺部在右手关前寸口是也，手太阴经也，与手阳明为表里，以大肠合为府，合于上焦，名呼吸之府，在云门。

脾部在右手关上是也，足太阴经也，与足阳明为表里，以胃合为府，合于中焦脾胃之间，名曰章门，在季胁前一寸半。

肾部在右手关后尺中是也，足少阴经也，与足太阳为表里，以膀胱合为府，合于下焦，在关元右，左属肾，右为子户，名曰三焦。”[36]

《脉经》并未言明三焦是什么，只是说肺、大肠合于上焦，肾、膀胱合于下焦，至于中焦“合于中焦脾胃之间，名曰章门”有些让人费解。整体而言，有三焦之名，但未言其形。且“左属肾、右为子户，名曰三焦”之语，三焦又似乎与命门混同，存疑待解。

7.《备急千金要方》

“夫三焦者……有名无形，主五脏六腑往还神道，周身贯体，可闻而不可见，和利精气，决通水道，息气肠胃之间，不可不知也。”[12]

8.《圣济总录》

“论曰：三焦有名无形，主持诸气，以象三才之用，故呼吸升降，水谷往来，皆待此以通达……”[7]

（二）三焦有形论

1.《龙川略志》

“予与骧遇广都，论古今术同异。骧既言其略，复叹曰：‘古人论五脏六腑，其说有谬者，而相承不察，今欲以告人，人谁信者？古说：左肾，其府膀胱；右肾命门，其府三焦，丈夫以藏精，女子以系包。以理主之，三焦当如膀胱，有形质可见，而王叔和言三焦有脏无形，不亦大谬乎！盖三焦有形如膀胱，故可以藏，有所系；若其无形，尚何以藏系哉？且其所以谓之三焦者何也？三焦分布人体中，有上中下之异。方人心湛寂，欲念不起，则精气散在三焦，荣华百骸；及其欲念一起，心火炽然，翕撮三焦精气，入命门之府，输写而去，故号此府为三焦耳。世承叔和之谬而不悟，可为长太息也。'予甚异其说。后为齐州从事，有一举子徐遁者，石守道之婿也，少尝学医于卫州，闻高敏之遗说，疗病有精思。予为道骧之言，遁喜曰：'齐尝大饥，羣匄相脔割而食，有一人皮肉尽而骨脉全者。遁以学医故，往观其五脏，见右肾下有脂膜如手大者，正与膀胱相对，有二白脉自其中出，夹脊而上贯脑。意此即导引家所谓夹脊？阙者，而不悟脂膜如手大者之为三焦也。单君之言，与所见悬合，可以正古人之谬矣！'"[43]

根据苏辙《龙川略志》记载，第一位明确提出"三焦有形论"的人是宋代名医"单骧"，第一位从解剖角度论述三焦的人是宋代的"徐遁"。

2.《三因极一病证方论》

"三焦者，有脂膜如手大，正与膀胱相对，有二白脉自中出夹脊而上贯于脑。所以经云：丈夫藏精，女子系胞。以理推之，三焦当如上说，有形可见为是。"[41]

陈无择引用了徐遁的观点，并广为传播。

3.《医学正传》

"人身之相火，亦游行于腔子之内，上下肓膜之间，命名三焦，亦合于五脏六腑。"[42]

"三焦者，指腔子而言，包函乎肠胃之总司也。胸中肓膜之上，曰上焦；肓膜之下，脐之上，曰中焦；脐之下，曰下焦，总名曰三焦，其可谓之无攸受乎。其体有脂膜在腔子之内，包罗乎六脏五腑之外也。"[42]

虞抟（字天民）将之进一步发挥。

4.《类经图翼》

“夫既曰无形矣，何以有水道之出？又何以有厚薄缓急直结之分？又何以有曰纵曰横之理？又何以如雾如沤如渎及谓气谓血之别？”“再若徐陈二子所言三焦之伏，指为肾下之脂膜，果若其然，则何以名为三？又何以分为上中下？又何以言其为府？”“惟虞天民曰：三焦者，指腔子而言，总曰三焦，其体有脂膜在腔子之内，包罗乎五脏六腑之外也。此说近之，第亦未明焦字之义，而脂膜之说，未免又添一层矣。”“夫所谓三者，象三才也，际上极下之谓也。所谓焦者，象火类也，色赤属阳之谓也。今夫人之一身，外自皮毛，内至脏腑，无巨无名，无细无目，其于腔腹周围上下全体，状若大囊者，果何物耶？且其着内一层，形色最赤，象如六合，总护诸阳，是非三焦而何？”“如五癃津液别论曰：三焦出气，以温肌肉，充皮肤。固已显然指肌肉之内，脏腑之外为三焦也。”[44]

张景岳在《类经》及《类经图翼》中详细论述了三焦、命门、相火等相关问题。并在徐遁、陈无择、虞抟的基础上进一步阐述三焦有形论。

5.《医学衷中参西录》

“三焦亦是膜，发源于命门，下焦为包肾络肠之膜，中焦为包脾连胃之膜，上焦为心下膈膜及心肺一系相连之膜。”[29]

“人之水饮，由三焦而达膀胱。三焦者，身内脂膜也。曾即物类验之，其脂膜上皆有微丝血管，状若红绒毛，即行水之处。此管热则膨涨，凉则凝滞，皆能闭塞水道。若便浊兼受凉者，更凝结稠黏堵塞溺管，滴沥不通。”[29]

《伤寒论浅注补正》

“皮毛内之肥肉，名为肌肉，肥肉里瘦肉外夹缝中之油网，名腠理，以其有纹理也。腠理即三焦之所司，以其从内油网透出而生此膜，腠外与内油网同是一物，故皆属三焦。由腠理入瘦肉即与筋连，筋亦连内之油网，而内油膜膈即三焦之府也，油网不利则水道不通，膜膈滞塞则胸前痞结，循油网入胃、小肠为入府，循油网入血室、入膀胱均为入府，循油网入心肝包络则为入脏。人必知小肠膀胱交通之故，又必知心肾水火相蒸之理，尤必知两腑两脏其连络全在三焦。三焦，即是油膜，其根发于肾系，其上归结为心包。

悉知乎此，乃可以读太阳篇。”[45]

《中西汇通医经精义》

“命门为三焦膜油发源之所，故命门相火布于三焦，焦即油膜也。”[11]

“肾靠脊而生，有膏油遮掩，附肾有薄膜包裹，西医名为肾衣，此衣发于肾系，乃三焦之源也。”[11]

“膻即胸前膈膜，周回连着胁脊，以遮浊气，膈膜名膻，而居膻之中者，则是心包络。”[11]

“小肠之气化矣其附小肠之油膜，即中焦也，属之于脾。”[11]

“膈膜达于连网油膜之中而下入膀胱，西医所谓连网，即是膈膜。及俗所谓网油并周身之膜，皆是也网油连着，膀胱水因得从网，油中渗入膀胱即古所名三焦者。决渎之官，水道出焉是矣。三焦之根出于肾中，两肾之间，有油膜一条，贯于脊骨，名曰命门。”[11]

西学东渐之后，三焦有形论被推向了另一个高潮，如张锡纯、唐容川等所论，而又尤以唐容川论述最为详细，与三焦关系密切的肾、心包络、命门等皆有所阐述。

（三）不论三焦之有形、无形

《医林改错》

“余不论三焦者，无其事也。”[46]

他的理由是“其论三焦，更为可笑……论三焦者，不可以指屈，有形无形，诸公尚无定准，何得云手无名指之经，是手少阳三焦之经也？其中有自相矛盾者，有后人议驳而未当者。总之，本源一错，万虑皆失。”[46]

王清任对三焦是持否定态度的。

八、 上、中、下三焦的位置

上、中、下三焦的位置在《难经》《黄帝内经》中有较为明确的记载，后世多从其说，唯持三焦有形论观点的医家多有所发挥。

1.《难经·三十一难》

“上焦者，在心下，下膈，在胃上口，主内而不出。其治在膻中，玉堂下一寸六分，直两乳间陷者是。中焦者，在胃中脘，不上不下，主腐熟水谷。其治在脐旁。下焦者，当膀胱上口，主分别清浊，主出而不内，以传导也。”[10]

《难经集注》

“杨曰：自膈以上，名曰上焦。”[15]

“杨曰：自齐以上，名曰中焦。”[15]

“杨曰：自齐以下，名曰下焦。”[15]

2.《灵枢·营卫生会第十八》

“黄帝曰：愿闻三焦之所出。

岐伯答曰：上焦出于胃上口，并咽以上贯膈而布胸中，走腋，循太阴之分而行，还至阳明，上至舌，下足阳明，常与营俱行于阳二十五度，行于阴亦二十五度，一周也，故五十度而复大会于手太阴矣。

……

黄帝曰：愿闻中焦之所出。

岐伯答曰：中焦亦并胃中，出上焦之后，此所受气者，泌糟粕，蒸津液，化其精微，上注于肺脉，乃化而为血，以奉生身，莫贵于此，故独得行于经隧，命曰营气。

……

黄帝曰：愿闻下焦之所出。

岐伯答曰：下焦者，别回肠，注于膀胱而渗入焉。故水谷者，常并居于胃中，成糟粕，而俱下于大肠，而成下焦，渗而俱下，济泌别汁，循下焦而渗入膀胱焉。”[9]

3.《黄帝内经太素》

“上焦在心下，下膈在胃上口，主内而不出，其理在膻中。中焦在胃中口，不上不下，主腐熟水谷，其理在脐旁。下焦在脐下，当膀胱上口，主分别清浊，主出而不内，其理在脐下一寸。”[8]

4.《三因极一病证方论》

“上焦在膻中，内应心；中焦在中脘，内应脾；下焦在脐下，即肾间动气，分布人身，有上中下之异。”[41]

5.《医学正传》

“三焦者，指腔子而言，包函乎肠胃之总司也。胸中肓膜之上，曰上焦；肓膜之下，脐之上，曰中焦；脐之下，曰下焦，总名曰三焦，其可谓之无攸受乎。其体有脂膜在腔子之内，包罗乎六脏五腑之外也。”[42]

6.《类经》

“脏腑之列于五内，其脉络相贯之处，在上焦则联于咽喉，中焦则联于贲膈，下焦则联于二阴，舍此三处，无所连属矣。”[19]

“肝为阴中之阳脏，而亦附近于背，故外以候肝，内以候膈。举膈而言，则中焦之膈膜胆腑皆在其中矣。”[19]

“然则自膈膜之下，至脐上一寸水分穴之上，皆中焦之部分也。”[19]

“凡自水分穴而下，皆下焦之部分也。”[19]

“自髑骬之下，脐之上，是为中焦，胃之所居……横骨，阴毛中曲骨也。自天枢下至横骨，是为下焦，回肠所居也。”[19]

7.《中西汇通医经精义》

三焦之根出于肾中，两肾之间，有油膜一条，贯于脊骨，名曰命门。是为焦原从此系发生板油，连胸前之膈，以上循胸中，入心包络，连肺系上咽，其外出为手背胸前之腠理，是为上焦。从板油连及鸡冠油，着于小肠，其外出为腰腹之腠理，是为中焦。从板油连及网油，后连大肠，前连膀胱，中为胞室，其外出为臀胫少腹之腠理，是为下焦。”[11]

8.《医学衷中参西录》

“上焦心下膈膜，中焦包脾连胃脂膜，下焦络肠包肾脂膜。”[29]

九、 上、中、下三焦之功能

（一）中焦

1. 中焦与腐熟水谷

《难经·三十一难》

“中焦者，在胃中脘，不上不下，主腐熟水谷，其治在齐旁。”[10]

《难经集注》

“脾胃属土，统坤卦，艮亦属土，艮为运气，主治中焦。”[15]

“杨曰：自齐以上，名曰中焦，变化水谷之味，生血以荣五脏六腑，及于身体。中脘穴在鸠尾下四寸也。虞曰：中焦乃脾胃也。中焦为病，止言冷热，虚则补其胃，实则泻其脾。如此治者，万无一失。《灵枢经》曰：中焦如沤，谓腐熟水谷也。其治在齐旁，齐旁左右各一寸，乃足阳明胃脉所发，夹齐乃天枢穴也。中焦主脾胃，故治在此经中，故曰齐旁也。”[15]

2. 营与中焦

（1）《灵枢·营卫生会第十八》

“黄帝曰：愿闻营卫之所行，皆何道从来？

岐伯答曰：营出于中焦，卫出于上焦。

……

黄帝曰：愿闻中焦之所出。

岐伯答曰：中焦亦并胃中，出上焦之后，此所受气者，泌糟粕，蒸津液，化其精微，上注于肺脉，乃化而为血，以奉生身，莫贵于此，故独得行于经隧，命曰营气。"[9]

泌，《诗·陈风》言"泌之洋洋，可以乐饥"[47]。《疏》言："泌者，泉水涓流不已，乃至广大也"[47]。

蒸，原义是指细小的柴火，但古代"蒸"又与"烝"通，二字义也相近。"烝"，《说文》谓"火气上行也"[48]。"蒸"，《国语·周语上》谓"阳气俱蒸，土膏其动"[49]，韦昭注："蒸，升也。"[49]

化，《周礼·春官》[50]谓"以礼乐合天地之化"。郑玄注"凡能生非类曰化"[50]。

（2）《黄帝内经太素》

"泌音必。中焦在胃中口，中焦之气，从胃中口出已，并胃上口，出上焦之后，□五谷之气也，泌去糟粕，承津液之汁，化其精微者，注入手太阴脉中，变赤称血，以奉生身。"[8]

"中焦血气在脉中，润一顷，谓之沤也。"[8]

"营气从中焦，并胃口出上焦之后，所谓受气，泌糟粕，承津液，化津液精微，注之肺脉中，化而为血，流十二脉中，以奉生身，故生身之贵，无过血也。故营气独行于十二经，导营身，故曰营气。营气行经，如雾者也。经中血者，如渠中水也。故十二经受血各营也。"[8]

"谷入于胃，变为糟粕、津液、宗气，分为三隧，泌津液注之于脉，化而为血，以营四末，内注五脏六腑，以应刻数，名为营气。其出悍气慓疾，先行四末分肉皮肤之间，昼夜不休者，名为卫气。营出中焦，卫出上焦也。大气抟而不行，名为宗气，积于胸中，命曰气海，出于肺，循喉咙，呼则出，吸则入也。故胃为五脏六腑之海也。"[8]

（3）《太平圣惠方》

"夫中焦者，在胃中口，不上不下，居上焦之后，荣气之所出。主化水谷之味，泌糟粕，承津液，化为精微，上注于肺脉，以奉生身，莫贵于此，故独行于经，名曰胃气。"[17]

（4）《圣济总录》

“三者之用，又本于中焦，中焦者，胃脘也，天五之冲气，阴阳清浊，自此而分，十二经络所自始，或不得其平，则有寒热偏胜虚实不同，营卫滞涩，清浊不分，而生诸病矣。”[7]

（5）《中西汇通医经精义》

“营血虽生于心而取汁则在中焦。故曰营出中焦。是后天之所生化也。卫气虽统于肺。周于太阳皮毛之间。而其气之化源。则在脐下丹田气海之中。是先天之所生化也。卫出先天。督脉主之。营出后天。任脉主之。任督相贯。营卫相循。”[11]

3. 中焦与血

（1）《灵枢·决气第三十》

“何谓血？

岐伯曰：中焦受气取汁，变化而赤，是谓血。”[9]

（2）《黄帝内经太素》

“五谷精汁在于中焦，注手太阴脉中，变赤循脉而行，以奉生身，谓之为血也。”[8]

“营气起于中焦，泌五谷津液，注于肺脉手太阴中，化而为血，循脉营于手足，回五脏六腑之中。”[8]

（3）《类经》

“中焦者，并胃中，出上焦之下。凡水谷之入，必先归胃，故中焦受谷之气，取谷之味，输脾达脏，由黄白而渐变为赤，以奉生身者，是谓之血。”[19]

（4）《济阴纲目》

“脾气化液而生血，即水入于经，其血乃生之意，此荣出中焦也，故曰生化之源。”[51]

4. 中焦与血脉

（1）《灵枢·五味论第六十三》

“血脉者，中焦之道也，故咸入而走血矣。”[9]

（2）《难经·二十三难》

“经脉者，行血气，通阴阳，以荣于身者也。其始从中焦……”[10]

（3）《针灸甲乙经》

“血脉者，中焦之路，故咸入而走血矣。肾合三焦，血脉虽属肝心，而为中焦之道，故咸入而走血也。”[39]

（4）《黄帝内经太素》

“血脉从中焦而起，以通血气，故味之咸味，走于血也。”[8]

“但脉之所生，禀于血气，血气所生，起中焦仓廪，故手太阴脉，从于中焦，受血气已，注诸经脉。中焦乃是手太阴受血气处。”[8]

5. 中焦与脾胃

（1）《黄帝内经太素》

“脾胃即中焦也。”[8]

（2）《难经集注》

“虞曰：天有三元，以统五运。人有三焦，以统五脏也。今依《黄庭经》配八卦属五脏法三焦……脾胃在中部，脾胃属土，统坤卦，艮亦属土，艮为运气，主治中焦。”[15]

（3）《太平圣惠方》

“脾者主中焦，为三焦之关，五脏之仓，贮积水谷。”[17]

（4）《三因极一病证方论》

“夫交接输泻，必动三焦，上焦属心，中焦属脾，下焦属肾，动则热，热则欲火炽，因入水中，中焦热郁，故能发黄；下焦气胜，故额黑；上焦走血随瘀热行，大便溏黑；贵胜人有男女同室而浴者，多成此病，摄生之人，不可不知。”[41]

（5）《注解伤寒论》

“中焦在胃之中，中焦失治，胃气因上冲也。”[52]

（6）《卫生宝鉴》

“脾胃属土，处在中州，在五脏曰孤脏，在三焦曰中焦。因中焦独治在中，一有不调，此丸专主，故名曰理中丸。”[53]

（7）《妇人大全良方》

“脾者主中焦，为三焦之关，五脏之仓廪，贮积水谷。”[22]

（8）《医灯续焰》

“胃属土而主中焦。”[54]

（9）《脉诀汇辨》

“故惟脾胃所主中焦为呼吸之总持。”[55]

（10）《神农本草经疏》

“制肝补脾，陡健脾经，脾主中焦，以其正补脾经，故能缓中。”[56]

（11）《长沙方歌括》

“心下为脾之部位。脾主中焦水谷之津。”[57]

（12）《证治准绳》

“盖胃主中焦，为水谷之海，胃气和则升降出纳之气行，水谷各从其道而输泄也。”[58]

“胃者水谷之海，主禀四时，皆以胃气为本，与脾脏为表里，皆主中焦之气，腐熟水谷。脾胃相通，湿热相合，中焦气滞，或因寒饮，或因饮水，或伤水毒，或感湿气，冷热不调，水火相干，阴阳相搏，上下相离，荣卫不能相维，故转筋挛痛，经络乱行，暴热吐泻。中焦、胃气所主也。”[58]

（13）《女科经纶》

“脾主中焦，为三焦之关，五脏之仓廪，贮积水谷。”[59]

6. 其他

（1）《类经》

“人之生由乎气，气者所受于天，与谷气并而充身者也。故谷食入胃，化而为气，是为谷气，亦曰胃气。此气出自中焦，传化于脾，上归于肺，积于胸中气海之间，乃为宗气。”[19]

（2）《中西汇通医经精义》

“《内经》云：脾之与胃，以膜相连耳。谨按各脏腑，远近不一，实皆以膜相连，惟胆附于肝，最为切近。西医言肝无能事，只是化生胆汁，而胆汁循油膜入胃，则饮食之物，得之乃化，是中焦之精气，全赖于胆，故胆者中精之府也。胆属火，肝属木。胆汁为肝所化是木生火也，胆汁化物是木能疏土也。故经云：食气入胃，散津于肝。肝寒则胆汁不能化物，肝热则胆汁化物太过，而发中消等证。”[11]

（3）《松心医案笔记》

“包络主中焦，为荣血生化之源，法当开膻中之急，兼通上下二焦。”[60]

（4）《叶氏医案存真》

“营主中焦，宜以归脾养营之属。”[61]

（5）《辨证录》

“脾胃居于中焦，运化精微，灌注四脏，是四脏之所仰望者，全在脾胃之气也。”[62]

（二）上焦

1. 卫与上焦

（1）《灵枢·营卫生会第十八》

“黄帝曰：愿闻营卫之所行，皆何道从来？

岐伯答曰：营出于中焦，卫出于上焦。”[9]

（2）《黄帝内经太素》

“上焦出卫气，卫气为阳，故在分肉能温之也。气润骨节，骨节脑髓皆悉滋长，故为养也。”[8]

“谷入于胃，变为糟粕、津液、宗气，分为三隧，泌津液注之于脉，化而为血，以营四末，内注五脏六腑，以应刻数，名为营气。其出悍气慓疾，先行四末分肉皮肤之间，昼夜不休者，名为卫气。营出中焦，卫出上焦也。大气抟而不行，名为宗气，积于胸中，命曰气海，出于肺，循喉咙，呼则出，吸则入也。故胃为五脏六腑之海也。”[8]

（3）《太平圣惠方》

“夫上焦者，在胃上口，并咽，上贯膈，布胸走腋，循太阴之分，主卫气之所出。以荣皮肤分肉之间，养身形，若雾露之溉焉。”[17]

2. 卫者，水谷之悍气

（1）《素问·痹论篇第四十三》

“卫者，水谷之悍气也，其气慓疾滑利，不能入于脉也，故循皮肤之中，分肉之间，熏于肓膜，散于胸腹，逆其气则病，从其气则愈，不与风寒湿气合，故不为痹。”[6]

（2）《灵枢·平人绝谷第三十二》

“上焦泄气，出其精微，慓悍滑疾。”[9]

（3）《黄帝内经太素》

“上焦之气，从胃上口而出，其气精微，慓悍滑疾，昼夜行身五十周，即卫气也。”[8]

“卫气起于上焦，上行至目，行手足三阳已，夜从足少阴分，上行五脏，至昼还行三阳，如是行五脏。行六腑者，夜行五脏之时，脏脉络腑，故兼行也，以腑在内故，三也。”[8]

3. 上焦出气，温分肉、养骨节、通腠理

（1）《灵枢·痈疽第八十一》

“黄帝曰：余闻肠胃受谷，上焦出气，以温分肉，而养骨节，通腠理。”[9]

《针灸甲乙经》

“黄帝问曰：肠胃受谷，上焦出气，以温分肉，以养骨节，通腠理。”[39]

（2）《灵枢·本脏第四十七》

“卫气者，所以温分肉，充皮肤，肥腠理，司开阖者也。”[9]

4. 阳受气于上焦

《素问·调经论篇第六十二》

“阳受气于上焦，以温皮肤分肉之间。令寒气在外，则上焦不通，上焦不通，则寒气独留于外，故寒栗。”[6]

《太素》释为“阳，卫气也。卫出上焦，尽行阳二十五周，以温皮肤分肉之间。今阳虚阴乘留于外，故外寒也”。[8]

5. 上焦者，受气而营诸阳

（1）《灵枢·五味论第六十三》

“辛入于胃，其气走于上焦，上焦者，受气而营诸阳者也。”[9]

（2）《黄帝内经太素》

“辛气慓悍，走于上焦，上焦卫气行于脉外，营腠理诸阳。”[8]

6. 上焦开发，宣五谷味

（1）《灵枢·决气第三十》

“岐伯曰：上焦开发，宣五谷味，熏肤，充身泽毛，若雾露之溉，是谓气。”[9]

（2）《黄帝内经太素》

“上焦开发，宣扬五谷之味，熏于肤肉，充身泽毛，若雾露之溉万物，故谓之气，即卫气也。”[8]

（3）《类经》

“上焦，胸中也。开发，通达也。宣，布散也。气者，人身之大气，名为宗气，亦名为真气。”[19]

但张景岳认为上焦所宣发的不是卫气，是宗气，这是另一种观点。

7. 上焦不行、怫郁、不通利

（1）《素问·调经论篇第六十二》

“帝曰：阴虚生内热奈何？

岐伯曰：有所劳倦，形气衰少，谷气不盛，上焦不行，下脘不通。胃气热，热气熏胸中，故内热。”[6]

“帝曰：阳盛生外热奈何？

岐伯曰：上焦不通利，则皮肤致密，腠理闭塞，玄府不通，卫气不得泄越，故外热。”[6]

（2）《黄帝内经太素》

“内热之病，所由有五：一则有所劳倦致虚，二则形体及气不足，三则胃中无食，四则上焦卫气不行，五则肠胃不得相通。脘，古缓反，胃腑也。下脘，胃下口也。由此五种，卫热熏中，故内热也……

外热之所由有三：上焦出气之处不通利，一也；皮肤致而腠闭，二也；卫气不得泄于腠理，三也。有此所由，故外热也。”[8]

（3）《注解伤寒论》

“三焦主持诸气，三焦既相混乱，则内外之气，俱不得通，膻中为阳气之海，气因不得通于内外，怫郁于上焦而为热，与脏相熏，口烂食龂。”[52]

8. 上焦主内而不出

（1）《难经·三十一难》

“上焦者，在心下，下膈，在胃上口，主内而不出。”[10]

（2）《难经集注》

“上焦主入水谷，内而不出，其为病止言冷热。虚则补其心，实则泻其肺，如此治者，万无一失。《灵枢经》曰：上焦如雾，谓行气如露溉灌诸经也。言胃气自膻中布气，与肺下溉灌诸脏。经曰：肺行天气，即此义也。”[15]

“杨曰：自膈以上，名曰上焦。主出阳气，温于皮肤分肉之间，若雾露之溉焉。”[15]

9. 上焦与心肺

（1）《难经集注》

“虞曰：……今依《黄庭经》配八卦属五脏法三焦，以明人之三焦法象三元也。心肺在上部，心法离卦，肺法兑卦乾卦，主上焦，乾为天，所以肺行天气。”[15]

（2）《三因极一病证方论》

“夫交接输泻，必动三焦，上焦属心，中焦属脾，下焦属肾，动则热，热则欲火炽，因入水中，中焦热郁，故能发黄；下焦气胜，故额黑；上焦走血随瘀热行，大便溏黑；贵胜人有男女同室而浴者，多成此病，摄生之人，不可不知。”[41]

（3）《儒门事亲》

“诸痿喘呕皆属于上。上，谓上焦心肺气也。炎热薄烁，承热分化，肺之气也。热郁化上，故病属上焦。”[37]

（4）《辨证录》

“夫心肺居于上焦，行荣卫而光泽于外。”[62]

10. 其他

《类经》

“上焦者，肺之所居，宗气之所聚。营气者，随宗气以行于十四经脉之中。故上焦之气，常与营气俱行于阳二十五度，阴亦二十五度。阳阴者，言昼夜也。昼夜周行五十度，至次日寅时复会于手太阴肺经，是为一周。然则营气虽出于中焦，而施化则由于上焦也。”[19]

（三）下焦

1. 下焦之所出

（1）《灵枢·营卫生会第十八》

“黄帝曰：愿闻下焦之所出。

岐伯答曰：下焦者，别回肠，注于膀胱而渗入焉。故水谷者，常并居于胃中，成糟粕，而俱下于大肠，而成下焦，渗而俱下，济泌别汁，循下焦而渗入膀胱焉。”[9]

（2）《难经·三十一难》

“下焦者，在脐下，当膀胱上口，主分别清浊，主出而不内，以传导也。其治在脐下一寸，故名曰三焦，其腑在气街。”[10]

（3）《难经集注》

“杨曰，自脐齐以下，名曰下焦，脐齐下一寸，阴交穴也，主通利溲便以时下而传，故曰出而不内也。”[15]

（4）《黄帝内经太素》

“回肠，大肠也。下焦在脐下，当膀胱上口，主分别清浊而不内，此下焦处也。济泌别汁，循下焦渗入膀胱，此下焦气液也。膀胱，尿脬也。”[8]

“下焦之气溲液等，如沟渎流在地也。”[8]

（5）《太平圣惠方》

“夫下焦者，在脐下，当膀胱上口，主分别清浊，为传导之腑，如沟水决池也。起胃下管，别回肠，主膀胱，入水谷，并拘于胃中糟粕，俱行大肠而为下焦。主足阳明，摧渗津液，令膀胱主出不主入，候肝肾之病也。”[17]

（6）《类经》

“回肠，大肠也。济，泲同，犹酾滤也。泌，如狭流也。别汁，分别清浊也。别回肠者，谓水谷并居于胃中，传化于小肠，当脐上一寸水分穴处，糟粕由此别行回肠，从后而出，津液由此别渗膀胱，从前而出。膀胱无上口，故云渗入。凡自水分穴而下，皆下焦之部分也。按三十一难曰：下焦者，当膀胱上口，主分别清浊。其言上口者，以渗入之处为言，非真谓有口也。如果有口，则不言渗入矣。”[19]

2. 下焦下溉诸肠

《灵枢·平人绝谷第三十二》

“下焦下溉诸肠。”[9]

在早期的文献中，“肠”也是除三焦之外的腑的统称。

如《难经·三十五难》：“小肠谓赤肠，大肠谓白肠，胆者谓青肠，胃者谓黄肠，膀胱者谓黑肠，下焦所治也。”[10]

《黄帝内经太素》则解释的更为明确：“下焦别回肠，注膀胱，譬之沟渎，下溉诸肠，膀胱为黑肠及广肠等也。”[8]

3. 肾主下焦

（1）《黄帝内经太素》

“肾主下焦，少阴为病，下焦大肠不和，故为肠澼也。”[8]

“下焦即膀胱也，原气太阳络于膀胱，节约膀胱，使溲便调也。”[8]

（2）《难经集注》

“今依《黄庭经》配八卦属五脏法三焦……肾肝在下部，肾法坎卦，肝法震卦、巽卦，主下焦，主通地气，行水道。”[15]

（3）《赤水玄珠》

“夫肾主下焦，司阖辟，开窍二阴。肺脾之气，通调水道，下输膀胱。气化水行而自清净，否则便涩，或浊或淋，为水气溢于腠理，为肤肿诸病。”[63]

（4）《儒门事亲》

“诸厥固泄，皆属于下。

下，谓下焦，肝肾气也。夫守司于下，肾之气也。门户束要，肝之气也。故厥、固、泄皆属下也。厥谓气逆也。固谓禁固也。满气逆上行，反谓固不禁，出入无度，燥湿不恒，皆由下焦主守也。”[37]

（5）《类经》

“肾主下焦，脉坚而且大者，肾邪有余，故主积气在小腹与阴处，因成肾痹。其得于沐浴清水而卧者，以寒湿内侵而气归同类，故病在下焦而邪居于肾。”[19]

（6）《辨证录》

“肾肝居于下焦，养筋骨而强壮于内。”[62]

（7）《湿热条辨》

“肾开窍于二便，主下焦之气，故为胃之关。”[64]

（8）《中西汇通医经精义》

“惟下焦当膀胱上口，为水入膀胱之路，此处不利则水溢于上，达于外而发水肿。下焦属肾属肝，治宜疏泄肝肾。又肺居高能御下，主通调水道。非开利肺气，不能治下焦也。”[11]

（9）《血证论》

“肾主下焦。主化气上升。肾足则气不下陷。”[65]

4. 下焦与女科

（1）《证治准绳》

“夫肾者藏精，主下焦地道之生育，故冲任二脉系焉。二脉与少阴肾之大络，同出肾下，起于胞中。其冲脉因称胞络为十二经脉之海，遂名海焉。冲脉之上行者，渗诸阳，灌诸精。下行者，渗三阴，灌诸络而温肌肉，别络结于跗。因肾虚而肾络与胞络内绝，不通于上则喑，肾脉不上循喉咙挟舌本，则不能言，二络不通于下则痱厥矣。如是者，以地黄饮子主之。”[58]

（2）《辨证录》

“妇人有任、冲之脉，居于下焦，冲脉为血海，任脉主胞胎为血室，皆喜正气之相通，最恶邪气之相犯，经水由二经而外出。”[62]

5. 其他

（1）《注解伤寒论》

“上焦者，太阳也。下焦者，少阴也。发热、头痛、项强、颈挛、腰疼、胫酸者，雾露之气中于太阳之经也；浊邪中下，阴气为栗，足胫逆冷，便溺妄出者，寒邪中于少阴也。”[52]

（2）《难经集注》

“虞曰：下焦为病，止言冷热，虚则补其肾，实则泻其肝，如此治者，万无一失，《灵枢经》曰：下焦如渎，谓膀胱主水也。”[15]

（3）《黄帝内经素问集注》

“膀胱主下焦之决渎，津液虽藏，而气化则出。”[66]

（4）《中藏经》

“下焦实热，则小便不通而大便难，苦重痛也。虚寒则大小便泄下而不止。”[26]

（5）《经方例释》

“少阴脉行于胸中，而主下焦。”[67]

十、上焦如雾，中焦如沤，下焦如渎

1.《灵枢》

《灵枢·营卫生会第十八》

“黄帝曰：人饮酒，酒亦入胃，谷未熟而小便独先下，何也？

岐伯答曰：酒者，熟谷之液也，其气悍以清，故后谷而入，先谷而液出焉。

黄帝曰：善。余闻上焦如雾，中焦如沤，下焦如渎，此之谓也。”[9]

《灵枢·决气第三十》

“岐伯曰：上焦开发，宣五谷味，熏肤，充身泽毛，若雾露之溉，是谓气。”[9]

2.《难经集注》

“上焦如雾，谓行气如露溉灌诸经也。言胃气自膻中布气，与肺下溉灌诸脏。经曰：肺行天气。即此义也。”[15]

“中焦如沤，谓腐熟水谷也。”[15]

“下焦如渎，谓膀胱主水也。”[15]

3.《黄帝内经太素》

“焦之气如云雾在天，中焦之气如沤雨在空，下焦之气如沟渎流地也”。[8]

“上焦之气，如雾在天，雾含水气，谓如雪雾也。沤，屋豆反，久渍也。中焦血气在脉中，润一顷，谓之沤也。下焦之气溲液等，如沟渎流在地也。”[8]

“下焦如渎，从上焦下气，津液入于下焦，下焦津液流入膀胱之中。”[8]

“上焦如雾，中焦如沤，下焦如渎，此三焦之气上下皆通，故上输在背第十三椎下两旁各一寸半，下输在此太阳之间出腘外廉足太阳络。三焦下行气聚之处，故曰下输也。”[8]

4.《类经》

“水饮入胃，则其气化精微，必先输运于脾，是谓中焦如沤也。脾乃散气，上如云雾，而归于肺，是谓上焦如雾也。”[19]

“肺气运行，水随而注，故肺能通调水道，下输膀胱，是谓水出高原，下焦如渎也。”[19]

“如雾者，气浮于上也。言宗气积于胸中，司呼吸而布濩于经隧之间，如天之雾，故曰上焦如雾也。沤者，水上之泡，水得气而不沉者也。言营血化于中焦，随气流行以奉生身，如沤处浮沉之间，故曰中焦如沤也。渎者，水所注泄。言下焦主出而不纳，逝而不反，故曰下焦如渎也。然则肺象天而居上，故司雾之化。脾象地而在中，故司沤之化。大肠膀胱象江河淮泗而在下，故司川渎之化也。”[19]

5.《类证治裁》

“三焦相火，游行诸经，周身上下，上焦如雾，在胃上脘，主出阳气，中焦如沤，当胃中脘，蒸化精微，下焦如渎，当脐下，济泌别汁，此十二脏腑之象形部位，宜按图而审指者也。”[68]

6.《医学衷中参西录》

“人之上焦如雾。上焦者膈上也，所谓如雾者，心阳能蒸腾上焦之湿气作云雾而化水，缘三焦脂膜以下达于膀胱也。”[29]

该书中关于“中焦如沤”“下焦如渎”没有更多的阐述。

十一、 三焦与原气

1. 三焦为原气之别使

（1）《难经·六十六难》

“五脏俞者，三焦之所行，气之所留止也。三焦所行之俞为原者，何也？然：脐下肾间动气者，人之生命也，十二经之根本也，故名曰原。三焦者，原气之别使也，主通行三气，经历于五脏六腑。原者，三焦之尊号也，故所止辄为原。五脏六腑之有病者，皆取其原也。”[10]

“原”是“源”的古字，《说文》“水泉夲也”[48]。

“别”，《说文》“分也”[48]，“使”，《说文》“伶”[48]也。《说文解字注》“令也。大徐令作伶，误，令者、发号也。释诂，使、从也。其引伸之义也。”[28]

原气之别使可以理解为从原气分出的，替其发号施令、行使部分功能者。

（2）《难经·八难》

“诸十二经脉者，皆系于生气之原。所谓生气之原者，谓十二经之根本也，谓肾间动气也。此五脏六腑之本，十二经脉之根，呼吸之门，三焦之原，一名守邪之神。”[10]

2. 三焦与丹田

《难经集注》

“杨曰：齐下肾间动气者，丹田也。丹田者，人之根本也，精神之所藏，五气之根元，太子之腑也。男子以藏精，女子主月水，以生养子息，合和阴阳之门户也，在齐下三寸，方圆四寸，附着脊脉两肾之根。”[15]

“虞曰：在天则三元五运相因而成，在人则三焦五脏相因而成也。《素问》曰：其气三，其生五，此之谓也。启玄子曰：人之所存，秉五行之运用，征其本始，从三气以生成，此则天地之原气也，故五脏六腑有病皆取其原也。”[15]

“丁曰：三焦者，是十二经根本，是生气之原也，为臣使之官，宣行荣卫，所以在阳经辄有其原也。”[15]

《难经集注》对三焦的解释，引入了道家丹田的概念，其内容与《难经》“命门”相关内容相似，“其左为肾，右为命门。命门者，精神之所舍也；男子以藏精，女子以系胞，其气与肾通”[10]。自宋以后，命门、丹田、相火等概念往往是交织在一起的。

3. 三焦通行原之三气

《黄帝内经太素》

“人之命门之气，乃是肾间动气，为五脏六腑十二经脉性命根，故名为原。三焦者，原气之别使，通行原之三气，经营五脏六腑，故原者三焦之尊称也，不应五时，与阳经而合以应其数，故有六六三十六输也。”[8]

命门之气、肾间动气、原气实异名而同类。

另外，杨上善在注释“六腑者，受谷而行之，受气而扬之”时，提到“五腑与三焦共气，故六腑受气，三焦行之为原，故曰扬也”[8]。

4. 三焦原气与意、志

《黄帝内经太素》

“意是脾神，通于营气，志是肾神，通于三焦原气别使，皆以内连骨髓，成身形及五脏，故意志者，所以御精神，收魂魄者也。”[8]

它解释的是《灵枢·本脏第四十七》“志意者，所以御精神，收魂魄，适寒温，和喜怒者也。”[9]

意与志，主要与肾相关，通于三焦原气别使与通于肾间动气同义，相关内容请见“肾与其他脏腑经脉之关系”一文。

5. 李东垣的元气观及他对三焦之气的认识

《脾胃论》

“真气又名元气，乃先身生之精气也，非胃气不能滋之。胃气者，谷气也，荣气也，运气也，生气也，清气也，卫气也，阳气也。又天气、人气、地气，乃三焦之气。分而言之则异，其实一也，不当作异名异论而观之。”[32]

“如阴火欲衰而退，以三焦元气未盛，必口淡淡，如咸物亦所当禁。”[32]

李东垣的元气观是统而言之的，虽名为“元气”，实则近于今天常说的“气”，与三焦原气、营卫之气等的概念和内涵有很大的差异，这是需要注意的。

十二、三焦与相火

相火一词出自《素问》。

《素问·天元纪大论篇第六十六》

“君火以明，相火以位。”[6]

“少阳之上，相火主之。”[6]

“相火”本是五运六气中“六气”的一个概念，少阳相火、阳明燥金、太阳寒水、厥阴风木、少阴君火、太阴湿土。

汉唐之《难经》《针灸甲乙经》《脉经》《黄帝内经太素》《诸病源候论》

《备急千金要方》《千金翼方》，诸书皆不论相火。将三焦与相火相联系约始自宋代。同时“相火”又与“命门”“丹田”等概念相互交织。

1.《圣济总录》

“论曰：《内经》谓一阳发病。少气善咳善泄，其传为心掣，夫心君火也，三焦相火也。”[7]

2.《素问玄机原病式》

“手少阳相火之热，乃心包络三焦之气也。”[14]

“然右肾命门小心，为手厥阴包络之脏，故与手少阳三焦合为表里，神脉同出，见手右尺也。二经俱是相火，相行君命，故曰命门尔。故《仙经》曰：心为君火，肾为相火。”[14]

3.《脾胃论》

“三焦者，乃下焦元气生发之根蒂，为火乘之，是六腑之气俱衰也。……感天之风气而生甲胆……感天一之气而生三焦，此实父气，无形也。”[32]

“既脾胃气衰，元气不足，而心火独盛。心火者，阴火也。起于下焦，其系系于心。心不主令，相火代之。相火，下焦胞络之火，元气之贼也。火与元气不两立，一胜则一负。”[32]

上文“十一、5”可与此条互参，元气、相火同在三焦，二者不两立。

4.《儒门事亲》

“三焦者，手少阳相火也。”[37]

“《内经》曰：一阴一阳结，谓之喉痹。王太仆注云：一阴者，手少阴君火，心主之脉气也；手少阳相火，三焦之脉气也。二火皆主脉，并络于喉。气热则内结，结甚则肿胀，肿胀甚则痹，痹甚而不通则死矣！”[37]

“盖五脏，心为君火正化；肾为君火对化；三焦为相火正化；胆为相火对化，得其平，则烹炼饮食，糟粕去焉；不得其平，则燔灼脏腑，而津液竭焉。故入水之物，无物不长；入火之物，无物不消。”[37]

5.《格致余论》

“太极，动而生阳，静而生阴。阳动而变，阴静而合，而生水、火、木、金、土，各一其性。惟火有二：曰君火，人火也；曰相火，天火也。火内阴而外阳，主乎动者也，故凡动皆属火。”[33]

“以名而言，形气相生，配于五行，故谓之君；以位而言，生于虚无，守位禀命，因其动而可见，故谓之相。天主生物，故恒于动，人有此生，亦恒于动，其所以恒于动，皆相火之为也。”[33]

“见于天者，出于龙雷，则木之气；出于海，则水之气也。具于人者，寄于肝肾二部，肝属木而肾属水也。胆者，肝之腑；膀胱者，肾之腑；心胞络者，肾之配；三焦以焦言，而下焦司肝肾之分，皆阴而下者也。天非此火不能生物，人非此火不能有生。”[33]

“天之火虽出于木，而皆本乎地。故雷非伏，龙非蛰，海非附于地，则不能鸣，不能飞，不能波也。鸣也，飞也，波也，动而为火者也。肝肾之阴，悉具相火，人而同乎天也。”[33]

“或曰：相火，天人之所同，何东垣以为元气之贼？又曰：火与元气不两立，一胜则一负。然则，如之何而可以使之无胜负也？曰：周子曰，神发知矣，五性感物而万事出，有知之后，五者之性为物所感，不能不动。谓之动者，即《内经》五火也。相火易起，五性厥阳之火相扇，则妄动矣。火起于妄，变化莫测，无时不有，煎熬真阴，阴虚则病，阴绝则死……君火之气，经以暑与湿言之；相火之气，经以火言之，盖表其暴悍酷烈，有甚于君火者也，故曰相火元气之贼。”[33]

“以陈无择之通敏，且以暖炽论君火，日用之火言相火，而又不曾深及，宜乎后之人不无聋瞽也，悲夫！”[33]

朱丹溪的阐述较为详尽，后世多从其说，直到张景岳又从命门的角度对相火、三焦进行了新的阐释。

6.《医学正传》

“凡万物之有形质着乎地者，必有象以应乎天也。且以五行之理论之，如在地有木火土金水之五行，在天则有风热湿燥寒火之六气，盖人肖天地，其五脏六腑之具于身者，与天地造化生成之理若合符节。是故在天为风，在地为木，在人脏腑为肝为胆。在天为热，在地为火，在人脏腑为心为小肠……五者之外，又有相火游行于天地上下气交之中，故合为五运六气；人身之相火，亦游行于腔子之内，上下肓膜之间，命名三焦，亦合于五脏六腑。”[42]

“丹溪曰：天非此火，不能生物；人非此火，不能有生。夫《内经》以心胞络为脏，配合三焦而为六脏六腑，总为十二经也，其两肾本为一脏，初无左右之分。越人始分之，亦未尝言其为相火之脏。王叔和始立说，以三焦合命门为表里，亦有深意寓焉。”[42]

（查之《脉经》未见三焦合命门为表里之语，其原文是“一说云：肾有左右，而膀胱无二。今用当以左肾合膀胱，右肾合三焦”[36]，与表里无涉。）

“盖命门虽为水脏，实为相火所寓之地。其意盖谓左属阴，右属阳，左属血，右属气，左属水，右属火，静守常而主乎水，动处变而化为火者也……然而相火固无定体，在上则寄于肝胆胞络之间，发则如龙火飞跃于霄汉而为雷霆也；在下则寓于两肾之内，发则如龙火鼓舞于湖海而为波涛也。”[42]

《医学正传》持三焦有形论，提出人身之相火，游行于三焦。

7.《类经图翼》

“夫三焦者，五脏六腑之总司；包络者，少阴君主之护卫也。至其相配表里，则三焦为脏腑之外卫，心包络为君主之外卫，犹夫帝阙之重城，故皆属阳，均称相火，而其脉络原自相通，允为表里。”[44]

张景岳之《类经图翼》亦持三焦有形论，但遵《黄帝内经》，以三焦、包络为表里，论相火。

8.《普济方》

“手少阳三焦相火脉。”[53]

“故经所谓膀胱者，州都之官，津液藏焉，气化则能出矣。故膻中者，臣使之官，名三焦相火，下合右肾为气海也。”[69]

9.《四圣心源》

“五行之中，各有阴阳，阴生五脏，阳生六腑。肾为癸水，膀胱为壬水，心为丁火，小肠为丙火，肝为乙木，胆为甲木，肺为辛金，大肠为庚金。五行各一，而火分君相，脏有心主相火之阴，腑有三焦相火之阳也。”[27]

10.《类证治裁》

“三焦相火，游行诸经，周身上下。”[68]

11.《杂病源流犀烛》

“又有所谓怒狂者，阳气因暴折而难决，少阳胆木，挟三焦相火、大阳阴火而上升也……

王海藏曰：手少阴三焦相火为一腑，右肾命门为相火，心包主亦名相火，其脉同诊，肾为生气之门，出而治脐下，分三歧，上冲夹脐过天枢，上至膻中两乳间，元气所系焉。又足三焦太阳之别，并足太阳正路入络膀胱约下焉。三焦者，从头至心，心至脐，脐至足，为上中下三焦，其实真元一气也，故曰，有脏无腑。”[70]

12.《血证论》肝司相火，相火之宣布在三焦。

“人身之表，腠理实营卫之枢机，人身之里，三焦实脏腑之总管。”[65]

“肝为藏血之脏，又司相火，血足则火温而不烈，游行三焦，达于腠理，莫不得其温养之功，若血虚火旺，内则烦渴淋闭，外则骨蒸汗出，皆肝经相火之为病也。”[65]

“胆与肝连，司相火。胆汁味苦，即火味也。相火之宣布在三焦，而寄居则在胆腑……以表里言，则少阳之气，内行三焦，外行腠理，为荣卫之枢机，逆其枢机，则呕吐胸满，邪客腠理，入与阴争，则热，出与阳争，则寒，故疟疾少阳主之，虚劳骨蒸，亦属少阳，以荣卫腠理之间不和，而相火炽甚故也，相火挟痰，则为癫痫，相火不戢，则肝魂亦不宁，故烦梦遗精，且胆中相火，如不亢烈，则为清阳之木气，上升于胃，胃土得其疏达，故水谷化，亢烈则清阳遏郁，脾胃不和，胸胁之间骨尽处，乃少阳之分，病则其分多痛，经行身之侧，痛则不利屈伸，此胆经主病之大略也。”[65]

13.《医学衷中参西录》

“阳经为阴经之表，而太阳经又为表中之表。其经之大都会在背，而实则为周身之外廓，周身之营血卫气皆赖其卫护保合，且具有充分之热力，为营卫御外感之内侵，是以《内经》名之为巨阳。推原其热力之由来，不外君、相二火，君火生于心之血脉与肺相循环，而散热于胸中大气（一名宗气）以外通于营卫，此如日丽中天有阳光下济之热也，是以其经名为太阳。相火生于肾中命门，肾原属水，中藏相火，其水火蒸热之气，由膀胱连三焦之脂膜以透达于身之外表，此犹地心水火之气（地中心有水火之气）应春令上透地面以生热也，为其热力发于水中，故太阳之经又名太阳寒水之经也。”[29]

“大气虽在膈上，实能斡旋全身统摄三焦，今因下陷而失位无权，是以全身失其斡旋，肢体遂酸软无力，三焦失其统摄，小便遂泄泻不禁。”[29]

14.《中西汇通医经精义》

“凡人身连网油膜，均是三焦，乃相火之府。”[11]

“胸是两乳中间属心，胁是两乳旁边，属三焦。心是君火，三焦是相火，皆与夏气相应，故仲夏善病胸胁，以火有余，多发逆满也。”[11]

“手少阳三焦，足少阳胆，同司相火。是相火者，少阳之本气也。故曰少阳之上火气治之，谓二经之脏腑，以火为主是本气也。”[11]

十三、 三焦与命门、丹田

命门之说出自《难经》，丹田之说出自道家。

据《中华道教大辞典》载：“丹田，人体中产药结丹之处。《诸真圣胎神用诀》：‘丹田者，生炁之源。一名丹田，二名精路，三名炁海，四名守宫，五名太源，六名神室，七名元藏，八名采宝，九名戊己，十名本根。皆是太和元炁居止之处’。《抱朴子内篇·地真》：‘或在脐下二寸四分下丹田中，或在心下绛宫金阙，中丹田也，或在人两眉间，却行一寸为明堂，二寸为洞房，三寸为上丹田也’。其中以下丹田为正丹田，位置说法不一，医经多指脐下一寸三分，丹经多指脐内一寸三分……《素问》《难经》《针灸经》俱无丹田二字。此丹田二字，本出道经。名曰丹田者，谓出生金丹造化之田也。昔受父母之真精，皆深深藏此。我身中冬至，亦自此深深极深处生，故曰源。丹田与任、督相为表里。直上与心与脑相通。心或微动，此中真精已先走矣。心不动，精不去。精满神定者，其中至明而至热……”[71]

大约在宋代，命门、相火、丹田的概念开始与三焦交织在一起。有其特殊的历史和文化背景，可能与张伯端对道教的改革及内丹学的兴起有关。

1.《难经·三十六难》

“脏各有一耳，肾独有两者，何也？然：肾两者，非皆肾也，其左者为肾，右者为命门。命门者，诸神精之所舍，原气之所系也，男子以藏精，女子以系胞。故知肾有一也。”[10]

“其左为肾，右为命门。命门者，精神之所舍也；男子以藏精，女子以系胞，其气与肾通。”[10]

《难经》中命门与三焦的联系是“原气”，三焦为原气之别使，命门是原气之所系。

2.《难经集注》

“丁曰：命门者，诸神精之所舍，原气之所系也，故男子藏精，女子系胞也，是知肾有一也。其言命门者，非右尺也，为人之生命之门也，肾属水，故知以其右尺，为相火行君火之命，今亦名命门，即非肾之命门也，盖同名而异义也。”[15]

“杨曰……肾者，人生之根本，神门者，元气之宗始。故云精神之所舍也，神门，亦命门也。”[15]

“虞曰：经云，右为命门，元气之所系也，《脉经》言与三焦为表里，三焦又主三元之气。准此推之，三焦自命门之所起也，属手少阳火，配心包手厥阴火为表里，其理明矣。”[15]

（查之《脉经》未言三焦与命门为表里）

“丁曰：五脏正有五腑，今曰三焦，是为一腑，配心包络为脏，即脏腑皆有六焉，其二经俱是相火，相行君命，故曰命门也。”[15]

《难经集注》在谈论命门、三焦时引入了相火的概念，参上文第十一节在论述“三焦者，原气之别使也”时引入了丹田的概念。

3.《严氏济生方》

“古人云：补肾不如补脾。余谓：补脾不若补肾，肾气若壮，丹田火经上蒸脾土，脾土温和，中焦自治，膈开能食矣。”[13]

4.《类经图翼》

“元阳子曰：命门者，下丹田精气出飞之处也。是皆医家所未言。”[44]

“夫所谓子户者，即子宫也，即玉房之中也，俗名子肠，居直肠之前，膀胱之后，当关元气海之间，男精女血，皆存乎此，而子由是生，故子宫者，实又男女之通称也。道家以先天真一之炁藏乎此，为九还七返之基，故名之曰丹田。医家以冲任之脉盛于此，则月事以时下，故名之曰血室。”[44]

“叶文叔曰：人受生之初，在胞胎之内，随母呼吸，受气而成，及乎生下，一点元灵之气，聚于脐下，自为呼吸，气之呼接乎天根，气之吸接乎地根，凡人之生，唯气为先，故又名为气海。然而名虽不同，而实则一子宫耳。”[44]

“夫身形未生之初，父母交会之际，男之施由此门而出，女之摄由此门而入，及胎元既足复由此出，其出其入，皆由此门，谓非先天立命之门户乎？及乎既生，则三焦精炁，皆藏乎此。故金丹大要曰：炁聚则精盈，精盈则炁盛。”[44]

“且夫命门者，子宫之门户也；子宫者，肾脏藏精之府也；肾脏者，主先天真一之炁，北门锁钥之司也。而其所以为锁钥者，正赖命门之闭固，蓄坎中之真阳，以为一身生化之原也。此命门与肾，本同一气。道经谓此当上下左右之中，其位象极，名为丹田。夫丹者奇也，故统于北方天一之脏，而其外腧命门一穴，正是督脉十四椎中，是命门原属于肾，非又别为一腑也。”[44]

张景岳《类经图翼》对命门、丹田的阐述较为详尽，并将其与“子宫”“血室”相联系。

5.《奇经八脉考》

“三焦即命门之用。与冲、任、督相通者。”[16]

十四、 三焦与腠理

三焦与腠理关系上文已多次提到，如三、七、九节，这里再行补充。

1.《金匮要略》

“腠者，是三焦通会元真这处，为血气所注，理者，是皮肤脏腑之文理也。”[34]

2.《黄帝内经太素》

“三焦之气发于腠理，故曰焦理。”[8]

3.《伤寒论浅注补正》

“皮毛内之肥肉，名为肌肉，肥肉里瘦肉外夹缝中之油网，名腠理，以其有纹理也。腠理即三焦之所司，以其从内油网透出而生此膜，腠外与内油网同是一物，故皆属三焦。由腠理入瘦肉即与筋连，筋亦连内之油网，而内油膜膈即三焦之府也，油网不利则水道不通，膜膈滞塞则胸前痞结，循油网入胃、小肠为入府，循油网入血室、入膀胱均为入府，循油网入心肝包络则为入脏。人必知小肠膀胱交通之故，又必知心肾水火相蒸之理，尤必知两腑两脏其连络全在三焦。三焦，即是油膜，其根发于肾系，其上归结为心包。”[45]

4.《血证论》

“人身之表，腠理实营卫之枢机。人身之里，三焦实脏腑之总管。”[65]

5.《中西汇通医经精义》

“少阳三焦，内主膈膜，外主腠理，内外出入之气均从腠理往来。故有邪在腠理，则寒热往来，太阳之气不得外达诸证，上下往来之气，均从膈膜行走故有结胸陷胸。邪欲入胃则呕，甚则呕吐不止诸证，凡此皆少阳不能司其，转枢之过也。”[11]

6.《医学衷中参西录》

“人之外肤肺主之，人之内肤三焦主之。”[29]

“盖他手、足同名之经各有界限，独少阳主膜，人身之膜无不相通。膜有连于太阳者，皮肤下腠理之白膜也。膜有连于阳明者，肥肉、瘦肉间之膜也。此为手少阳经以三焦为府者也（三焦亦是膜，发源于命门，下焦为包肾络肠之膜，中焦为包脾连胃之膜，上焦为心下膈膜及心肺一系相连之膜）。”[29]

十五、三焦者，水谷之道路，气之所终始也

1.《难经·三十一难》

“三焦者，何禀，何生？何始，何终？其治常在何许？可晓以不？然：三焦者，水谷之道路，气之所终始也。”[10]

2.《难经集注》

“杨曰：焦，元也。天有三元之气，所以生成万物。人法天地，所以亦有三元之气，以养人身形。三焦皆有其位，而无正脏也。

虞曰：天有三元，以统五运；人有三焦，以统五脏也。”[15]

3.《难经正义》

“前节举五脏六腑，禀水谷荣卫之气而相资养，为论脏腑之首条。此因三焦之气化，论其发用之理也。夫三焦者，禀元气以资始，合胃气以资生，上达胸中而为用，往来通贯，宣布无穷，造化出纳，作水谷之道路，为气之所终始也。”[72]

4.《圣济总录》

“论曰：《黄帝三部针灸经》曰：少腹肿痛，不得小便，邪在三焦，病名曰三焦约，内闭，发不得大小便，夫三焦者水谷之道路，气之所终始也，上

焦如雾，中焦如沤，下焦如渎。三者流行，营卫致养，则腐熟水谷，分别清浊，以时而下，无复滞留，若营卫不调，风邪入客，则决渎之官，约而不通，所以不得大小便也，刺法取足少阴太阳之经，辅以汤剂，则三焦疏导，清浊判矣。”[7]

“论曰：上焦虚则引气于肺，中焦虚则生寒，腹痛洞泄，便利霍乱，下焦虚，则大小便不止，津液气绝，寒则补于肾，然三焦者水谷之道路，气之所终始也，其处虽异，其源则一，故有俱虚之病。”[7]

“论曰：人之有形，借水饮以滋养；水之所化，凭气脉以宣流，盖三焦者水谷之道路，气之所终始也。三焦调适，气脉平匀，则能宣通水液，行入于经，化而为血，溉灌周身。三焦气涩，脉道闭塞，则水饮停滞，不得宣行，聚成痰饮，为病多端。”[7]

5.《素问玄机原病式》

“三焦为水谷传化之道路，热气甚则传化失常，而吐泻霍乱，火性燥动故也。”[14]

十六、三焦者，决渎之官，水道出焉

（一）决渎之官

1.《素问·灵兰秘典论篇第八》

“三焦者，决渎之官，水道出焉。”[6]

《素问·刺法论篇第七十二》

“三焦者，决渎之官，水道出焉，刺三焦之源。”[6]

“渎”，《说文》解为“沟”，同时它也指河川，如古代以“江、淮、河、济”为“四渎”。段玉裁注：“渎之言窦也。凡水所行之孔曰渎，大小皆得称渎。”[28]（“渎”字繁体写作“瀆”，“窦”字繁体写作“竇”，二者字体相像，可为参照。）

“决”，《说文》解为“行流也”[28]，是一个动词。

汉代陆贾《新语》：“当斯之时，四渎未通，洪水为害；禹乃决江疏河，通之四渎，致之于海，大小相引，高下相受，百川顺流，各归其所，然后人民得去高险，处平土”[73]。此文对“决渎”二字的涵义阐述较为清晰，可与《黄帝内经》互参。

“决渎”两字连起来，可以理解为是如“决江疏河”一般，使水行之孔，之路得以通畅，致其所当至之处。结合上文“三焦与腠理”、下文“水道、津液”，三焦中所通行的原气确有通达“经气、气血、津液、水液”之道路的作用。

“决渎”之意还可参考下文。

《灵枢・邪客第七十一》

“伯高曰：补其不足，泻其有余，调其虚实，以通其道而去其邪，饮以半夏汤一剂，阴阳已通，其卧立至。黄帝曰：善。此所谓决渎壅塞，经络大通，阴阳和得者也。愿闻其方。”[9]

《黄帝内经太素》释为“沟渎水壅，决之则通，阴阳气塞，针液导之，故曰决渎，所以请闻其方也。”[8]

2.《黄帝内经太素》

“胃受五谷，小肠盛受，大肠传导，胆为中精决，三焦司决渎，膀胱主津液，共化五谷，以奉生身，得寿八。”[8]

3.《类经》

“决，通也。渎，水道也。上焦不治则水泛高原，中焦不治则水留中脘，下焦不治则水乱二便。三焦气治，则脉络通而水道利，故曰决渎之官。”[19]

（二）水道、津液

1.《黄帝内经》

（1）《素问·经脉别论篇第二十一》

“饮入于胃，游溢精气，上输于脾。脾气散精，上归于肺，通调水道，下输膀胱。水精四布，五经并行，合于四时五脏阴阳，揆度以为常也。”[6]

（2）《灵枢·经水第十二》

“足少阴外合于汝水，内属于肾。足厥阴外合于渑水，内属于肝。手太阳外合于淮水，内属于小肠，而水道出焉。”[9]

（3）《灵枢·五癃津液别第三十六》

“岐伯曰：水谷皆入于口，其味有五，各注其海，津液各走其道。故三焦出气，以温肌肉，充皮肤，为其津；其流而不行者，为液。

……

五谷之精液和合而为膏者，内渗入于骨空，补益脑髓，而下流于阴股。阴阳不和，则使液溢而下流于阴，髓液皆减而下，下过度则虚，虚故腰背痛而胫酸。

阴阳气道不通，四海闭塞，三焦下泻，津液不化，水谷并于肠胃之中，别于回肠，留于下焦，不得渗膀胱，则下焦胀，水溢则为水胀，此津液五别之逆顺也。”[9]

2.《黄帝内经太素》

“脏腑阴阳不得和通，则四海闭而不流，三焦壅而不泻，其气不得化为津液，水谷并于肠胃不消，别于回肠而留下焦，不得入于膀胱，胀于下焦，溢入于身，故为水胀也。”[8]

3.《诸病源候论》

“诸饮者，皆由荣卫气痞涩，三焦不调，而因饮水多，停积而成痰饮。”[18]

“夫五脏调和，则荣卫气理，荣卫气理，则津液通流，虽复多饮水浆，不能为病。若摄养乖方，则三焦痞隔。三焦痞隔，则肠胃不能宣行，因饮水浆过多，便令停滞不散，更遇寒气，积聚而成癖。”[18]

“夫阴阳不和，则三焦隔绝，三焦隔绝，则津液不利，故令气塞不调理也，是以成噎。此由忧恚所致，忧恚则气结，气结则不宣流，使噎。噎者，噎塞不通也。”[18]

“肾者主水，脾胃俱主土，土性克水。脾与胃合，相为表里。胃为水谷之海，今胃虚不能传化水气，使水气渗溢经络，浸渍腑脏。脾得水湿之气，加之则病，脾病则不能制水，故水气独归于肾。三焦不泻，经脉闭塞，故水气溢于皮肤而令肿也。”[18]

4.《类经》

“膀胱位居最下，三焦水液所归，是同都会之地，故曰州都之官，津液藏焉。膀胱有下口而无上口，津液之入者为水，水之化者由气，有化而入，而后有出，是谓气化则能出矣。”[19]

“三焦为水渎之腑，水病必由于气也。”[19]

“三焦壅闭，此则多在气分，无处不到，故不分部位而多通身浮肿。”[19]

5.《中西汇通医经精义》

“飧泄洞泄痞满肿胀水饮等，证皆是湿气有余，脾土不能克化。五行惟土能制水，土胜则水受制，水胜则土无权，故脾能治湿而反恶湿。脾居油膜之上，膜属三焦行水之道，油属脾，水遇油，则滑利不留，此即脾所以制水也。若水太多，则油反受其浸渍，当分寒湿热湿以燥利之。”[11]

“肺主通调水道，下输膀胱其路道全在三焦膜中，上卷已详言之，故肺与膀胱相隔甚远，而实相通。肺病则水停为痰饮，故宜清利膀胱以泻之。膀胱病，多由肺之上原，不得疏通，故宜清肺气为主。”[11]

“肾与三焦通，肾病宜调和三焦，三焦病宜补肾为主。”[11]

“三焦之原，即发于肾系，故肾与三焦相通。三焦为肾行水化气，故肾病宜调和三焦。譬如肾气，丸用苓泽以利三焦之水。保元阳。用黄芪以充三焦之气是矣。三焦病不能行水，则宜滋肾阴，不能化气，则宜补肾阳。近医不知三焦为何物，西医名连网，不名三焦，且又不知肾系为三焦之根，安知人生气化哉。”[11]

6.《医学衷中参西录》

“三焦阳气宣通，水饮亦随之宣通，而不复停滞为患矣。”[29]

十七、 三焦之脉候

1.《脉经》

“从鱼际至高骨（其骨自高），却行一寸，其中名曰寸口。从寸至尺，名曰尺泽。故曰尺寸。寸后尺前，名曰关。阳出阴入，以关为界。阳出三分，阴入三分，故曰三阴三阳。阳生于尺动于寸，阴生于寸动于尺。寸主射上焦，出头及皮毛竟手。关主射中焦，腹及腰。尺主射下焦，少腹至足。”[36]

“《脉法赞》云：肝心出左，脾肺出右，肾与命门，俱出尺部，魂魄谷神，皆见寸口。左主司官，右主司府。左大顺男，右大顺女。关前一分，人命之主。左为人迎，右为气口。神门诀断，两在关后。人无二脉，病死不愈。诸经损减，各随其部。”[36]

“心部在左手关前寸口是也，即手少阴经也，与手太阳为表里，以小肠合为府。合于上焦，名曰神庭，在龟（一作鸠）尾下五分。

肝部在左手关上是也，足厥阴经也，与足少阳为表里，以胆合为府，合于中焦，名曰胞门（一作少阳），在大仓左右三寸。

肾部在左手关后尺中是也，足少阴经也，与足太阳为表里，以膀胱合为府，合于下焦，在关元左。

肺部在右手关前寸口是也，手太阴经也，与手阳明为表里，以大肠合为府，合于上焦，名呼吸之府，在云门。

脾部在右手关上是也，足太阴经也，与足阳明为表里，以胃合为府，合于中焦脾胃之间，名曰章门，在季胁前一寸半。

肾部在右手关后尺中是也，足少阴经也，与足太阳为表里，以膀胱合为府，合于下焦，在关元右，左属肾，右为子户，名曰三焦。”[36]

2.《太平圣惠方》

“右手寸口者，肺与大肠脉之所出也。关上者，脾与胃脉之所出也。尺中者，命门三焦脉之所出也。”[17]

3.《三因极一病证方论》

“右肾在右手尺中，属手厥阴（心包）经，与三焦手少阳经合。”[41]

4.《察病指南》

“寸部法天，主上焦，诊自头以下至心病也。关部法人，主中焦，诊自心以下至脐病也。尺部法地。主下焦，诊自脐以下至足病也。”[74]

5.《中西汇通医经精义》

“胃从脾，配在右关。三焦从命门，配在右尺，膀胱从肾，配左尺。胆从肝，配在左关，小肠从心，配在左寸。小肠亦可配在左尺，以心位于左关之上，则小肠当从之于下也。脏腑之位次，既明又推之于形体，则喉舌头面胸前肩膊，皆诊于寸部，腋下腹际从腰以还，皆当诊于关部，小腹尾尻二阴股胫膝脚，皆当诊于尺部。”[11]

十八、三焦之舌候

1.《厘正按摩要术》

“经曰：舌为心窍。舌根属肾，舌中属脾胃，舌左属肝，舌右属肺，舌尖属心。又舌尖主上焦，舌中主中焦，舌根主下焦。”[75]

2.《增订通俗伤寒论》

“故舌本主心肾所属，舌膜主三焦内膜所统，舌苔主脾胃气蒸。心属上焦，故舌尖主上焦；肾属下焦，故舌根主下焦；脾胃属中焦，故舌中主中焦。而各脏腑之表里寒热，气血虚实，毕形于舌者，皆由脏腑之经气，由三焦膜络为之传递，以分布于舌本也。故舌上有苔，则辨其苔之现色；无苔，则辨舌肉之本色及其形质，于诊法上为第三要诀。其诊法，已详前六经舌苔中，及后列辨舌举要，兹不赘。”[76]

十九、 三焦之病证、方药举例

1.《伤寒论》

“伤寒服汤药，下利不止，心下痞硬。服泻心汤已，复以他药下之，利不止，医以理中与之，利益甚。理中者，理中焦，此利在下焦，赤石脂禹余粮汤主之。复利不止者，当利其小便。”[77]

“太阳病六七日，表证仍在，脉微而沉，反不结胸，其人发狂者，以热在下焦，少腹当硬满，小便自利者，下血乃愈，所以然者，以太阳随经，瘀热在里故也，抵当汤主之。”[77]“阳明病，胁下硬满，不大便而呕，舌上白胎者，可与小柴胡汤。上焦得通，津液得下，胃气因和，身濈然而汗出解也。”[77]

“妇人伤寒发热，经水适来，昼日明了，暮则谵语，如见鬼状者，此为热入血室。无犯胃气及上二焦，必自愈。”[77]

“食谷欲呕者，属阳明也，吴茱萸汤主之。得汤反剧者，属上焦也。”[77]

“少阴病，欲吐不吐，心烦，但欲寐，五六日，自利而渴者，属少阴也，虚故引水自救。若小便色白者，少阴病形悉具。小便白者，以下焦虚有寒，不能制水，故令色白也。”[77]

2.《金匮要略》

“味酸则伤筋，筋伤则缓，名曰泄；咸则伤骨，骨伤则痿，名曰枯。枯泄相搏，名曰断泄。荣气不通，卫不独行，荣卫慎微，三焦无所御，四属断绝，身体羸瘦，独足肿大，黄汗出，胫冷。假令发热，便为历节也。”[34]

“问曰：三焦竭部，上焦竭善噫，何谓也？师曰：上焦受中焦气未和，不能消谷，故能噫耳；下焦竭，即遗溺失便，其气不和，不能自禁制，不须治，久则愈。”[34]

“师曰：热在上焦者，因咳为肺痿；热在中焦者，则为坚；热在下焦者，则尿血，亦令淋秘不通。大肠有寒者，多鹜溏；有热者，便肠垢。小肠有寒者，其人下重便血；有热者，必痔。”[34]

3.《注解伤寒论》

“大过可怪，不及亦然，邪不空见，终必有奸，审察表里，三焦别焉，知其所舍，消息诊看，料度腑脏，独见若神。为子条记，传与贤人。”[52]

“若脉浮发热，渴欲饮水，小便不利者，猪苓汤主之。”[52]

“此下后，客热客于下焦者也。邪气自表入里，客于下焦，三焦俱带热也。脉浮发热者，上焦热也；渴欲饮水者，中焦热也；小便不利者，邪客下焦，津液不得下通也。与猪苓汤利小便，以泻下焦之热也。”[52]

“问曰：病有霍乱者何？答曰：呕吐而利，名曰霍乱。

三焦者，水谷之道路。邪在上焦，则吐而不利；邪在下焦，则利而不吐；邪在中焦，则既吐且利。以饮食不节，寒热不调，清浊相干，阴阳乖隔，遂成霍乱。轻者，止曰吐利；重者，挥霍扰乱，名曰霍乱。”[52]

4.《三因极一病证方论》

润焦汤

“治三焦实热，目兑眦急痛，腰胁热，脊背连膻中烦闷，饮食未定，头面汗出，关格不通，不吐不下；或气逆不续，走哺不禁，或泄泻，溺涩遗沥。

地骨皮、半夏（汤洗）七次，柴胡（去苗）、泽泻各五两，茯苓、麦门冬（去心）、甘草（炙）、人参各一两。

上锉散。每服四钱，水二盏，姜五片，竹茹如指大，煎七分，去滓，空心服。”[41]

安中散

“治三焦虚寒，短气不续，腹不安食，随即洞下，小便赤浊，精泄不禁，脚胫酸疼，小腹胀满。

熟地黄、巴戟天（去心）、龙骨各二两半，远志（去心炒）、茯苓各三两，天雄（炮去皮脐）、五味子、山药各三两半，苁蓉（酒浸）、续断各四两，蛇床子（略炒）、菟丝子（酒浸）各四两半。

上为细末。每服二钱匕，温酒调下。夫三焦属精腑，藏精以养身，系累于心脾肾三经，人多以醉饱心虚而合阴阳，故此病作，唯谨之为得。”[41]

5.《儒门事亲》

“小渠袁三，因强盗入家，伤其两胻外臁，作疮数年不已，脓血常涓涓然，但饮冷则疮间冷水浸淫而出，延为湿疮，来求治于戴人。曰：尔中焦当有绿水二、三升，涎数掬。袁曰：何也？戴人曰：当被盗时，感惊气入腹，惊则胆伤足少阳经也，兼两外臁皆少阳之部，此胆之甲木受邪，甲木色青，当有绿水。少阳在中焦如沤，既伏惊涎在中焦，饮冷水，咽为惊涎所阻，水随经而旁入疮中，故饮水则疮中水出。乃上涌寒痰，汗如流水；次下绿水，果二、三升，一夕而痂干，真可怪也。”[37]

6.《卫生宝鉴》

（1）“魏敬甫之子四岁，一长老摩顶授记，众僧念咒，因而大恐，遂惊搐，痰涎壅塞，目多白睛，项背强急，喉中有声，一时许方省。后每见衣皂之人，辄发。多服朱、犀、龙、麝镇坠之药，四十余日，前证仍在，又添行步动作神思如痴，命予治之。诊其脉沉弦而急，《黄帝针经》云：心脉满大，痫瘛筋挛；又肝脉小急，痫瘛筋挛。盖小儿血气未定，神气尚弱，因而惊恐，神无所依，又动于肝。肝主筋，故痫瘛筋挛。病久气弱小儿，易为虚实，多服镇坠寒凉之药，复损其气，故行步动作如痴。《内经》云：暴挛痫眩，足不任身，取天柱穴者是也。天柱穴乃足太阳之脉所发，阳痫附而行也。又云：癫痫瘛疭，不知所苦，两跷主之，男阳女阴。洁古老人云：昼发取阳跷申脉，夜发取阴跷照海，先各灸二七壮。阳跷申脉穴，在外踝下容爪甲白肉际陷中；阴跷照海穴，在足内踝下陷中是也。次与沉香天麻汤，服三剂而痊愈。

沉香天麻汤

沉香、川乌（炮，去皮）、益智各二钱，甘草（炙）一钱半，姜屑一钱半，独活四钱，羌活五钱，天麻、黑附子（炮，去皮）、半夏（泡）、防风各三钱，当归一钱半。

上十二味㕮咀，每服五钱，水二盏、姜三片，煎一盏温服，食前。忌生冷硬物，寒处坐卧。《素问·举痛论》云：恐则气下，精竭而上焦闭。又曰：从下上者，引而去之。以羌活、独活苦温，味之薄者阴中之阳，引气上行，又入太阳之经为引用，故以为君。天麻、防风辛温以散之，当归、甘草辛甘温，以补气血不足，又养胃气，故以为臣。黑附、川乌、益智，大辛温，行阳退阴，又治客寒伤胃。肾主五液，入脾为涎，以生姜、半夏燥湿化痰。《十剂》云：重可去怯。以沉香辛温体重，清气去怯安神，故以为使。气味相合，升阳补胃，恐怯之气，自得而平矣。”[53]

（2）“征南元帅不潾吉歹，辛酉八月初三戌时生，年七旬，丙辰春东征，南回至楚丘，诸路迎迓，多献酒醴，因而过饮。遂腹痛肠鸣，自利日夜约五十余行，咽嗌肿痛，耳前后赤肿，舌本强，涎唾稠黏，欲吐不能出，以手曳之方出，言语艰难，反侧闷乱，夜不得卧。使来命予，诊得脉浮数，按之沉细而弦。即谓中书粘公曰：仲景言下利清谷，身体疼痛，急当救里，后清便自调，急当救表。救里四逆汤，救表桂枝汤。总帅今胃气不守，下利清谷，腹中疼痛，虽宜急治之，比之咽嗌，犹可少待。公曰：何谓也？答曰：《内经》云：疮发于咽嗌，名曰猛疽。此疾治迟则塞咽，塞咽则气不通，气不通则半日死，故宜急治。

于是遂砭刺肿上，紫黑血出，顷时肿势大消。遂用桔梗、甘草、连翘、黍粘、酒制黄芩、升麻、防风等分，㕮咀，每服约五钱，水煮清，令热漱，冷吐去之。咽之恐伤脾胃，自利转甚，再服涎清肿散，语言声出。后以神应丸辛热之剂，以散中寒，解化宿食，而燥脾湿。丸者、取其不即施化，则不犯其上热，至其病所而后化，乃治主以缓也。不数服，利止痛定。后胸中闭塞，作阵而痛。予思《灵枢》有云：上焦如雾，宣五谷味，熏肤充身泽毛，若雾露之溉，是为气也。今相公年高气弱，自利无度，致胃中生发之气、不能滋养于心肺，故闭塞而痛。经云：上气不足，推而扬之。脾不足者，以甘补之。再以异功散甘辛微温之剂，温养脾胃，加升麻、人参上升，以顺正气，不数服而胸中快利而痛止。《内经》云：调气之方，必别阴阳，内者内治，外者外治，微者调之，其次平之，胜者夺之，随其攸利，万举万全。又曰：病有远近，治有缓急，无越其制度。又曰：急则治其标，缓则治其本，此之谓也。”[53]

（3）“防风（气温，味辛）疗风，通用泻肺实，散头目中滞气，除上焦风邪之仙药也。误服泻人上焦元气，去芦并叉股，铡碎剉，桶内剉过，竹筛齐之用。

肉桂（气热，味大辛）补下焦相火不足。治沉寒痼冷之病，及表虚自汗。春夏为禁药也，去皴，捣用。

桂枝（气热，味甘辛）仲景伤寒论发汗用桂枝。桂枝者，乃桂条也，非身干也，取其轻薄而能发散。今又有一种柳桂，乃嫩小桂条也，宜入治上焦药用也，以铡碎用。

木香（气热，味辛苦）除肺中滞气。若疗中下焦气结滞，须用槟榔为使。广州者佳，铡细用。

干姜（气热，味大辛）治沉寒痼冷，肾中无阳，脉气欲绝，黑附子为引，用水同煎，姜附汤是也。亦治中焦有寒，水洗，慢火炮裂后，剉细用。

人参（气温，味甘）治脾肺阳气不足，及肺气促、短气，非升麻为引用，不能补上升之气。升麻一分、人参三分，可为相得也。若补下焦元气，泻肾中火邪，茯苓为之使。甘草梢子生用为君，此药能补中、缓中、短气、少气，泻肺脾胃火邪，善去茎中痛。或加苦楝，酒煮玄胡为主，尤好尤效。去芦，铡细用。

甘草（气平，味甘）生用大凉，泻热火，炙则温，能补上中下三焦元气，调和诸药。共为力而不争，性缓，善解诸争，故有国老之称。去皮，铡碎剉，桶剉，竹筛齐之，用。

白术（气温，味甘）能除湿益燥，和中益气，利腰膝间血，除胃中热。捣碎，纱罗子罗过用。

苍术（气温，味甘）主治与白术同。若除上湿发汗，功最大。若补中焦，除湿，力少如白术。泔浸，刮去皮捣细用。

白芍药（气微寒，味酸）补中焦之药，得炙甘草为辅，治腹中痛。如夏月腹痛，少加黄芩。若恶寒腹痛，加肉桂一分，白芍药三钱，炙甘草一钱半，此仲景神品药也。如冬月大寒腹中痛，加桂一钱半，水二盏，煎一盏，去渣，铡碎剉，桶剉，竹筛齐，用。

黄连（气寒，味苦）泻心火，除脾胃中湿热，烦躁恶心，郁热在中焦，兀兀欲吐，治心下痞满。仲景云：治九种心下痞，泻心汤皆用之。去须，铡碎用之。

地榆（气微寒，味甘、酸）主产乳七伤带下，月经不止，血崩之病。除恶血，止痛，治肠风泄血，小儿疳痢。性沉寒，入下焦，治热血痢用。”[53]

（4）“凡药之所用者，皆以气味为主。补泻在味，随时换气，主病者为君。假令治风者，防风为君；治上焦热，黄芩为君；中焦热，黄连为君；下焦湿热，防己为君。治寒，附子之类为君。看兼见何证，以佐使药分治之，此制方之要也。本草说：上品药为君，各从其宜。”[53]

7.《辨证录》

“人有一身上下尽行作痛，有时而止，痰气不清，欲嗽不能，咽喉气闷，胸膈饱胀，二便艰涩，人以为肺气之不行也，谁知是风寒湿之犯于三焦乎。夫三焦主气，而流通于上中下之间者，气也。风寒湿感一邪，而气即不能宣矣。况三邪搏结，安能自舒乎。毋怪清浊二道，举皆闭塞，因而作痛也。治法不急祛风寒湿三者之邪，则三焦何以流通哉。然三焦不可径治也。治三焦必宜治肾，肾气旺而下焦之气始通；更宜治肺，肺气肃而上焦之气始降；尤宜治脾胃，脾胃健而中焦之气始化。理肺、肾、脾胃之气，而益之散邪之药，则三焦得令，而风寒湿不难去也。

方用理本汤

人参一钱，白术五钱，麦冬三钱，山药五钱，芡实五钱，巴戟天三钱，肉桂一钱，桔梗五分，贝母五分，白芥子二钱，防己三分，茯苓三钱，豨莶草一钱。

水煎服。四剂而上中下之气乃通，一身之病尽解，再用四剂，诸症全愈。”[62]

“人有忧思不已，加之饮食失节，脾胃有伤，面色黧黑不泽，环唇尤甚，心中如饥，然见食则恶，气短而促，人以为内伤之病，谁知是阴阳之相逆乎。夫心肺居于上焦，行荣卫而光泽于外，肾肝居于下焦，养筋骨而强壮于内，脾胃居于中焦，运化精微，灌注四脏，是四脏之所仰望者，全在脾胃之气也。倘脾胃一伤，则四脏无所取资，脾胃病而四脏俱病矣。若忧思不已，则脾胃之气结，饮食不节，则脾胃之气损。口者，脾气出入之路，唇为口之门户，脾气通于口而华于唇，金水反侮土，故黑色着于唇，非阴阳相反而成逆乎。不惟阳明胃脉之衰而面焦已也，是脾胃阴阳之气两有所亏，乌可不急救其中州之土乎。

方用和顺汤

升麻五分，防风三分，白芷三分，黄芪三钱，人参二钱，甘草三分，白芍三钱，白术五钱，茯神三钱，炮姜五分。

午前服。连服十剂，黑色尽除，再服十剂，诸病痊愈。

此方乃补中益气之变方，升阳气以散阴气之治法也。凡阳气下陷于阴中，则用补中益气之方升提阳气。倘阴气上浮于阳中，则用此方升散其阴气，皆能奏功之甚速也。

此症用调逆汤亦效。

人参、茯苓、白芍、生地、沙参各三钱，白术五钱，甘草五分，苏子、神曲各一钱，荆芥二钱。

水煎服。”[62]

8.《医学衷中参西录》

（1）“一人年过四旬，胁下掀疼，大便七八日未行，医者投以大承气汤，大便未通而胁下之疼转甚。其脉弦而有力，知系肝气胆火恣盛也，投以拙拟金铃泻肝汤加柴胡、龙胆草各四钱，服后须臾大便通下，胁疼顿愈。审是，则《神农本草经》谓‘柴胡主肠胃中饮食积聚，推陈致新’者，诚非虚语也。且不但能通大便也，方书通小便亦多有用之者，愚试之亦颇效验。盖小便之下通，必由手少阳三焦，三焦之气化能升而后能降，柴胡不但升足少阳实兼能升手少阳也。”[29]

（2）“一人年近四旬，身形素强壮，时当暮春，忽觉心中发热，初未介意，后渐至大小便皆不利，屡次延医服药，病转加剧，腹中胀满，发热益甚，小便犹可通滴沥，而大便则旬余未通矣，且又觉其热上逆，无论所服何药，下咽即吐出，因此医皆束手无策。后延愚为诊视，其脉弦长有力，重按甚实，左右皆然，视其舌苔厚而已黄，且多芒刺，知为伏气化热，因谓病者曰，欲此病愈非治以大剂白虎汤不可。病者谓我未受外感何为服白虎汤？答曰，此伏气化热证也，盖因冬日或春初感受微寒，未能即病，所受之寒伏藏于三焦脂膜之中，阻塞升降之气化，久而生热，至春令已深，而其所伏之气更随春阳而化热，于斯二热相并，而脏腑即不胜其灼。”[29]

（3）“又治一人，时当仲秋，寒热往来，周身发黄，心中烦热，腹中又似觉寒凉，饮食不甚消化，其脉左部弦硬，右部沉濡，心甚疑之，问其得病之由，答云，不知。因细问其平素之饮食起居，乃知因屋宇窄隘，六七月间皆在外露宿，且其地多潮湿，夜间雾露尤多。乃恍悟此因脏腑久受潮湿，脾胃属土，土为太阴，湿郁久则生寒，是以饮食不能消化。肝胆属木，木为少阳，湿郁久则生热，又兼有所寄之相火为之熏蒸，以致胆管肿胀闭塞，是以胆汁妄行，溢于血中而身黄也。舌上微有白苔，知其薄受外感，侵入三焦，三焦原为手少阳与足少阳并为游部，一气贯通，是以亦可作寒热，原当以柴胡和解之，其寒热自已，茵陈性近柴胡，同为少阳之药，因其身发黄，遂用茵陈三钱以代柴胡，又加连翘、薄荷叶、生姜各三钱，甘草二钱，煎汤服后，周身得汗（足少阳不宜发汗手少阳宜发汗），寒热往来愈，而发黄如故。于斯就其左右之脉寒热迥殊者，再拟一方治之。

茵陈三钱，栀子三钱，干姜三钱，白术三钱炒，厚朴二钱，焰硝五分研细。

上六味，将前五味煎汤一大盅，乘热纳硝末融化服之。”[29]

二十、三焦与宗气

《伤寒论·平脉法第二》

“宗气者，三焦归气也，有名无形，气之神使也，下荣玉茎，故宗筋聚缩之也。”[77]

二十一、其他

1.《灵枢·论勇第五十》

“黄帝曰：愿闻勇怯之所由然。

少俞曰：勇士者，目深以固，长衡直扬，三焦理横，其心端直，其肝大以坚，其胆满以傍，怒则气盛而胸张，肝举而胆横，眦裂而目扬，毛起而面苍，此勇士之由然者也。

黄帝曰：愿闻怯士之所由然。

少俞曰：怯士者，目大而不减，阴阳相失，其焦理纵，䯏骭短而小，肝系缓，其胆不满而纵，肠胃挺，胁下空，虽方大怒，气不能满其胸，肝肺虽举，气衰复下，故不能久怒，此怯士之所由然者也。”[9]

2.《灵枢·五味第五十六》

“黄帝曰：营卫之行奈何?

伯高曰：谷始入于胃，其精微者，先出于胃之两焦，以溉五脏，别出两行，营卫之道。其大气之抟而不行者，积于胸中，命曰气海，出于肺，循喉咽，故呼则出，吸则入。天地之精气，其大数常出三入一，故谷不入，半日则气衰，一日则气少矣。”[9]

3.《灵枢·五味论第六十三》

“少俞答曰：酸入于胃，其气涩以收，上之两焦，弗能出入也，不出即留于胃中，胃中和温，则下注膀胱，膀胱之胞薄以懦，得酸则缩绻，约而不通，水道不行，故癃。阴者，积筋之所终也，故酸入而走筋矣……

少俞曰：咸入于胃，其气上走中焦，注于脉，则血气走之，血与咸相得则凝，凝则胃中汁注之，注之则胃中竭，竭则咽路焦，故舌本干而善渴。血脉者，中焦之道也，故咸入而走血矣。

黄帝曰：辛走气，多食之令人洞心，何也？

少俞曰：辛入于胃，其气走于上焦，上焦者，受气而营诸阳者也，姜韭之气熏之，营卫之气不时受之，久留心下，故洞心。辛与气俱行，故辛入而与汗俱出。

黄帝曰：苦走骨，多食之令人变呕，何也？

少俞曰：苦入于胃，五谷之气，皆不能胜苦，苦入下脘，三焦之道皆闭而不通，故变呕。齿者，骨之所终也，故苦入而走骨，故入而复出，知其走骨也。

黄帝曰：甘走肉，多食之令人悗心，何也？

少俞曰：甘入于胃，其气弱小，不能上至于上焦，而与谷留于胃中者，令人柔润者也，胃柔则缓，缓则蛊动，蛊动则令人悗心。其气外通于肉，故甘走肉。”[9]

4.《灵枢·大惑论第八十》

“黄帝曰：其非常经也，卒然多卧者。何气使然？

岐伯曰：邪气留于上焦，上焦闭而不通，已食若饮汤，卫气留久于阴而不行，故卒然多卧焉。”[9]

5.《医门法律》

“上者，膻中、三焦之府也，又不尽指入藏言矣。又如邪客五络，状若尸厥者，以通血脉为治。此但于头面络脉所过，通其血脉则愈，又不尽指入府言矣。”[78]

6.《医学纲目》

“血气荣卫，男女皆有，内外谐和，其脉同诊，脉者，血之府也，故为气血之室，为藏物之舍，亦为府也。三焦之府，在气街中，为男、女血海之府。经又曰：有脏而无腑，从无形而言之也。有脏而有腑，从有形而言之也。”[79]

7.《三因极一病证方论》

“人受天地之中以生，莫不禀二气以成形。是以六气纬空，五行丽地，人则默而象之。故足厥阴肝居于巳，手厥阴右肾居于亥，巳亥为天地之门户，故风木化焉。足少阴肾居于子，手少阴心居于午，子午得天地之正中，故君火位焉。足太阴脾居于未，手太阴肺居于丑，丑未为归藏之标本，故湿土守焉。足少阳胆居于寅，手少阳三焦居于申，寅申握生化之始终，故相火丽焉。足阳明胃居于酉，手阳明大肠居于卯，卯酉为日月之道路，故燥金行焉。足太阳膀胱居于辰，手太阳小肠居于戌，辰戌为七政之魁罡，故寒水注焉。此三才应奉，二气相须，不刊之说，如指诸掌。至于五行六气，第相资生，亦莫不有自然之序。”[41]

8.《外台秘要》

“黄帝曰：安心其要易，闻之为宝，受之良久，详思念其事，曰：善哉！疗将奈何？素女曰：诚为主说，妇人胞胎之数，皆在阴里，万物皆从生渊深，血脉精气所从行，肾为阴，阴主开闭。左为胞门，右为子户，主定月水，生子之道，胞门生于子精，精神气所出入，合于中黄门、玉门四边，主持关元，禁闭子精。脐下三寸名曰关元，主藏魂魄，妇人之胞，三焦之府，常所从上。然妇人经脉、俞络合调，则月水如时来至，故能生子而无病。”[40]

《太平圣惠方》《济阴纲目》《女科经纶》《女科证治准绳》《普济方》等书皆从其说。

第三章

唐及唐以前文献中冲、任、督、带四脉循行与功能

治病必求其本，学医须究其源，对中医学理论体系中基本概念的系统梳理是临床理论和治疗方法创新的重要依托。就女科而言，奇经八脉中的冲、任、督、带四脉涉及女性经、带、胎、产各个方面，对它们的走行、功能、所生病等相关内容进行系统梳理有其必要性。

中医文献浩如烟海、汗牛充栋，在流传过程中辗转传抄、相互借鉴、补充增益，有其特殊规律。以经脉相关文献而言，唐及唐以前文献是起点也是主干，是上古中医理论、经验总结，唐以后的文献是前代理论的继承、重复和发展，也有部分遗失。做跨时代的通盘梳理因人力、物力等原因暂有困难，故本文仅对唐及唐以前文献中的冲、任、督、带四脉相关内容进行整理。整理的重点是这四脉的功能。

经脉的功能与其走行密切相关，奇经八脉的循行路线，古文献中主要有两派学术观点。一派是以《难经》为代表，经行路线非常简洁。一派是以《黄帝内经》为代表，经行路线较为复杂。

《黄帝内经》中的记载提示了奇经八脉在人体内部的复杂经行与沟通路线。

《难经》中的虽然对循行路线的记载非常简洁，但它提出“圣人图设沟渠，通利水道，以备不然。天雨降下，沟渠溢满，当此之时，雱霈妄作，圣人不能复图也。此络脉满溢，诸经不能复拘也”[10]。认为奇经八脉之气血是十二经脉、十五络脉中溢出而来，这种情况下，经脉走行更为复杂的可能是存在的。与《黄帝内经》中的八脉走行并不完全矛盾或是对立。

且《黄帝内经》和《难经》两书中记录的是当时的主要学术观点，流传至今，影响深远，但并非全部，关于奇经八脉走行及功能的其他学术观点可在《外台秘要》《病源》《脉经》等书中看到，有整理的必要。

接下来将对督、任、冲、带四脉在唐及唐以前历史文献中的走行、功能、所生病等方面做系统性的梳理。

一、 督脉的循行、功能、所生病

（一）督脉的循行

1.《素问》及《黄帝内经太素》对督脉走行的描述

（1）《素问·骨空论篇第六十》

“督脉者，起于少腹以下骨中央，女子入系廷孔，其孔，溺孔之端也，其络循阴器合篡间，绕篡后，别绕臀，至少阴与巨阳中络者，合少阴上股内后廉，贯脊属肾。与太阳起于目内眦，上额交巅上，入络脑，还出别下项，循肩髆，内侠脊抵腰中，入循膂络肾；其男子循茎下至篡，与女子等；其少腹直上者，贯脐中央，上贯心入喉，上颐环唇，上系两目之下中央。”[6]

依此段文字，督脉有一主脉，两分支。

主脉：起少腹以下骨中央——女子入系廷孔（尿道口）；其络循阴器合于会阴间——绕会阴后——绕臀——至少阴与太阳脉中络——合少阴脉——上股内后侧边——贯脊柱，属肾。

《黄帝内经太素》释为“骨中，尻下大骨空中也。下入骨空中，女子系尾穴端，男子循阴茎也”[8]。

分支一：与太阳脉同起于目内眦——上额交巅上（入络脑）——还出别下项——循肩髆内——夹脊——抵腰中——入循膂（络肾）——男子循阴茎下至会阴，与女子等。

分支二：从少腹直上——贯脐——贯心——入喉——上下颌，环唇——上系两目之下中央。

这一支的走行，与任脉的走行有相似之处，后世常有误解。对此《黄帝内经太素》中亦有提及“有人见此少腹直上者，不细思审，谓此督脉以为任脉，殊为未当也”[8]。

（2）《黄帝内经太素》对督脉走行的注释较为零散，具体如下。

“此脉起少腹，循阴器，上至目内眦，复上额交巅入脑，还出别下项，挟脊，入循膂络肾，然后别从肾上而还至于肾。”

“从肾与足太阳上行，起于目内眦也。”

“督脉与太阳两道上至目内眦，上额至颠相交已，入脑还出，别为两箱下项，复循左右肩髆之内，挟脊抵腰，循膂络于二肾方止，男女皆同也。旧来相传为督脉当脊中唯为一脉者，不可为正也。”

“督脉起于少腹以下至额前者，从少腹至肾上行，还来至肾而止。此从少腹直上至两目之下也。贯齐贯心入喉上颐皆为一道也，环唇以上复为二道，各当目下直瞳子，故曰中央也。”[8]

它补充了《黄帝内经》中督脉走行路线不能完整连接贯通的部分，如督脉是从肾与足太阳经并行而上，然后方起于“目内眦”，同时它明确反对《难经》中认为督脉当脊唯有一脉的学术观点。

此外，督脉还有一别脉。

《灵枢·经脉第十》“督脉之别，名曰长强，挟膂上项，散头上，下当肩胛左右，别走太阳，入贯膂。”[9]

2.《难经》与《脉经》对督脉的描述

“督脉者，起于下极之俞，并于脊里，上至风府，入属于脑。”[10]

《脉经》记载与《难经》相似，但有所不同。

“督脉者，起于下极之输，并于脊里，循背上，至风府。”[36]

《难经》和《脉经》中所描述的与《素问·骨空论篇第六十》[6]督脉的主脉有相似性。

《针灸甲乙经》完整记载了《黄帝内经》和《难经》中关于督脉走行的内容。

3. 督脉走行过程中所经行或所属的重要部位

①少腹以下骨中央（后世称为丹田，亦称为胞）；②肾；③脊柱；④膂（脊柱的两侧）；⑤腰；⑥会阴（循阴器）；⑦目；⑧脑；⑨心；⑩脐。

督脉走行过程中多次与足少阴脉、足太阳脉的一部分并经而行。

（二）督脉的功能

1. 阳脉之海

依现存文献记载，“督脉者，阳脉之海也”这句话最早见于《脉经》，它还说“冲、督之脉者，十二经之道路也”[36]。

《难经》及《黄帝内经》中对督脉的功能没有特别提及，《难经集注》诞生于宋代，其中引三国时吴国吕广的注释“吕曰：督脉者，阳脉之海也。杨曰：督之为言都也，是人阳脉之都纲”[15]。说明，至少在三国时期“督脉是阳脉之海”已成医家共识。

晋代《针灸甲乙经》[39]中亦有督脉为阳脉之海的记载，现存隋唐时期的其他文献对督脉的功能亦无特别论述。

2. 营气循行的必经之地

督脉是营气循行中的必经之地，这是它相较于其余七脉的特殊之处。

《灵枢·营气第十六》：“故气从太阴出，注手阳明，上行注足阳明，下行至跗上……上行至肝，从肝上注肺，上循喉咙，入颃颡之窍，究于畜门。其支别者，上额循巅下项中，循脊入骶，是督脉也，络阴器，上过毛中，入脐中，上循腹里，入缺盆，下注肺中，复出太阴。此营气之所行也，逆顺之常也。”[9]

（三）督脉所生病

1.《素问·骨空论第六十》

“此生病，从少腹上冲心而痛，不得前后，为冲疝。其女子不孕，癃痔遗溺嗌干。督脉生病治督脉，治在骨上，甚者在齐下营。”[6]

2.《黄帝内经太素》

“从少腹上冲心痛。前后之脉为病，不得前后便，冲疝病也”“不字，母子不产病也。隆痔遗溺，脉从阴器上行至咽，故为此等病也。任脉冲脉行处相似，故须细别。督脉生病，疗之于督脉，勿疗任脉也。”[8]

“骨上，量是骶骨。骨上，督脉标也。齐下营者，督脉本也，营亦穴处也。”[8]

3.《难经·二十九难》

“督之为病，脊强而厥。”[10]

4.《脉经》

“冲、督用事则十二经不复朝于寸口，其人皆苦恍惚狂痴，不者，必当犹豫，有两心也。”[36]

“尺寸俱浮，直上直下，此为督脉。腰背强痛，不得俯仰，大人癫病，小人风痫疾。”[36]

“脉来中央浮，直上下痛者，督脉也。动苦腰背膝寒，大人癫，小儿痫也，灸顶上三丸。正当顶上。”[36]

5.《千金翼方》

“尺寸俱浮直下，此为督脉，腰皆强痛，不得俯仰，大人癫病，小儿风痫。”[80]

6.《外台秘要》

“尺寸俱浮直下。此为督脉腰强痛。”[40]

综上，据《黄帝内经》，督脉病有“从少腹冲心而痛，大小便不通，冲疝，女子不孕，癃，痔，遗溺，嗌干”共八种病。据《难经》《脉经》督脉病有“脊强而厥，精神恍惚狂痴、犹豫，腰背强痛、不得俯仰，大人癫病，小儿风痫”五种病，唐代文献基本同《脉经》。

督脉所生病的不同与督脉走行路线的不同认识是直接相关的。

二、冲任二脉的循行、功能、所生病

因冲任二脉的走行及功能有较多的交叉点，古人亦多并提，故一并整理，方便对比。

（一）冲任二脉的循行

1.《黄帝内经》对冲任二脉走行的描述

（1）《素问·骨空论篇第六十》

“任脉者，起于中极之下，以上毛际，循腹里上关元，至咽喉，上颐循面入目”[6]

“冲脉者，起于气街，并少阴之经，侠脐上行，至胸中而散。”[6]

（2）《灵枢·逆顺肥瘦第三十八》

“夫冲脉者，五脏六腑之海也，五脏六腑皆禀焉。其上者，出于颃颡，渗诸阳，灌诸精；其下者，注少阴之大络，出于气街，循阴股内廉，入腘中，伏行骭骨内，下至内踝之后属而别。其下者，并于少阴之经，渗三阴；其前者，伏行出跗属，下循跗入大指间。”[9]

《黄帝内经太素》注为“冲脉上出于颃颡，下者注足少阴大络，以下伏行出跗循跗，故曰肾脉下行名曰太冲也”[8]。

（3）《灵枢·动输第六十二》

“冲脉者，十二经之海也，与少阴之大络，起于肾下，出于气街，循阴股内廉，邪入腘中，循胫骨内廉，并少阴之经，下入内踝之后，入足下；其别者，邪入踝，出属跗上，入大指之间，注诸络，以温足胫。”[9]

（4）《灵枢·五音五味第六十五》

“岐伯曰：冲脉、任脉，皆起于胞中，上循背里，为经络之海。其浮而外者，循腹右上行，会于咽喉，别而络唇口。”[9]

《黄帝内经太素》注为“任冲二脉，从胞中起，分为二道：一道后行，内着脊里而上；一道前行，浮外循腹上络唇口也。”[8]

（5）任脉之别脉

《灵枢·经脉第十》

“名曰尾翳，下鸠尾，散于腹。实则腹皮痛，虚则痒搔，取之所别也。”[9]

据《黄帝内经太素》，任脉的别脉是冲任二脉共同的别脉。

“任冲之别，名曰尾翳，下鸠尾，散于腹。实则腹皮痛，虚则痒搔，取之所别。”[8]

杨上善对此的注释是“尾则鸠尾，一名尾翳，是心之蔽骨。此之络脉，起于尾翳，故得其名。任冲二经，此中合有一络者，以其营处是同，故合之也。任冲浮络行腹皮中，故实盛痛也。虚以不足，故邪为痒搔”[8]。

（6）伏冲之脉（伏膂之脉）

伏冲之脉是冲脉的一部分，但意义特殊。

《灵枢·岁露论第七十九》

“卫气之行风府，日下一节，二十一日下至尾底，二十二日入脊内，注于伏冲之脉，其行九日，出于缺盆之中。”[9]

《素问·疟论篇第三十五》

“卫气一日一夜大会于风府，其明日日下一节，故其作也晏，此先客于脊背也。每至于风府则腠理开，腠理开则邪气入，邪气入则病作，以此日作稍益晏也。其出于风府，日下一节，二十五日下至骶骨，二十六日入于脊内，注于伏膂之脉，其气上行，九日出于缺盆之中。”[6]

从这两段文字可以看出，卫气入脊中（位置大约相当于骶骨）注于伏冲之脉。《黄帝内经太素》认为伏冲之脉即是冲脉下行的一支“冲脉下者，注少阴之大络，出于气街，循阴股内廉入腘中，伏行胻骨内，下至内踝之属而别，前者伏行出跗属下，循跗入大趾间，以其伏行，故曰伏冲”[8]。

综上，据《黄帝内经》和《黄帝内经太素》的注释，任脉的走行比较清楚。

主干起于中极之下（胞中）——上毛际，循腹里——上关元——至咽喉——上颐循面——入目。

其分支与冲脉的分支同用的线路，起于胞中（中极之下），一道向后——上循背里（脊里）——继续向上；起于胞中（中极之下），一道向前——浮而外——循腹右上行——（与主干）会于咽喉——别而络唇口。

任脉的走行与督脉的一支非常相似（少腹直上者，贯齐中央，上贯心入喉，上颐环唇，上系两目之下中央[6]），古人对此亦有解释，它们是被明确为两条脉的。

《黄帝内经太素》“以任脉在阴，居于前中，督脉在阳，处于后中，任之左右，六阳为次，两侧掖下，二阴所行，此之十输，脉之要者也。”[8]

（附：明代李时珍《奇经八脉考》引张紫阳八脉经云“八脉者，冲脉在风府穴下，督脉在脐后，任脉在脐前，带脉在腰，阴跷脉在尾闾前阴囊下，阳跷脉在尾闾后二节，阴维脉在顶前一寸三分，阳维脉在顶后一寸三分”[16]。这是对该学术观点的继承）

冲脉的走行则较任脉复杂，有五支，两支是与任脉同行的线路，三支是冲脉独行。

与任脉同行的两条路线，起于胞中，皆向上行，一道内着脊里而上；一道浮外循腹上，过咽喉，络唇口。

其独行的三支如下：

第一支（上行）——起于气街，并少阴之经，夹脐上行，至胸中而散。

第二支（上行）——出于颃颡（咽喉），渗诸阳，灌诸精。

第三支（下行）——与少阴之大络起于肾下（或云“注少阴之大络”[8]），出于气街，循阴股内廉，入腘中，伏行骭骨内（或云“循胫骨内廉，并少阴之经”[9]）（骭骨即胫骨），下至内踝之后属而别，其下者，并于少阴之经，渗三阴（或云“并少阴之经，下入内踝之后，入足下”[9]），伏行出跗属，下循跗，入大指间（“注诸络以温足胫”[9]）。

独行的三支中上行的两支，与起于胞中，内着脊里而上及浮于外循腹上过咽喉的两支从路线上看是可以相连贯的，但未有确切的文献证据。

综上，冲脉的起点是胞中，也同少阴之大络起于肾下，然后既向上行也向下行，向上者“渗诸阳，灌诸精”[9]，向下者“渗三阴”[9]。它与肾的关系极为密切，其走行过程中有大段与少阴经并行的情况。

2. 其他古籍对冲任二脉走行的描述

（1）《难经》

“任脉者，起于中极之下，以上毛际，循腹里，上关元，至喉咽。”[10]

“冲脉者，起于气冲，并足阳明之经，夹脐上行，至胸中而散也。”[10]

（2）《脉经》

“任脉者，起于胞门、子户、夹脐上行，至胸中（一云：任脉者，起于中极之下，以上毛际，循腹里，上关元，至喉咽）。”[36]

“冲脉者，起于关元，循腹里直上，至咽喉中。”[36]

《脉经》记录了当时另一派的学术观点，即任脉夹脐上行，有两道。这在《黄帝内经太素》中相近记载，只不过说是冲脉“又任冲二脉上行虽别，行处终始其经是同也。旧来为图，任脉唯为一道，冲脉分脉两箱，此亦不可依也”[8]。说明冲任二脉的走行路线，在汉唐之间多种学术观点并存。

（3）《外台秘要》

“起于关元，（穴在脐下）随腹直上至咽喉。”[40]

（4）《诸病源侯论》

“冲脉为阴脉之海，起于关元，关元穴在脐下，随腹直上至咽喉。”[18]

（5）《针灸甲乙经》

《针灸甲乙经》中记载的任脉循行路线基本同《黄帝内经》《难经》。

3. 冲任二脉所经行的主要部位

任脉所经行的主要部位有：①中极之下（胞中、关元）；②毛际；③关元；④脊里；⑤腹里；⑥咽喉；⑦目；⑧唇口；⑨胸中。

冲脉所经行的主部位有：①中极之下、肾下（胞中、胞门、子户、关元）；②毛际；③循腹右（浮于外者）；④脊里；⑤腹里；⑥夹脐；⑦胸中；⑧咽喉；⑨唇口；⑩气街；⑪股内廉；⑫腘中；⑬胫骨；⑭踝；⑮足背；⑯足下；⑰大趾间。冲脉会与足少阴肾经及足阳明经并经而行。

（二）冲任二脉的功能

1. 从冲任之名解释功能

《黄帝内经太素》

“此脉上行，为经络海，任维诸脉，故曰任脉。”[8]

“冲，壮盛儿。其脉起于脐下，一道下行入足指间，一道上行络于唇口，其气壮盛，故曰冲脉也。脉从身出向四肢为顺，从四肢上身为逆也。”[8]

《难经集注》

“杨曰：任者，妊也，此是人之生养之本。”[15]

“杨曰：经云冲脉者，十二经之海也……冲者，通也。言此脉下至于足，上至于头，通受十二经之气血，故曰冲焉。此奇经之三脉也。”[15]

杨即是唐代医家杨玄操。

2. 冲脉从（肾间）动气生

《黄帝内经太素》

“脐下肾间动气，人之生命，是十二经脉根本。此冲脉血海，是五脏六腑十二经脉之海也，渗于诸阳，灌于诸精，故五脏六腑皆禀而有之，则是脐下动气在于胞也。冲脉起于胞中，为经脉海，当知冲脉从动气生，上下行者为冲脉也。”[8]

《诸病源候论》

“虚劳则肾气不足，伤于冲脉。”[18]

3. 冲脉“渗诸阳，灌诸精”“渗三阴”

《灵枢·逆顺肥瘦第三十八》

“夫冲脉者，五脏六腑之海也，五脏六腑皆禀焉。其上者，出于颃颡，渗诸阳，灌诸精……其下者，并于少阴之经，渗三阴。”[9]

《黄帝内经太素》

“冲脉，气渗诸阳，血灌诸精。”[8]

4. 为经络之海、五脏六腑之海、阴脉之海、十二经之海、血海

（1）《灵枢》

《灵枢·五音五味第六十五》

“岐伯曰：冲脉、任脉，皆起于胞中，上循背里，为经络之海。”[9]

《灵枢·逆顺肥瘦第三十八》

“夫冲脉者，五脏六腑之海也，五脏六腑皆禀焉。”[9]

《灵枢·动输第六十二》

“冲脉者，十二经之海也。”[9]

《灵枢·海论第三十三》

“冲脉者为十二经之海，其输上在于大杼，下出于巨虚之上下廉。”[9]

（2）《脉经》

“冲脉者，阴脉之海也。”[36]

（3）《针灸甲乙经》[39]

内容基本同《黄帝内经》。

（4）《诸病源候论》

“冲任之脉，皆起于胞内，为经络之海。”[18]

“冲脉、任脉为十二经脉之海，皆起于胞内。”[18]

“冲任之脉，为十二经之海，谓之血海。”[18]

（5）《黄帝内经太素》

“十二经脉、奇经八脉、十五络脉、皮部诸络，皆以任冲二脉血气为大，故为海。”[8]

“冲脉管十二经脉。大杼是足太阳、手太阳脉所发之穴。巨虚上下廉，则足阳明脉所发之穴。此等诸穴，皆是冲脉致气之处，故名输也。”[8]

（6）《外台秘要》

“冲脉为阴脉之海。”[40]

古人言海者多冲任并提或只言冲脉。

5. 冲任二脉并营子胞

《素问·上古天真论篇第一》

“二七而天癸至，任脉通，太冲脉盛，月事以时下，故有子。”[6]

“七七任脉虚，太冲脉衰少，天癸竭，地道不通，故形坏而无子耳。”[6]

《黄帝内经太素》

“天癸，精气也。任冲脉起于胞中下极者也，今天癸至，故任脉通也，伏冲之脉起于气街，又天癸至，故冲脉盛也。二脉并营子胞，故月事来以有子也。”[8]

“任冲二脉气血俱少，精气尽，子门闭，子宫坏，故无子。”[8]

6. 乳汁、月水皆冲任之所统，以心经、小肠经为中介

《诸病源候论》

“冲脉、任脉为经络之海。任之为病，女子则带下。而手太阳为小肠之经也，手少阴心之经也，心为脏，主于里，小肠为腑，主于表。此二经之血，在于妇人，上为乳汁，下为月水，冲任之所统也。”[18]

“手太阳小肠之经也，手少阴心之经也，此二经主下为月水。若经脉伤损，冲任气虚，不能约制经血，则与秽液相兼而成带下。”[18]

“漏胞者，谓妊娠数月而经水时下。此由冲脉、任脉虚，不能约制太阳、少阴之经血故也。冲任之脉，为经脉之海，皆起于胞内。手太阳，小肠脉也；手少阴，心脉也，是二经为表里，上为乳汁，下为月水。有娠之人，经水所以断者，壅之以养胎，而蓄之为乳汁。冲任气虚，则胞内泄漏，不能制其经血，故月水时下，亦名胞阻。漏血尽，则人毙也。”[18]

7. 冲任不盛，宗筋不成（宗筋即二核及茎也）

（1）《灵枢·五音五味第六十五》

“岐伯曰：宦者去其宗筋，伤其冲脉，血泻不复，皮肤内结，唇口不荣，故须不生。

黄帝曰：其有天宦者，未尝被伤，不脱于血，然其须不生，其故何也？

岐伯曰：此天之所不足也，其任冲不盛，宗筋不成，有气无血，唇口不荣，故须不生。”[9]

（2）《素问·痿论篇第四十四》

“冲脉者，经脉之海也，主渗灌谿谷，与阳明合于宗筋，阴阳揔宗筋之会，会于气街，而阳明为之长，皆属于带脉，而络于督脉。”[6]

（3）《黄帝内经太素》

“阳明以为脏腑海。冲脉血气壮盛，故为经脉之海，主渗灌骨肉会处，益其血气。”[8]

“冲脉与阳明二脉合于阴器，总聚于宗筋，宗筋即二核及茎也，复会于左右气街，以左右阳明为主，共属带脉，仍络于督脉，以带脉为控带也。”[8]

“阳明胃脉，胃主水谷，流出血气，以资五脏六腑，如海之资，故阳明称海。从于脏腑流出，行二十八脉，皆归冲脉，故称冲脉为经脉之海。是为冲脉，以阳明水谷之气，与带脉督脉相会，润于宗筋，所以宗筋能管束肉骨而利机关。宗筋者，足太阴、少阴、厥阴三阴筋，及足阳明筋，皆聚阴器，故曰宗筋，故阳明为长。”[8]

8. 生毫毛

（1）《灵枢・五音五味第六十五》

“血气盛则充肤热肉，血独盛则澹渗皮肤，生毫毛。今妇人之生，有余于气，不足于血，以其数脱血也，冲任之脉，不荣口唇，故须不生焉。”[9]

（2）《黄帝内经太素》

“任冲之血独盛，则澹聚渗入皮肤，生豪及毛。毛，即须发及身毛也。”

“妇人气多血少，任冲少血，故不得营口以生豪毛也。”[8]

（3）《诸病源候论》

“冲任之脉，为十二经之海，谓之血海，其别络上唇口。若血盛则荣于须发，故须发美；若血气衰弱，经脉虚竭，不能荣润，故须发秃落。”[18]

（三）冲任二脉所生病

1. 任脉所生病

（1）《素问・骨空论篇第六十》

“任脉为病，男子内结七疝，女子带下瘕聚。”[6]

（2）《难经・二十九难》

“任之为病，其内苦结，男子为七疝，女子为瘕聚。”[10]

（3）《脉经》

“任之为病，其内苦结，男子为七疝，女子为瘕聚。”[36]

（4）《黄帝内经太素》

“故背胸相控痛者，任脉之痛也。此等诸穴是任脉所贯，所以取之也。”[8]

另见上文任脉之别脉。

2. 冲脉所生病

（1）《素问·骨空论篇第六十》

“冲脉为病，逆气里急。”[6]

（2）《难经·二十九难》

“冲之为病，逆气而里急。”[10]

（3）《脉经》

“冲脉从关元至喉咽，故其为病逆气而里急。”[36]

（4）《针灸甲乙经》

“冲脉为病，逆气里急。”[39]

（5）《素问·举痛论篇第三十九》

“寒气客于冲脉，冲脉起于关元，随腹直上，寒气客则脉不通，脉不通则气因之，故喘动应手矣。”[6]

（6）《黄帝内经太素》

“关元在脐下小腹，下当于胞，故前言冲脉起于胞中直上。邪气客之，故喘动应手。”[8]

“冲脉循脊里，因举重冲脉络绝，恶血归聚之处以为腰痛。”[8]

“故冲脉之络，结约不通，则跗上冲脉不动，不动则卫气不行，失逆名厥，故足寒也。”[8]

（7）《灵枢·百病始生第六十六》

“留而不去，传舍于伏冲之脉，在伏冲之时，体重身痛。”[9]

“其着于伏冲之脉者，揣之应手而动，发手则热气下于两股，如汤沃之状。”[9]

（8）《诸病源候论》

“虚劳则肾气不足，伤于冲脉。冲脉为阴脉之海，起于关元，关元穴在脐下，随腹直上至咽喉。劳伤内损，故腹里拘急也。”[18]

综上，冲脉为病症状有：逆气里急，喘动应手，腰痛，足寒，腹里拘急，体重身痛，热气下于两股。

3. 冲任二脉所生病

《诸病源候论》

"妇人月水不断者，由损伤经血，冲脉、任脉虚损故也。"[18]

"带下病者，由劳伤血气，损动冲脉、任脉，致令其血与秽液兼带而下也。"[18]

"漏下者，由劳伤血气，冲任之脉虚损故也。"[18]

"崩中者，腑脏伤损，冲脉、任脉血气俱虚故也。冲任之脉，为经脉之海，血气之行，外循经络，内荣腑脏。若无伤，则腑脏平和，而气血调适，经下以时；若劳动过度，致腑脏俱伤，而冲任之气虚，不能约制其经血，故忽然暴下，谓之崩中。"[18]

"漏胞者，谓妊娠数月而经水时下。此由冲脉、任脉虚，不能约制太阳、少阴之经血故也。"[18]

冲任二脉所生病主要是妇科病症。

三、带脉的循行、功能、所生病

（一）带脉的循行

（1）《难经·二十九难》

"带脉者，起于季胁，回身一周。"[10]

（2）《脉经》

"带脉者，起于季肋，回身一周。"[36]

（3）《灵枢·经别第十一》

"足少阴之正，至腘中，别走太阳而合，上至肾，当十四倾，出属带脉；

直者，系舌本，复出于项，合于太阳，此为一合。成以诸阴之别，皆为正也。”[9]

《黄帝内经》中并没有详细谈到带脉的具体走行，仅提到足少阴之正出属带脉。

《黄帝内经太素》释为“《八十一难》云：带脉起于季胁，为回身一周。既言一周，亦周腰脊也，故带脉当十四椎，束带腰腹，故曰带脉也”[8]。

（二）带脉的功能

总束诸脉

（1）《难经集注》

“杨曰：带之为言，束也，言总束诸脉，使得调柔也。季胁在肋下，下接于髋骨之间是也。回，绕也。绕身一周。犹如束带焉。此奇经之四脉也。”[15]

“吕曰：带脉者，回带人之身体。”[15]

（2）《素问·痿论篇第四十四》

“冲脉者，经脉之海也，主渗灌谿谷，与阳明合于宗筋，阴阳揔宗筋之会，会于气街，而阳明为之长，皆属于带脉，而络于督脉。故阳明虚则宗筋纵，带脉不引，故足痿不用也。”[6]

《黄帝内经太素》释为“冲脉与阳明二脉合于阴器，总聚于宗筋，宗筋即二核及茎也，复会于左右气街，以左右阳明为主，共属带脉，仍络于督脉，以带脉为控带也。”[8]

“阳明谷气虚少，则宗筋之茎施纵，带脉不为牵引，则筋脉施舒，故足痿。”[8]

（三）带脉所生病

《难经·二十九难》

“带之为病，腹满，腰溶溶若坐水中。”[10]

综上，通过对唐及唐以前文献中冲、任、督、带四脉相关内容的梳理，基本可以理清其走行路线，基本功能，每一脉的所生病皆与其经行的脏、腑、部位、功能直接相关。追本溯源式的文献梳理有助于开拓医者视野，跳出惯性思维的窠臼，如任脉既行于身前也行于脊里，督脉既行于脊中也过心脏，冲脉从动气生，冲任二脉共营子胞，冲脉不盛宗筋不成等等，都值得我们进一步思考和体会。

第四章

从《黄帝内经》看营卫的循行与功能

谈营卫的古籍虽多，但皆本于《黄帝内经》，对《黄帝内经》中营卫运行的内容加以梳理，有助于提纲挈领地学习领会相关内容。

一、卫气的特点

《针灸甲乙经·营卫三焦第十一》[39]

“曰：人有热饮食下胃，其气未定，则汗出于面，或出于背，或出于身半，其不循卫气之道而出何也？曰：此外伤于风，内开腠理，毛蒸理泄，卫气走之，固不得循其道，此气悍慓滑疾见开而出，故不得从其道，名曰漏泄。中焦亦并于胃口，出上焦之后，此所以受气，泌糟粕，蒸津液，化其精微，上注于肺，乃化而为血，以奉生身，莫贵于此，故独得行于经隧，命曰营。”[39]

“悍慓滑疾见开而出”[39]是卫气的特点。它不受脉之约束，行于脉外，但卫气之行有其“常道”，受天地阴阳变化的影响。

二、卫气的功能

《灵枢·本脏第四十七》[9]

“黄帝问于岐伯曰：人之血气精神者，所以奉生而周于性命者也。经脉者，所以行血气而营阴阳，濡筋骨，利关节者也。卫气者，所以温分肉，充皮肤，肥腠理，司开阖者也。志意者，所以御精神，收魂魄，适寒温，和喜怒者也。是故血和则经脉流行，荣覆阴阳，筋骨劲强，关节清利矣。卫气和则分肉解利，皮肤调柔，腠理致密矣。志意和则精神专直，魂魄不散，悔怒不起，五脏不受邪矣。”[9]

卫气可以“温分肉，充皮肤，肥腠理，司开阖”[9]。卫气行于皮肤之中，分肉之间，这是它才能实现其功能的基础。

《素问·痹论篇第四十三》

“帝曰：荣卫之气亦令人痹乎？

岐伯曰：荣者，水谷之精气也，和调于五脏，洒陈于六腑，乃能入于脉也，故循脉上下，贯五脏，络六腑也。卫者，水谷之悍气也，其气慓疾滑利，不能入于脉也，故循皮肤之中，分肉之间，熏于肓膜，散于胸腹，逆其气则病，从其气则愈，不与风寒湿气合，故不为痹。”[6]

卫气表里皆到，“温分肉”[9]、“充皮肤”[9]、“司开阖”[9]不难理解，“肥腠理”[9]可参之《金匮要略》。

何为腠理？

“腠者，是三焦通会元真之处，为血气所注，理者，是皮肤脏腑之文理也。”[34]

提示卫气行于“皮肤脏腑文理”[34]之间，“三焦元真通会”[34]之处，它有保持这些通路畅通的功能。

三、 卫气的循行

（一）荣气不通，卫不独行

（1）《金匮要略》

“味酸则伤筋，筋伤则缓，名曰泄；咸则伤骨，骨伤则痿，名曰枯。枯泄相抟，名曰断泄，荣气不通，卫不独行，荣卫俱微，三焦无所御，四属断绝，身体羸瘦，独足肿大，黄汗出，胫冷，假令发热，便为历节也。”[34]

荣气不通之处，卫气是不能独行的。荣卫相伴。

（2）《灵枢·营卫生会第十八》

“黄帝曰：老人之不夜瞑者，何气使然？少壮之人不昼瞑者，何气使然？

岐伯答曰：壮者之气血盛，其肌肉滑，气道通，营卫之行不失其常，故昼精而夜瞑。老者之气血衰，其肌肉枯，气道涩，五脏之气相搏，其营气衰少而卫气内伐，故昼不精，夜不眠。”[9]

这段是讲老人夜间睡眠减少的问题，但同时也明确地点出了，营卫正常运行的必要条件，“气血盛”[9]、“肌肉滑”[9]，方能“气道通”[9]。气血盛可以简单地理解为营卫之气本身的盛，肌肉滑，卫气本身是行于“分肉”之间的，如果这里出了问题，它的通路就会阻塞。

（二）卫气之在身也，并脉循分肉

《灵枢·胀论第三十五》

“黄帝曰：胀者焉生？何因而有？

岐伯曰：卫气之在身也，常然并脉循分肉，行有逆顺，阴阳相随，乃得天和，五脏更始，四时循序，五谷乃化。然后厥气在下，营卫留止，寒气逆上，真邪相攻，两气相搏，乃合为胀也。

黄帝曰：善。何以解惑？

岐伯曰：合之于真，三合而得。”[9]

营行脉中，卫行脉外，它循脉外的分肉而行，又不离于经，它的循行有特定的顺序，故曰“行有逆顺”[9]。

（三）卫气循行的路线及每行一周所需的时间

《灵枢·卫气行第七十六》

“黄帝问于岐伯曰：愿闻卫气之行，出入之合，何如？

伯高曰：岁有十二月，日有十二辰，子午为经，卯酉为纬。天周二十八宿，而一面七星，四七二十八星，房昴为纬，虚张为经。是故房至毕为阳，昴至尾为阴，阳主昼，阴主夜。故卫气之行，一日一夜五十周于身，昼日行于阳二十五周，夜行于阴二十五周，周于五脏。

是故平旦阴尽，阳气出于目，目张则气上行于头，循项下足太阳，循背下至小指之端。其散者，别于目锐眦，下手太阳，下至手小指之间外侧。其散者，别于目锐眦，下足少阳，注小指次指之间。以上循手少阳之分，侧下至小指之间。别者以上至耳前，合于颔脉，注足阳明，以下行至跗上，入五指之间。其散者，从耳下下手阳明，入大指之间，入掌中。其至于足也，入足心，出内踝下，行阴分，复合于目，故为一周。

是故日行一舍，人气行一周与十分身之八；日行二舍，人气行三周于身与十分身之六；日行三舍，人气行于身五周与十分身之四；日行四舍，人气行于身七周与十分身之二；日行五舍，人气行于身九周；日行六舍，人气行于身十周与十分身之八；日行七舍，人气行于身十二周在身与十分身之六；日行十四舍，人气二十五周于身有奇分与十分身之四，阳尽于阴，阴受气矣。其始入于阴，常从足少阴注于肾，肾注于心，心注于肺，肺注于肝，肝注于脾，脾复注于肾为周。是故夜行一舍，人气行于阴脏一周与十分脏之八，亦如阳行之二十五周，而复合于目。阴阳一日一夜，合有奇分十分身之四，与十分脏之二。是故人之所以卧起之时有早晏者，奇分不尽故也。”[9]

第一段用的是十二地支与二十八宿并行的计时法，看下图即明。

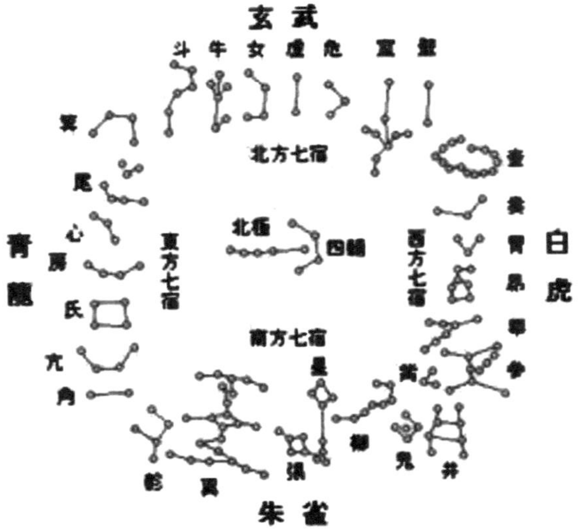

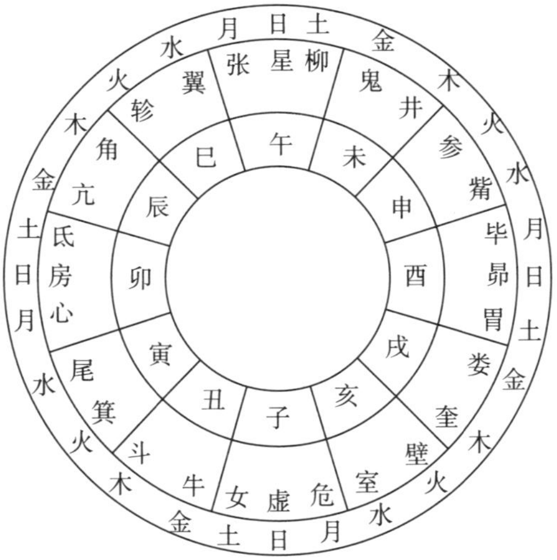

上图是二十八宿在天空中的位置，以此划分了星区，即东青龙、北玄武、西白虎、南朱雀。

下图是依据二十八宿的位置，再配以十二地支，经人工简化而成。

由此可以看出“子午为经，卯酉为纬”[9]、“房昴为纬，虚张为经”[9]这两句话在意思上是相同的。“房至毕为阳，昴至尾为阴，阳主昼，阴主夜”[9]，其实就是指卯至酉为阳，戌至寅为阴。“平旦阴尽”[9]，“平旦”是汉代的计时法，相当于“寅”时，“平旦阴尽，阳气出于目”[9]便开始了卫气白天的循行路线。即：

目张则气上行于头，循项下足太阳，循背下至小指之端。其散者，别于目锐眦，下手太阳，下至手小指之间外侧。其散者，别于目锐眦下足少阳，注小指次指之间。以上循手少阳之分，侧下至小指之间。别者以上至耳前，合于颔脉，注足阳明，以下行至跗上，入五指之间。其散者，从耳下下手阳明，入大指之间，入掌中。其至于足也，入足心，出内踝下，行阴分，复合于目，故为一周。[9]

以阳经为主，这样走一圈所需要的时间并不久，按它下文“日行一舍，人气行一周与十分身之八”[9]进行计算。舍，一宿为一舍（《淮南子·天文训》日入于虞渊之汜，曙于蒙谷之浦。行九州岛七舍。《郭璞·游仙诗》回日向三舍。《注》二十八宿，一宿为一舍），参上图二和第一段中“房至毕为阳”，6 个时辰（12 个小时）行 14 宿，即 14 舍。一舍所用时间为 51.43 分钟，一舍的时间内，卫气行于阳 1.8 周，所以卫气行于阳时，它行一周的时间是 28.57 分钟。但因为日有长短，所以这其实只是一个大体的平均时间。

卫气夜行于阴，它夜间的循行路线是：

其始入于阴，常从足少阴注于肾，肾注于心，心注于肺，肺注于肝，肝注于脾，脾复注于肾为周。[9]

所行一周所用的时间与行于阳时所用时间大致相同。

四、基于卫气循行特点的“候气而刺”

古人依据卫气循行的路线和时间，来确定针灸时所取的“经”和针刺的时间。这比今天人们常用的子午流注要复杂。

《灵枢·卫气行第七十六》[9]

“黄帝曰：卫气之在于身也，上下往来不以期，候气而刺之奈何？

伯高曰：分有多少，日有长短，春秋冬夏，各有分理，然后常以平旦为纪，以夜尽为始。是故一日一夜，水下百刻，二十五刻者，半日之度也，常如是毋已，日入而止，随日之长短，各以为纪而刺之。谨候其时，病可与期，失时反候者，百病不治。故曰：刺实者，刺其来也；刺虚者，刺其去也。此言气存亡之时，以候虚实而刺之。是故谨候气之所在而刺之，是谓逢时。在于三阳，必候其气在于阳而刺之；病在于三阴，必候其气在阴分而刺之。

水下一刻，人气在太阳；水下二刻，人气在少阳；水下三刻，人气在阳明；水下四刻，人气在阴分。水下五刻，人气在太阳……”[9]

白天卫也是入阴的，它白天的循行路线中有“入阴分”一词，所占用时间为其行一周时间的四分之一，即 7 分钟左右。这个时间与“卫气之行，一日一夜五十周于身，昼日行于阳二十五周，夜行于阴二十五周”[9]的时间相符，但与后文“水下四刻，人气在阴分”对不上，因为一刻钟的时间是 14 分钟左右。这种刺法比较古老，此处暂存疑待考。

五、疾病状态下卫气运行的改变

（一）不通则卫气归之，不得复反

《灵枢·痈疽第八十一》[9]

“余已知血气之平与不平，未知痈疽之所从生，成散之时，死生之期，有远近，何以度之，可得闻乎？

岐伯曰：经脉留行不止，与天同度，与地合纪。故天宿失度，日月薄蚀，地经失纪，水道流溢，草萱不成，五谷不殖，径路不通，民不往来，巷聚邑居，则别离异处，血气犹然，请言其故。夫血脉营卫，周流不休，上应星宿，下应经数。寒邪客于经络之中则血泣，血泣则不通，不通则卫气归之，不得复反，故痈肿。寒气化为热，热胜则腐肉，肉腐则为脓，脓不泻则烂筋，筋烂则伤骨，骨伤则髓消，不当骨空，不得泄泻，血枯空虚，则筋骨肌肉不相荣，经脉败漏，熏于五脏，脏伤故死矣。”[9]

此段讲痈疽，将血泣而不通，卫气归之，不得复反，喻为“径路不通，民不往来，巷聚邑居”[9]。外邪也就是寒邪，首先导致了经络中“血泣”（王冰注：泣谓血行不利），然后卫气归而不得反，成痈疽。

（二）（邪气）搏于肉，与卫气相搏

《灵枢·刺节真邪第七十五》[9]

“黄帝曰：有一脉生数十病者，或痛或痈，或热或寒，或痒或痹，或不仁，变化无穷，其故何也？

岐伯曰：此皆邪气之所生也。

黄帝曰：余闻气者，有真气，有正气，有邪气。何谓真气？

岐伯曰：真气者，所受于天，与谷气并而充身也。正气者，正风也，从一方来，非实风，又非虚风也。邪气者，虚风之贼伤人也，其中人也深，不能自去。正风者，其中人也浅，合而自去，其气来柔弱，不能胜真气，故自去。

虚邪之中人也，洒淅动形，起毫毛而发腠理。其入深，内搏于骨，则为骨痹。搏于筋，则为筋挛。搏于脉中，则为血闭不通，则为痈。搏于肉，与卫气相搏，阳胜者则为热，阴胜者则为寒，寒则真气去，去则虚，虚则寒。搏于皮肤之间，其气外发，腠理开，毫毛摇，气往来行，则为痒。留而不去，则痹。卫气不行，则为不仁。

虚邪偏容于身半，其入深，内居荣卫，荣卫稍衰，则真气去，邪气独留，发为偏枯。其邪气浅者，脉偏痛。

虚邪之入于身也深，寒与热相搏，久留而内着，寒胜其热，则骨痛肉枯，热胜其寒。则烂肉腐肌为脓，内伤骨，内伤骨为骨蚀。有所疾前筋，筋

屈不得伸，邪气居其间而不反，发于筋溜。有所结，气归之，卫气留之，不得反，津液久留，合而为肠溜，久者数岁乃成，以手按之柔。已有所结，气归之，津液留之，邪气中之，凝结日以易甚，连以聚居，为昔瘤，以手按之坚。有所结，深中骨，气因于骨，骨与气并，日以益大，则为骨疽。有所结，中于肉，宗气归之，邪留而不去，有热则化而为脓，无热则为肉疽。凡此数气者，其发无常处，而有常名也。”[9]

此段论邪气中人，与卫气相关者有五：

（1）与卫气相搏于肉，卫气胜则发热，邪气胜则为寒，寒则真气去，虚矣。

（2）搏于皮肤之间，卫气本身要外达，邪气亦有外发之势，气往来行，故为痒。

（3）邪气与卫气搏于皮肤之间，久之留而不去，为痹，卫气不能行，则为不仁。

（4）邪气深入，内居荣卫，一旦荣卫稍衰，真气去，则发为偏枯，邪略浅者偏痛。

（5）邪居于筋，有所结，气归之，卫气留之不得返，进而津液久留，久之不解，病情进展可发展成瘤。

（三）气道涩，营衰卫气内伐

《灵枢·营卫生会第十八》

“黄帝曰：老人之不夜瞑者，何气使然？少壮之人不昼瞑者，何气使然？

岐伯答曰：壮者之气血盛，其肌肉滑，气道通，营卫之行不失其常，故昼精而夜瞑。老者之气血衰，其肌肉枯，气道涩，五脏之气相搏，其营气衰少而卫气内伐，故昼不精，夜不眠。”[9]

（四）上焦不通利，卫气不得泄越

《素问·调经论篇第六十二》

“帝曰：阴虚生内热奈何？

岐伯曰：有所劳倦，形气衰少，谷气不盛，上焦不行，下脘不通。胃气热，热气熏胸中，故内热。

帝曰：阳盛生外热奈何？

岐伯曰：上焦不通利，则皮肤致密，腠理闭塞，玄府不通，卫气不得泄越，故外热。”[6]

这里是因上焦不通利，导致卫气不得泄越，郁而生热。

（五）卫气逆为脉胀，卫气并脉循分为肤胀

《灵枢·胀论第三十五》[9]

“岐伯曰：夫胸腹，脏腑之郭也。膻中者，心主之宫城也。胃者，太仓也。咽喉小肠者，传送也。胃之五窍者，闾里门户也。廉泉玉英者，津液之道也。故五脏六腑者，各有畔界，其病各有形状。营气循脉，卫气逆为脉胀，卫气并脉循分为肤胀。三里而写，近者一下，远者三下，无问虚实，工在疾写。”[9]

卫气运行的方向失常则脉胀，也会引起肤胀。

（六）卫气行留过久

《灵枢·大惑论第八十》[9]

“黄帝曰：病而不得卧者，何气使然？

岐伯曰：卫气不得入于阴，常留于阳。留于阳则阳气满，阳气满则阳跷盛，不得入于阴则阴气虚，故目不瞑矣。

黄帝曰：病目而不得视者，何气使然？

岐伯曰：卫气留于阴，不得行于阳。留于阴则阴气盛，阴气盛则阴跷满，不得入于阳则阳气虚，故目闭也。

黄帝曰：人之多卧者，何气使然？

岐伯曰：此人肠胃大而皮肤湿，而分肉不解焉。肠胃大则卫气留久，皮肤湿则分肉不解，其行迟。夫卫气者，昼日常行于阳，夜行于阴，故阳气尽则卧，阴气尽则寤。故肠胃大，则卫气行留久；皮肤湿，分肉不解，则行迟。留于阴也久，其气不精，则欲瞑，故多卧矣。其肠胃小，皮肤滑以缓，

分肉解利，卫气之留于阳也久，故少瞑焉。”[9]

这一段讲了三个问题：

（1）卫气不能入于阴，常留于阳，则目不瞑。

（2）卫气不能入于阳，常留于阴，则目而不得视。

（3）生理上的肠胃大，导致卫气行留的时间较长，皮肤湿，分肉之间不易穿行，故卫气行迟，留于阴的时间过长，其气不精，故欲睡而多卧。

（七）卫气留于腹中，积而不能行

《灵枢·卫气失常第五十九》[9]

“黄帝曰：卫气之留于腹中，搐积不行，苑蕴不得常所，使人支胁胃中满，喘呼逆息者，何以去之？

伯高曰：其气积于胸中者，上取之；积于腹中者，下取之；上下皆满者，傍取之。

黄帝曰：取之奈何？

伯高对曰：积于上，泻大迎，天突、喉中；积于下者，泻三里与气街；上下皆满者，上下取之，与季胁之下一寸；重者，鸡足取之。诊视其脉大而弦急，及绝不至者，及腹皮急甚者，不可刺也。

黄帝曰：善。”[9]

六、营气与血的生成

1.《灵枢·决气第三十》[9]

“何谓血？

岐伯曰：中焦受气取汁，变化而赤，是谓血。

何谓脉？

岐伯曰：壅遏营气，令无所避，是谓脉。”[9]

何谓血？中焦受气取汁，所出者为“营”，变化而赤，是谓血。血的前身是营。

2.《灵枢·营卫生会第十八》[9]

“黄帝曰：愿闻中焦之所出。

岐伯答曰：中焦亦并胃中，出上焦之后，此所受气者，泌糟粕，蒸津液，化其精微，上注于肺脉，乃化而为血，以奉生身，莫贵于此，故独得行于经隧，命曰营气。

黄帝曰：夫血之与气，异名同类，何谓也？

岐伯答曰：营卫者，精气也；血者，神气也。故血之与气，异名同类焉。故夺血者无汗，夺汗者无血，故人生有两死而无两生。”[9]

泌糟粕，蒸津液，化其精微，描述的是营气生成的过程。营气成生之后，上注于肺脉，乃化而为血，以奉生身。

《灵枢·痈疽第八十一》[9]

“黄帝曰：余闻肠胃受谷，上焦出气，以温分肉，而养骨节，通腠理。中焦出气如露，上注谿谷，而渗孙脉，津液和调，变化而赤为血，血和则孙脉先满溢，乃注于络脉，皆盈，乃注于经脉。阴阳已张，因息乃行，行有经纪，周有道理，与天合同，不得休止。切而调之，从虚去实，泻则不足，疾则气减，留则先后。从实去虚，补则有余。血气已调，形气乃持。余已知血气之平与不平，未知痈疽之所从生，成败之时，死生之期，有远近，何以度之，可得闻乎？”[9]

这里的“谿谷”二字，不指特定的穴位，而是指气走行的特定孔道。《素问·气穴论篇第五十八》谓“肉之大会为谷，肉之小会为谿，肉分之间，谿谷之会，以行荣卫，以会大气”[6]。

3.《灵枢·邪客第七十一》[9]

“黄帝问于伯高曰：夫邪气之客人也，或令人目不瞑，不卧出者，何气使然？

伯高曰：五谷入于胃也，其糟粕、津液、宗气，分为三隧。故宗气积于胸中，出于喉咙，以贯心脉，而行呼吸焉。营气者，泌其津液，注之于脉，化以为血，以荣四末，内注五脏六腑，以应刻数焉。卫气者，出其悍气之慓疾，而先行于四末分肉皮肤之间而不休者也。”[9]

营气，先泌其津液，才注之于脉，化以为血，以荣四末，内注五脏六腑。营气化血者，只是它的部分，不是全部。

七、营卫之气的布散在上焦

1.《素问·举痛论篇第三十九》[6]

“帝曰：善。余知百病生于气也，怒则气上，喜则气缓，悲则气消，恐则气下，寒则气收，炅则气泄，惊则气乱，劳则气耗，思则气结，九气不同，何病之生？

岐伯曰：怒则气逆，甚则呕血及飧泄，故气上矣。喜则气和志达，荣卫通利，故气缓矣。悲则心系急，肺叶布举，而上焦不通，荣卫不散，热气在中，故气消矣。恐则精却，却则上焦闭，闭则气还，还则下焦胀，故气不行矣。寒则腠理闭，气不行，故气收矣。炅则腠理开，荣卫通，汗大泄，故气泄。惊则心无所倚，神无所归，虑无所定，故气乱矣。劳则喘息汗出，外内皆越，故气耗矣。思则心有所存，神有所归，正气留而不行，故气结矣。”[6]

上焦不通，荣卫不散。

2.《灵枢·营气第十六》[9]

“黄帝曰：营气之道，内谷为宝。谷入于胃，乃传之肺，流溢于中，布散于外，精专者行于经隧，常营无已，终而复始，是谓天地之纪。”[9]

营气之道，传之肺后方布散于外的。

3.《灵枢·大惑论第八十》[9]

“黄帝曰：人之善忘者，何气使然？

岐伯曰：上气不足，下气有余，肠胃实而心肺虚，虚则营卫留于下，久之不以时上，故善忘也。”[9]

心肺虚，虚则营卫留于下，久之不能按时向上输布，故善忘。

八、营气的循行路线

《灵枢·营气第十六》[9]

“黄帝曰：营气之道，内谷为宝。谷入于胃，乃传之肺，流溢于中，布散于外，精专者行于经隧，常营无已，终而复始，是谓天地之纪。故气从太阴出，注手阳明，上行注足阳明，下行至跗上，注大指间，与太阴合，上行抵脾。从脾注心中，循手少阴，出腋下臂，注小指，合手太阳，上行乘腋出䪼内，注目内眦，上巅下项，合足太阳，循脊下尻，下行注小指之端，循足心注足少阴，上行注肾。从肾注心，外散于胸中，循心主脉，出腋下臂，出两筋之间，入掌中，出中指之端，还注小指次指之端，合手少阳，上行注膻中，散于三焦，从三焦注胆，出胁注足少阳，下行至跗上，复从跗注大指间，合足厥阴，上行至肝，从肝上注肺，上循喉咙，入颃颡之窍，究于畜门。其支别者，上额循巅下项中，循脊入骶，是督脉也，络阴器，上过毛中，入脐中，上循腹里，入缺盆，下注肺中，复出太阴。此营气之所行也，逆顺之常也。”[9]

营气的循行路线与卫气有很大不同，它在经脉、脏腑间穿行，联络内外上下。

九、“营”独行于经隧

《黄帝内经》中提到营气的循行，反复用到了“经隧”一词，如“故独得行于经隧，命曰营气”[9]，“精专者行于经隧，常营无已”。

什么是“经隧”？“隧”字首先是指“道路”，它又指比较深的，掘地而修的道路，如《墨子·兼爱中》中“昔武王将事泰山隧”，即指“掘地为隧，以事泰山神”。同时“隧”又通“邃”，深邃。《素问·调经论篇第六十二》“五脏之道，皆出于经隧，以行血气，血气不和，百病乃变化而生，是故守经隧焉”[6]。故经隧一词是有特指的。营气与营所化生的血，可以行于“经隧”，而卫气不能，因为卫气是不入于脉的。

十、营卫运行的时间节律

（一）年节律

一年之中，阴阳寒暑的变化在《黄帝内经》中多篇均有述及，此处选取了《灵枢·刺节真邪第七十五》《素问·四时刺逆从论篇第六十四》中与营卫之气相关的两段。

“请言解论，与天地相应，与四时相副，人参天地，故可为解。下有渐洳，上生苇蒲，此所以知形气之多少也。阴阳者，寒暑也，热则滋雨而在上，根荄少汁。人气在外，皮肤缓，腠理开，血气减，汗大泄，皮淖泽。寒则地冻水冰，人气在中，皮肤致，腠理闭，汗不出，血气强，肉坚涩。当是之时，善行水者，不能往冰；善穿地者，不能凿冻；善用针者，亦不能取四厥。脉脉凝结，坚搏不往来者，亦未可即柔。故行水者，必待天温，冰释冻解，而水可行，地可穿也。”[9]

阴阳者，寒暑也，热则人气在外，寒则人气在中。人气在《黄帝内经》中是与“天气”“地气”相对应的概念，主要指血气。

“帝曰：余愿闻其故。岐伯曰：春者，天气始开，地气始泄，冻解冰释，水行经通，故人气在脉。夏者，经满气溢，入孙络受血，皮肤充实。长夏者，经络皆盛，内溢肌中。秋者，天气始收，腠理闭塞，皮肤引急。冬者盖藏，血气在中，内着骨髓，通于五脏。是故邪气者，常随四时之气血而入客也，至其变化不可为度，然必从其经气，辟除其邪，除其邪，则乱气不生。”[6]

营卫之气是“人气”的代表，有时二者是互通的。如在《灵枢·五十营第十五》一篇中，就有“天周二十八宿，宿三十六分，人气行一周，千八分。日行二十八宿，人经脉上下、左右、前后二十八脉，周身十六丈二尺，以应二十八宿，漏水下百刻，以分昼夜。[9]”

营卫之气在一年中随着阴阳、寒暑的变化，其运行的部位深度有所变化。其基本规律是，夏天，天热则所行部位较浅，“经满气溢，入孙络受血”，故“皮肤缓，腠理开，血气减，汗大泄，皮淖泽”。冬天，天冷则所行部位较深，“血气在中，内着骨髓，通于五脏”，故“皮肤致，腠理闭，汗不出，血气强，肉坚涩。”春天，是一个由深到浅，上升的过程，秋天，是由浅到深，下降的过程。长夏是所行部位最浅，体表的经络最为充盛的时期。

古人在针灸时会应用这一规律，同时认为邪气会随着这种变化侵入人体。

（二）日节律

1. 卫气

卫气运行的日节律在第三节“卫气的循行”中已讲得比较详细。

卫气“并脉循分肉”，它白天的循行路线是“目张则气上行于头，循项下足太阳，循背下至小指之端。其散者，别于目锐眦，下手太阳，下至手小指之间外侧。其散者，别于目锐眦，下足少阳，注小指次指之间。以上循手少阳之分，侧下至小指之间。别者以上至耳前，合于颌脉，注足阳明，以下行至跗上，入五指之间。其散者，从耳下下手阳明，入大指之间，入掌中。其至于足也，入足心，出内踝下，行阴分，复合于目，故为一周”[9]。约28.57分钟行一周，白日共行25周。

夜间的循行路线是“其始入于阴，常从足少阴注于肾，肾注于心，心注于肺，肺注于肝，肝注于脾，脾复注于肾为周”[9]。也是行25周。

2. 营气

在《黄帝内经》的记载中，营气的运行没有明显的日节律性，营气是“常营无已，终而复始”[9]的。

营行脉中，“故气从太阴出，注手阳明，上行注足阳明，下行至跗上，注大指间，与太阴合，上行抵脾。从脾注心中，循手少阴，出腋下臂，注小指，合手太阳，上乘腋出䪼内，注目内眦，上巅下项，合足太阳，循脊下尻，下行注小指之端，循足心注足少阴，上行注肾。从肾注心，外散于胸中，循心主脉，出腋下臂，出两筋之间，入掌中，出中指之端，还注小指次指之端，合手少阳，上行注膻中，散于三焦，从三焦注胆，出胁，注足少阳，下行至跗上，复从跗注大指间，合足厥阴，上行至肝，从肝上注肺，上循喉咙，入颃颡之窍，究于畜门。其支别者，上额循巅下项中，循脊入骶，是督脉也，络阴器，上过毛中，入脐中，上循腹里，入缺盆，下注肺中，复出太阴。此营气之所行也，逆顺之常也”[9]。

3. 五十而复大会

《灵枢·营卫生会第十八》

“岐伯答曰：人受气于谷，谷入于胃，以传与肺，五脏六腑，皆以受气，其清者为营，浊者为卫，营在脉中，卫在脉外，营周不休，五十而复大会。阴阳相贯，如环无端。卫气行于阴二十五度，行于阳二十五度，分为昼夜，故气至阳而起，至阴而止。故曰：日中而阳陇为重阳，夜半而阴陇为重阴。故太阴主内，太阳主外，各行二十五度，分为昼夜。夜半为阴陇，夜半后而为阴衰，平旦阴尽而阳受气矣。日中为阳陇，日西而阳衰，日入阳尽而阴受气矣。夜半而大会，万民皆卧，命曰合阴，平旦阴尽而阳受气，如是无已，与天地同纪。”[9]

这一段中“营在脉中，卫在脉外，营周不休，五十而复大会”[9]，很容易让人解读成营气与卫气五十而复大会。但《灵枢·岁露论第七十九》及《素问·疟论第三十五》中说“邪客于风府，病循膂而下，卫气一日一夜，常大会于风府，其明日日下一节，故其日作晏”[9]，“邪气客于风府，循膂而下，卫气一日一夜大会于风府，其明日日下一节，故其作也晏，此先客于脊背也”[6]。又明确地指出是卫气一日一夜大会于风府。卫气一天之内行于阳二十五周，又行于阴二十五周，合计正是五十周。

《金匮要略》有“卫不独行”[34]之论，营行脉中，卫气行于脉外，分肉之间，二者始终相伴。在五脏，营气行于“经隧”，卫气行于“腠理”，营与卫之间始终存在着某种交换与相互支持。“五十而复大会”是营卫之会？还是卫气的阴阳周行之会？存疑待考。

（三）月节律

《黄帝内经》中明确地描述了“月节律”的是“卫气”。

1.《灵枢·岁露论第七十九》[9]

“黄帝问于岐伯曰：经言夏日伤暑，秋病疟，疟之发以时，其故何也？

岐伯对曰：邪客于风府，病循膂而下，卫气一日一夜，常大会于风府，其明日日下一节，故其日作晏。此其先客于脊背也，故每至于风府则腠理开，腠理开则邪气入，邪气入则病作，此所以日作尚晏也。卫气之行风府，日下一节，二十一日下至尾底，二十二日入脊内，注于伏冲之脉，其行九日，出于缺盆之中，其气上行，故其病稍益至。其内搏于五脏，横连募原，其道远，其气深，其行迟，不能日作，故次日乃畜积而作焉。

黄帝曰：卫气每至于风府，腠理乃发，发则邪入焉。其卫气日下一节，则不当风府，奈何？

岐伯曰：风府无常，卫气之所应，必开其腠理，气之所舍节，则其府也。

……

少师曰：人与天地相参也，与日月相应也。故月满则海水西盛，人血气积，肌肉充，皮肤致，毛发坚，腠理郄，烟垢着。当是之时，虽遇贼风，其入浅不深。至其月郭空，则海水东盛，人气血虚，其卫气去，形独居，肌肉减，皮肤纵，腠理开，毛发残，膲理薄，烟垢落。当是之时，遇贼风则其入深，其病人也卒暴。”[9]

卫气一日一夜，大会于风府，风府无常，并不是我们一般说的风府穴。卫气每至风府，腠理乃发，这时是邪气最容易侵入人体的时间点。风府无常，卫气之行风府，每日下一节，二十一日下至尾底，二十二日入脊内，注于“伏冲之脉”，其行九日，又从缺盆而出。一个周期共是30天。

2.《素问·疟论篇第三十五》

“帝曰：善。其作日晏与其日早者，何气使然？

岐伯曰：邪气客于风府，循膂而下，卫气一日一夜大会于风府，其明日日下一节，故其作也晏，此先客于脊背也。每至于风府，则腠理开，腠理开则邪气入，邪气入则病作，以此日作稍益晏也。其出于风府，日下一节，二十五日下至骶骨，二十六日入于脊内，注于伏膂之脉，其气上行，九日出于缺盆之中，其气日高，故作日益早也。其间日发者，由邪气内薄于五脏，横连募原也。其道远，其气深，其行迟，不能与卫气俱行，不得皆出，故间日乃作也。”[6]

按这里的说法，邪气随卫气入，卫气日下一节，二十五日下至骶骨，二十六日入脊内，注于“伏膂之脉”，其气上行，九日从缺盆出。这里的二十五恰是颈至腰椎的椎骨数。上文的21是颈加上胸的椎骨数。目前已知的资料中，还难以找到确切的证据，证明何者为是，何者为非，暂存疑待考。

3.《素问·八正神明论篇第二十六》

4.“月始生，则血气始精，卫气始行；月郭满，则血气实，肌肉坚；月郭空，则肌肉减，经络虚，卫气去，形独居。”[6]

这种说法又与前面两种有较大差异，第一点和第二点应是就卫气的循行而言，这里的是就卫气的盛衰而言，具体情况如何已难以考证，但卫气的运行有明确的“月节律”。

营卫循行的时间节律性是人体日节律、月节律、年节律中的重要组成部分。但它们并不是全部。而且人体除年节律外，在更长的时间范围内仍表现出明显的节律性，如生长壮老已，男子八八，女子七七之数。

参考文献

[1] 佚名 . 神农本草经 [M/CD]// 中华医典编委会 . 中华医典 . 5 版 . 长沙：湖南电子音像出版社，2013.

[2] 徐大椿 . 神农本草经百种录 [M/CD]// 中华医典编委会 . 中华医典 . 5 版 . 长沙：湖南电子音像出版社，2013.

[3] 黄元御 . 长沙药解 [M/CD]// 中华医典编委会 . 中华医典 . 5 版 . 长沙：湖南电子音像出版社，2013.

[4] 唐宗海 . 本草问答 [M/CD]// 中华医典编委会 . 中华医典 . 5 版 . 长沙：湖南电子音像出版社，2013.

[5] 黄龙祥 . 经脉理论还原与重构大纲 [M]. 北京：人民卫生出版社，2016.

[6] 王冰 . 黄帝内经素问 [M]. 钱超尘主编 . 翟双庆，张丽萍点校 . 中华经典医书（第一集）. 北京：中国医药科技出版社，2002.

[7] 赵佶 . 圣济总录 [M/CD]// 中华医典编委会 . 中华医典 . 5 版 . 长沙：湖南电子音像出版社，2013.

[8] 杨上善 . 黄帝内经太素 [M/CD]// 中华医典编委会 . 中华医典 . 5 版 . 长沙：湖南电子音像出版社，2013.

[9] 佚名 . 黄帝内经灵枢 [M]. 明无名氏复刻宋本 . 钱超尘主编 . 翟双庆，崔慧娟点校 . 中华经典医书（第一集）. 北京：中国医药科技出版社，2002.

[10] 扁鹊 . 黄帝八十一难经 [M]. 高丹枫，王琳，校注 . 北京：学苑出版社，2007.

[11] 唐宗海 . 中西汇通医经精义 [M]. 王咪咪，李林，主编 . 唐容川医学全书 . 北京：中国中医药出版社，2015.

[12] 孙思邈 . 备急千金要方 [M]. 张印生，韩学杰，主编 . 孙思邈医学全书 . 北

京：中国中医药出版社，2015.

[13] 严用和 . 严氏济生方 [M/CD]// 中华医典编委会 . 中华医典 . 5 版 . 长沙：湖南电子音像出版社，2013.

[14] 刘完素 . 素问玄机原病式 [M/CD]// 中华医典编委会 . 中华医典 . 5 版 . 长沙：湖南电子音像出版社，2013.

[15] 王九思 . 难经集注 [M/CD]// 中华医典编委会 . 中华医典 . 5 版 . 长沙：湖南电子音像出版社，2013.

[16] 李时珍 . 奇经八脉考 [M/CD]// 中华医典编委会 . 中华医典 . 5 版 . 长沙：湖南电子音像出版社，2013.

[17] 王怀隐等编 . 太平圣惠方 [M/CD]// 中华医典编委会 . 中华医典 . 5 版 . 长沙：湖南电子音像出版社，2013.

[18] 巢元方 . 诸病源候论 [M/CD]// 中华医典编委会 . 中华医典 . 5 版 . 长沙：湖南电子音像出版社，2013.

[19] 张介宾 . 类经 [M/CD]// 中华医典编委会 . 中华医典 . 5 版 . 长沙：湖南电子音像出版社，2013.

[20] 罗美 . 内经博议 [M/CD]// 中华医典编委会 . 中华医典 . 5 版 . 长沙：湖南电子音像出版社，2013.

[21] 曾敬光，刘敏如 . 中医妇科学 [M]. 成都中医学院教研室 . 北京：人民卫生出版社，1986.

[22] 陈自明 . 妇人大全良方 [M/CD]// 中华医典编委会 . 中华医典 . 5 版 . 长沙：湖南电子音像出版社，2013.

[23] 陈延之 . 小品方 [M/CD]// 中华医典编委会 . 中华医典 . 5 版 . 长沙：湖南电子音像出版社，2013.

[24] 杨士瀛 . 仁斋直指方论 [M/CD]// 中华医典编委会 . 中华医典 . 5 版 . 长沙：湖南电子音像出版社，2013.

[25] 薛己 . 校注妇人良方 [M/CD]// 中华医典编委会 . 中华医典 . 5 版 . 长沙：湖南电子音像出版社，2013.

[26] 华佗 . 中藏经 [M]. 农汉才，点校 . 北京：学苑出版社，2007.

[27] 黄元御 . 四圣心源 [M/CD]// 中华医典编委会 . 中华医典 . 5 版 . 长沙：湖南电子音像出版社，2013.

[28] 段玉裁 . 说文解字段注（上、下）[M]. 成都古籍书店，1981.

[29] 张锡纯 . 医学衷中参西录 [M/CD]// 中华医典编委会 . 中华医典 . 5 版 . 长沙：湖南电子音像出版社，2013.

[30] 朱震亨 . 丹溪心法 [M/CD]// 中华医典编委会 . 中华医典 . 5 版 . 长沙：湖南电子音像出版社，2013.

[31] 王孟英 . 温热经纬 [M/CD]// 中华医典编委会 . 中华医典 . 5 版 . 长沙：湖南电子音像出版社，2013.

[32] 李东垣 . 脾胃论 [M/CD]// 中华医典编委会 . 中华医典 . 5 版 . 长沙：湖南电子音像出版社，2013.

[33] 朱震亨 . 格致余论 [M/CD]// 中华医典编委会 . 中华医典 . 5 版 . 长沙：湖南电子音像出版社，2013.

[34] 张仲景 . 金匮要略 [M]. 何任，何若苹整理 . 北京：人民卫生出版社，2004.

[35] 钱乙 . 小儿药证直诀 [M/CD]// 中华医典编委会 . 中华医典 . 5 版 . 长沙：湖南电子音像出版社，2013.

[36] 王叔和 . 脉经 [M/CD]// 中华医典编委会 . 中华医典 . 5 版 . 长沙：湖南电子音像出版社，2013.

[37] 张从正 . 儒门事亲 [M/CD]// 中华医典编委会 . 中华医典 . 5 版 . 长沙：湖南电子音像出版社，2013.

[38] 司马迁 . 史记 [M]. 北京：中华书局，1982.

[39] 皇甫谧 . 针灸甲乙经 [M/CD]// 中华医典编委会 . 中华医典 . 5 版 . 长沙：湖南电子音像出版社，2013.

[40] 王焘 . 外台秘要 [M/CD]// 中华医典编委会 . 中华医典 . 5 版 . 长沙：湖南电子音像出版社，2013.

[41] 陈言 . 三因极一病证方论 [M/CD]// 中华医典编委会 . 中华医典 . 5 版 . 长沙：湖南电子音像出版，2013.

[42] 虞抟 . 医学正传 [M/CD]// 中华医典编委会 . 中华医典 . 5 版 . 长沙：湖南电子音像出版社，2013.

[43] 苏辙 . 龙川略志 [M]. 北京：中华书局，1982.

[44] 张介宾 . 类经图翼 [M/CD]// 中华医典编委会 . 中华医典 . 5 版 . 长沙：湖南电子音像出版社，2013.

[45] 唐宗海 . 伤寒论浅注补正 [M]. 王咪咪，李林，主编 . 唐容川医学全书 . 北京：中国中医药出版社，2015.

[46] 王清任 . 医林改错 [M/CD]// 中华医典编委会 . 中华医典 . 5 版 . 长沙：湖南电子音像出版社，2013.

[47] 孔颖达 . 毛诗正义 [M]. 文物出版社，1982.

[48] 许慎 . 说文解字 [M]. 北京：中华书局，1963.

[49] 左丘明著，韦昭注 . 国语 [M]. 上海：上海古籍出版社，2015.

[50] 郑玄注，贾公彦疏，彭林整理 . 周礼疏注 [M]. 上海：上海古籍出版社，2010.

[51] 武之望 . 济阴纲目 [M/CD]// 中华医典编委会 . 中华医典 . 5 版 . 长沙：湖南电子音像出版社，2013.

[52] 成无己注 . 注解伤寒论 [M/CD]// 中华医典编委会 . 中华医典 . 5 版 . 长沙：湖南电子音像出版社，2013.

[53] 罗天益 . 卫生宝鉴 .[M]. 北京：中国医药科技出版社，2011.

[54] 王绍隆传，潘楫增注 . 医灯续焰 [M/CD]// 中华医典编委会 . 中华医典 . 5 版 . 长沙：湖南电子音像出版社，2013.

[55] 李延昰 . 脉诀汇辨 [M/CD]// 中华医典编委会 . 中华医典 . 5 版 . 长沙：湖南电子音像出版社，2013.

[56] 缪希雍 . 神农本草经疏 [M/CD]// 中华医典编委会 . 中华医典 . 5 版 . 长沙：湖南电子音像出版社，2013.

[57] 陈修园 . 长沙方歌括 [M/CD]// 中华医典编委会 . 中华医典 . 5 版 . 长沙：湖南电子音像出版社，2013.

[58] 王肯堂 . 证治准绳 [M]. 北京：人民卫生出版社，2003.

[59] 萧埙 . 女科经纶 [M/CD]// 中华医典编委会 . 中华医典 . 5 版 . 长沙：湖南电子音像出版社，2013.

[60] 缪遵义 . 松心医案笔记 [M/CD]// 中华医典编委会 . 中华医典 . 5 版 . 长沙：湖南电子音像出版社，2013.

[61] 叶桂 . 叶氏医案存真 [M]. 黄英志主编 . 叶天士医学全书 [M]. 北京：中国中医药出版社，1999.

[62] 陈士铎 . 辨证录 [M/CD]// 中华医典编委会 . 中华医典 . 5 版 . 长沙：湖南电子音像出版社，2013.

[63] 孙一奎 . 赤水玄珠 [M/CD]// 中华医典编委会 . 中华医典 . 5 版 . 长沙：湖南电子音像出版社，2013.

[64] 薛生白 . 湿热条辨 [M/CD]// 中华医典编委会 . 中华医典 . 5 版 . 长沙：湖南电子音像出版社，2013.

[65] 唐宗海 . 血证论 [M]. 王咪咪，李林主编 . 唐容川医学全书 . 北京：中国中医药出版社，2015.

[66] 张志聪 . 黄帝内经素问集注 [M/CD]// 中华医典编委会 . 中华医典 . 5 版 . 长沙：湖南电子音像出版社，2013.

[67] 莫枚士 . 经方例释 [M/CD]// 中华医典编委会 . 中华医典 . 5 版 . 长沙：湖南电子音像出版社，2013.

[68] 林佩琴 . 类证治裁 [M/CD]// 中华医典编委会 . 中华医典 . 5 版 . 长沙：湖南电子音像出版社，2013.

[69] 朱棣 . 普济方 [M/CD]// 中华医典编委会 . 中华医典 . 5 版 . 长沙：湖南电子音像出版社，2013.

[70] 沈金鳌 . 杂病源流犀烛 [M/CD]// 中华医典编委会 . 中华医典 . 5 版 . 长沙：湖南电子音像出版社，2013.

[71] 胡孚琛 . 中华道教大辞典 [Z]// 北京：中国社会科学出版社，1995.

[72] 叶霖 . 难经正义 [M/CD]// 中华医典编委会 . 中华医典 . 5 版 . 长沙：湖南电子音像出版社，2013.

[73] 陆贾著 . 新语校注 [M]. 王利器注 . 北京：中华书局，1986.

[74] 施桂堂 . 察病指南 [M/CD]// 中华医典编委会 . 中华医典 . 5 版 . 长沙：湖南电子音像出版社，2013.

[75] 张攸衫 . 厘正按摩要术 [M/CD]// 中华医典编委会 . 中华医典 . 5 版 . 长沙：湖南电子音像出版社，2013.

[76] 何廉臣 . 增订通俗伤寒论 [M/CD]// 中华医典编委会 . 中华医典 . 5 版 . 长沙：湖南电子音像出版社，2013.

[77] 张仲景 . 伤寒论 [M/CD]// 中华医典编委会 . 中华医典 . 5 版 . 长沙：湖南电子音像出版社，2013.

[78] 喻昌 . 医门法律 [M/CD]// 中华医典编委会 . 中华医典 . 5 版 . 长沙：湖南电子音像出版社，2013.

[79] 楼英 . 医学纲目 [M/CD]// 中华医典编委会 . 中华医典 . 5 版 . 长沙：湖南电子音像出版社，2013.

[80] 孙思邈 . 千金翼方 [M]. 张印生，韩学杰，主编 . 孙思邈医学全书 . 北京：中国中医药出版社，2015.

《刘敏如女科承传医文集选》后记

《刘敏如女科承传医文集选》（以下简称《承传集选》）系列典籍追寻源流线索，不断改进整理方法，内容取舍难度很大。特别是我和黄玉环共编的《女科医典传承新编》，黄玉环历经八年辛苦，穷尽检索，融汇思考，付出了巨大的努力，将本丛书编写得十分有特色，这是年迈的我难以做到的。我在香港大学－香港东华三院中医药临床教研中心担任顾问中医师十余年，我的弟子邓福霞、陈润球亦跟随我十余年，其中邓福霞在随我临床跟诊的同时还在浸会大学读硕士，毕业后又考入广州中医药大学妇科专业随许丽绵博士研究生指导导师攻读博士学位。许丽绵教授支持她选我的传承课题。陈润球为我的著述提供了大量资料。

除此以外，还有医学科技情报专家刘德齐及时为我提供学术需要的前沿信息，生命科学专家华子昂潜心为我著述中的中医论点、经验方药等选择先进手段进行评估，这些都是我完成本系列著作时不可或缺的助力，它是集众之力在真实世界中不断去完成的。我如今的弟子多数是我的原博士生再拜为师，以及经单位推荐具有主任医师资历的中医人和个别非中医妇科专业但有专长的有识之士。他们至今辅佐在我周围，经我传道授业，与我教学相长，形成了我的学术梯队，多年扎根于基层服务，是《承传集选》的学术实践支撑。我的海外弟子亦十分关心此系列著作的进展，积极助力，添砖加瓦。中医的书籍要完成“传承精华”的使命，需要中医工作者长期的努力，这不是一蹴而就的。本系列书籍的出版肯定有不少纰漏和错误，我与众弟子将不断补缺、纠正、再创。图书出版计划已经启动，我们将努力跟进，争取早日完成，以达到“传承精华，守正创新”的目的。

谨此，在我 92 岁之际，愿我弟子承精华，振发展！数英才，看今朝！

刘敏如

2024 年 11 月

《女科医典传承新编》

本丛书由成都中医药大学学术著作出版基金资助出版

成都中医药大学简介

成都中医药大学建校于1956年，是新中国最早建立的四所中医药高等院校之一。原名成都中医学院，1995年更名为成都中医药大学。是教育部、四川省人民政府、国家中医药管理局共建高校，国家“双一流”建设高校，国家高等学校学科创新引智基地。

学校是全国首批中医药学博士、硕士学位授权点，首批临床医学（硕士、博士）专业学位试点单位。建校初期为国家培养了新中国第一批中医学、中药学本科毕业生和中医药硕士研究生，培养了新中国第一位中药学博士、第一位中药学博士后和第一位五官科学博士。现有一级学科博士学位授权点4个、一级学科硕士授权点8个。有国家“双一流”建设学科1个，国家重点学科4个，ESI全球排名前1‰学科1个、前1%学科3个。学校建设有国家级一流专业建设点11个，获评首届国家中医临床教学培训示范中心，首批国家级创新创业教育实践基地、省级大众创业万众创新示范基地，省级深化创新创业教育改革示范高校。与50余个国家和地区的大学、医疗单位、科研机构及学术团体建立了交流、合作关系，是接受中国政府奖学金高校之一。开办有中外合作办学机构“基尔健康医学院”，设有“葡萄牙宝德分校”“南非分校”“加拿大分校”等。

学校有中国工程院院士1人，国医大师4人，全国名中医5人，国家级教学名师6人。有全国中医药杰出贡献奖获得者、国家“973计划”项目首席科学家、全国模范教师、“岐黄工程”专家、国家杰出青年科学基金等国家级特聘专家等70余人。入选全国高校黄大年式教师团队2个，全国中医药创新团队 3 个，全国老中医药专家学术经验继承工作指导老师 49 人。

学校附属医院（四川省中医院）获评全国示范中医院，是国家区域医疗中心（输出单位）、国家中医药传承创新中心、国家中医药临床研究基地、国家区域（中医）专科诊疗中心、国家中医疫病防治基地，是省级中医内分泌代谢性疾病临床医学研究中心、中医心脑血管疾病临床医学研究中心、中医药循证医学中心。学校现有直属附属医院 4 所，非直属附属医院 9 所，直属医院 4 所，医联体联盟成员单位 105 所。

2024 年 12 月